D1748862

Philipp Zippermayr
Homöopathische Menschenbilder

Homöopathische Menschenbilder

Erscheinungsformen, Handlungsmotive, Verwandtschaften

Dr. Philipp Zippermayr

6 Abbildungen

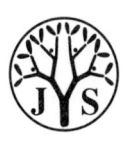

Sonntag Verlag Stuttgart

Die Deutsche Bibliothek – CIP-Einheitsaufnahme

Zippermayr, Philipp:
Homöopathische Menschenbilder : Erscheinungsformen,
Handlungsmotive, Verwandtschaften / Philipp Zippermayr. –
Stuttgart : Sonntag, 1997
ISBN 3-87758-100-5

Anschrift des Verfassers:
Dr. Philipp Zippermayr
Rathausplatz 1
A-4550 Kremsmünster

Wichtiger Hinweis

Medizin als Wissenschaft ist ständig im Fluß. Forschung und klinische Erfahrung erweitern unsere Erkenntnisse, insbesondere was Behandlung und medikamentöse Therapie anbelangt. Soweit in diesem Werk eine Dosierung oder eine Applikation erwähnt wird, darf der Leser zwar darauf vertrauen, daß Autoren, Herausgeber und Verlag große Sorgfalt darauf verwandt haben, daß diese Angabe genau dem **Wissensstand bei Fertigstellung** des Werkes entspricht. Dennoch ist jeder Benutzer aufgefordert, die Beipackzettel der verwendeten Präparate zu prüfen, um in eigener Verantwortung festzustellen, ob die dort gegebene Empfehlung für Dosierungen oder die Beachtung von Kontraindikationen gegenüber der Angabe in diesem Buch abweicht. Das gilt nicht nur bei selten verwendeten oder neu auf den Markt gebrachten Präparaten, sondern auch bei denjenigen, die vom Bundesgesundheitsamt (BGA) oder Paul-Ehrlich-Institut (PEI) in ihrer Anwendbarkeit eingeschränkt worden sind.
Geschützte Warennamen (Warenzeichen) werden nicht besonders kenntlich gemacht. Aus dem Fehlen eines solchen Hinweises kann also nicht geschlossen werden, daß es sich um einen freien Warennamen handele.

ISBN 3-87758-100-5
© Johannes Sonntag Verlagsbuchhandlung GmbH, Rüdigerstraße 14,
70469 Stuttgart, 1997
Jeder Nachdruck, jede Wiedergabe, Übersetzung, Vervielfältigung und Verbreitung, auch von Teilen des Werkes oder von Abbildungen, jede Abschrift, auch auf fotomechanischem Wege oder im Magnettonverfahren, in Vortrag, Funk, Fernsehsendungen, Telefonübertragung sowie Speicherung in Datenverarbeitungsanlagen, bedarf der Genehmigung des Verlages.
Printed in Germany 1997
Gesamtherstellung: Pustet, Regensburg
Grundschrift: 9½/10½ Times, System Linotype-Hell

Inhaltsverzeichnis

Vorwort 9

I.	Einführung in die »Homöopathische Psychologie«

1. Von der »Maschine Mensch« und ihrer Steuerung 12
2. Von den Menschen und den Mitteln, die zu ihnen passen . 14
2.1 Konstitution und homöopathisches Arzneimittelbild . . . 14
2.2 Homöopathischer und biologischer Arzneimitteltypus . . 16
2.3 Hinweise zur in diesem Buche angewandten Systematik bei den homöopathischen Menschenbildern 17
2.4 »Homöopathische« und »offizielle« Psychologie 21

II.	Homöopathische Menschenbilder

1. Soziale Mittelbilder: Das ICH und die GEMEINSCHAFT 24
1.1 Die Gruppe der »Zwanghaften« (Nach RIEMANN) 24
1.1.1 Arsenicum album – nervöses Rennpferd oder Haselmaus 25
1.1.2 Natrium chloratum (Natrium muriaticum) – Zinnsoldat oder Pinguin 33
1.1.2.1 Die Natrium-Gruppe 47
    A. Causticum 47
    B. Natrium carbonicum 50
    C. Apis mellifica 52
1.1.3 Sepia – die schwarze Madonna 53
1.1.3.1 Die Sepia-Gruppe 63
    A. Chamomilla 63
    B. Thuja 68
1.1.4 Nux vomica – Wachhund oder Gockelhahn 70
1.1.4.1 Die Nux vomica-Gruppe 84
    A. Ignatia 84
1.1.5 Lycopodium – die Bremer Stadtmusikanten 96

1.1.5.1 Die Lycopodium-Gruppe – die »Lebermittel« 106
       A. Magnesium chloratum 106
       B. Natrium sulfuricum 107
       C. Chelidonium 108
       D. Antimonium crudum 109
       E. Antimonium tartaricum 110
1.1.6 Übersicht und Zusammenfassung der »zwanghaften« Hauptmittel 111
1.1.6.1 Die Zentralmotive der Hauptmittel 111
1.1.6.2 Vergleichende Untersuchung – Verwandtschaftsbeziehungen 112
       A. Motiv der Psyche: Die Existenzangst 112
       B. Die zwanghafte Situation 113
       C. Der zwanghafte Anspruch – das Recht des Michael Kohlhaas 113
       D. Psychische Gemeinsamkeiten zwanghafter Mittel . . 115
       E. Körperliche Gemeinsamkeiten 116
1.1.7 Kleinere zwanghafte Mittel 117
1.1.7.1 Kalium carbonicum 117
1.1.8 Die Gruppe der Kohlenstoffderivate 120
1.1.8.1 Carbo vegetabilis 120
1.1.8.2 Graphites 120
1.1.8.3 Petroleum 122

2. Kommunikative Mittel: Das ICH und die ANDEREN . 124
2.1 Die Gruppe der »Hysterischen« (Nach RIEMANN) 124
2.1.1 Lachesis – Teekessel oder Vulkan 124
2.1.1.1 Die Lachesis-Gruppe 138
       A. Stramonium 138
       B. Platinum 139
       C. Conium 141
       D. Anacardium 142
2.1.2 Phosphorus – Lampion oder Feuerwerk 142
2.1.2.1 Die Phosphorus-Gruppe 154
       A. Coffea tosta 154
2.1.3 Übersicht und Zusammenfassung der »hysterischen« Hauptmittel 155
2.1.3.1 Die Zentralmotive der Hauptmittel 155
2.1.3.2 Vergleichende Untersuchung – Verwandtschaftsbeziehungen 155
       A. Verhalten 155
       B. Die Sexualität 156

3.	**Kindliche Mittelbilder – Das ICH und das UNVER-TRAUTE**	158
3.1	Die Gruppe der »Depressiven« (Nach RIEMANN)	158
3.1.1	Pulsatilla – empfindsame Topfpflanze	159
3.1.1.1	Die Pulsatilla-Gruppe	171
	A. Staphisagria	171
	B. Kalium sulfuricum	177
3.1.2	Silicea – der Einsiedlerkrebs	179
3.1.2.1	Die Silicea-Gruppe	190
	A. Mercurius solubilis	190
	B. Hepar sulfuris	195
	C. Kalium jodatum	196
	D. Spongia	197
3.1.3	Calcium carbonicum – Auster oder Windmühle	199
3.1.3.1	Die Calcium-Gruppe	209
	A. Barium carbonicum	210
	B. Calcium phosphoricum	211
	C. Calcium sulfuricum	213
3.1.4	Übersicht und Zusammenfassung der »depressiven« Hauptmittel	214
3.1.4.1	Die Zentralmotive der Hauptmittel	214
3.1.4.2	Vergleichende Untersuchung – Verwandtschaftsbeziehungen	215
4.	**Ich-bezogene Mittelbilder – Das ICH als ZENTRUM der Welt**	217
4.1	Die Gruppe der »Schizoiden« (Nach RIEMANN)	217
4.1.1	Sulfur – Punkt und Kreis	217
4.1.1.1	Die Sulfur-Gruppe	233
	A. Anacardium	233
5.	**Emotionale Mittel – Reiz und Reizantwort**	235
5.1	Die Gruppe der »Emotionalen«	235
5.1.1	Aconitum	236
5.1.2	Belladonna	238
5.1.3	Bryonia	240
5.1.4	Coffea	241
5.1.5	Conium	241
5.1.6	Ignatia	241
5.1.7	Stramonium	241
5.1.8	»Emotionale Verletzungsmittel«	241
	A. Arnica	242
	B. Hypericum	243
	C. Sonstige	243

5.1.9	Homöopathische »Schwächemittel«	244
	A. Acidum chloratum	244
	B. Acidum nitricum	244
	C. Acidum phosphoricum	244
	D. Acidum picricum	244
	E. Rhus toxicodendron	244
5.1.10	Zusammenfassung der »emotionalen« Mittel	245

III. Arzneimittel-Verwandtschaften im Lichte der Evolution

1.	**Der Kern**	248
1.1	Ich-bezogene Mittel: Sulfur	249
1.1.1	Besprechung	250
1.1.2	Über die Bedeutung der Polarität	252
2.	**Die mittlere Hülle**	257
2.1	Die »kindlichen« Hauptmittel	257
2.1.1	Besprechung	259
3.	**Die äußere Hülle**	261
3.1	Die »kommunikativen« Hauptmittel	261
3.2	Die »zwanghaften« Hauptmittel	264

IV. Die homöopathischen Miasmen

1.	**Psora, Syphilis und Sykose**	270
1.1	Wesen und Kennzeichen	270
1.2	Verhaltensweisen der Miasmentypen	271
1.3	Über die Natur der Miasmen	272
1.4	Miasmencharakter von Arzneimittelbildern	275

V. Anhang

1.	**Literaturverzeichnis**	278
2.	**Verzeichnis der Arzneimittel/Arzneimittelbilder**	279

Vorwort

»Gesundheit ist nicht das Wichtigste«

Es gibt Sätze, die zum Gähnen wahr sind, die jeder kennt, jeder benutzt wie Höflichkeitsfloskeln:
»Wer im seelisch-körperlichen Gleichgewicht ist, ist auch gesund.« Es ist eine Art Pausenfüller mit Zustimmungsgarantie, ein medizinischer Universalschlüssel, der sich in jedem Schloß dreht. Die Schlösser sind meist Attrappen, das Tor zur Gesundheit bleibt zu, die kranke »Maschine Mensch« springt vom Reden alleine nicht an.
»Sicher, ich bin für Naturmedizin. Ich hab' zwei Kräutertees und ein homöopathisches Komplexpräparat eingenommen. Leider hat's nichts gebracht, ich habe daher doch wieder ...«
Es geht wieder einmal, Sie wissen es, um alternative Medizin, um die Frage, was Naturmedizin ist. Ist sie eine durch Kräuter, Akupunktur, Massagen, Homöopathika u. a. gemilderte Variante der Schulmedizin?
Die Antwort lautet: »Nein!«. Wirksame Naturmedizin ist Arbeit am körperlich-seelischen Gleichgewicht, am im Nervensystem spukenden Programm, der »Software«, die die »Hardware« menschlicher Körper steuert.

Naturmedizin ist in chronischen Krankheitsfällen nicht alternativ, weil es gar keine Alternative zu ihr gibt.

Nun aber zum eigentlichen Thema des Buches, der Homöopathie:
- Ich gehe davon aus, daß alle Lebewesen programmgesteuert sind und daß Homöopathika Fragmente dieses Programmes enthalten.

Daß im Gehirn eine Art »Computerprogramm« den Ton angibt, wird wohl von den wenigsten Homöopathen bezweifelt, ebensowenig, daß die homöopathischen Arzneimittelinhalte Informationscharakter haben.
Die Frage, ob diese Arzneimittelinformationen ausschließlich mit der Krankheitserscheinung oder auch mit dem Programm selbst in Beziehung stehen, wird heiß diskutiert.
Wie schon oben angedeutet, wird hier die Ansicht vertreten, daß es keine rein krankheitsbedingte sondern eine generelle Beziehung ist, daß also die Arzneimittelinhalte nicht nur mit der jeweiligen Krankheit, sondern auch mit dem gesunden Menschen zu tun haben.
- Dies zu begründen, ist einer der Zwecke des Buches.

- Unter dieser Voraussetzung werden die Arzneimittelbilder im 2. Kapitel vorgestellt und in vier Hauptgruppen zusammengefaßt.
- Im 3. Kapitel wird gezeigt, wo sich diese Inhalte mit dem Programmbedarf der Evolution decken und wie sich daraus ein **homöopathisches System** ableiten läßt.
- Im 4. Kapitel geht es um die homöopathischen **Miasmen** (Psora, Syphilis, Sykose) und ihre Deutung unter diesem Aspekt.

Ich bin Biologe und betreue im Rahmen einer ärztlichen Praxis in Kremsmünster, Oberösterreich, das Klimatherapie-System-Dr. Zippermayr.

Kremsmünster, Herbst 1996   Dr. Philipp Zippermayr

I.
Einführung in die »Homöopathische Psychologie«

1. Von der »Maschine Mensch« und ihrer Steuerung

Das Bild des menschlichen Körpers durch die Brille von Biologie, Medizin, Chemie und Physik ist das eines staatsähnlichen Gebildes mit Organfabriken, Versorgungsstraßen, Stützgerüsten und einer zentralen Regierung. Das Leben und Wirtschaften wird durch chemische Prozesse gewährleistet, die der Aufbereitung, Verarbeitung und Energiegewinnung dienen. Über allem thront eine zentrale Verwaltung, die durch elektrophysikalische und chemische Signale für die Harmonie im Inneren und die Anpassung der vielfältigen Abläufe an die äußeren Umstände sorgt. Dieses Bild einer großartigen Fabrik führte zur Auffassung, daß Krankheiten als Produktions- und Funktionsstörungen aufzufassen sind, Probleme der Körperchemie also, die man durch chemische Mittel korrigieren könnte sowie auch als Folgeschäden eines Angriffs feindlicher Bakterienarmeen, die man durch Gifteinsatz vernichten müßte.

Die Erfolge der Medizin bei akuten Infektionskrankheiten und bedrohlichen Anfällen geben diesem Bild recht, ihre chemischen Keulen versagen jedoch im Falle der *chronischen Erkrankungen*. Die Konsequenz ist, daß man mit Akutmethoden die chronischen Symptome nur unterdrücken kann, bis sie mit umso größerer Wucht am gleichen oder an einem anderen Organ wieder ausbrechen. Dies führt zwangsläufig zu einer Erhöhung der Dosis des Medikaments, was auch die Gefahr schädlicher Nebenwirkungen erhöht.

Wenn also ein Medikament ein Symptom nur so lange beseitigt, solange es akut wirksam ist (z. B. Antibiotika bei einer chronischen Bronchitis), darf man mit Recht annehmen, daß die Krankheitsursache auf einer Ebene liegt, die vom Medikament nicht erreicht wird, daß es sich bei den infektiösen Bakterien also bloß um streunendes Gesindel handelt, das die Schwäche des Körperstaates ausnutzt. Die Frage um die Ursachen seiner Schwäche können auf Seiten des Körpers in einer verfehlten Ernährung, auf Seiten der Seele in ungelösten Konflikten oder Streßfaktoren des jeweiligen Lebensumfeldes liegen. Wenn also allein Ernährungsumstellungen, eine Konfliktbereinigung oder Streßvermeidung das Verschwinden der Krankheitssymptome herbeiführen können, wozu brauche ich dann Homöopathie?

Sie ist notwendig, weil sie die Möglichkeit beinhaltet, *beide Ebenen*, die *psychische* wie auch die *körperliche*, direkt zu erreichen und damit auf die schnellstmögliche Weise Ungleichgewichte zu beseitigen, die von alleine wohl kaum mehr ins Lot gekommen wären. Vergessen wir auch nicht, daß es Konflikte gibt, die nicht ausgeräumt werden können, und, daß es nicht jedem gegeben ist, gegen schlechte Voraussetzungen positiv »anzudenken«, und daß ererbte Krankheitsbereitschaften und daraus resultierende chronische Prozesse von Konfliktlösungen unberührt bleiben (HAHNEMANN: »Die chronischen Krankheiten«, Bd. 1 S. 65/66). Um homöopathische Wirkungen zu verstehen, vergleiche man den menschlichen Körper mit einer computergesteuerten Maschine. Die Organe und ihre Chemie seien dabei dem Überbegriff »Hardware« zugeordnet, die diese Maschine kontrollierende Zentrale dem Oberbegriff »Software« oder »Programm«. Letzteres darf nicht mit dem Nervensystem verwechselt werden. Ihre »Kabelstränge« sind der Maschine, also der Hardware zuzurechnen. Sie sind nur die Überträger elektrophysikalischer Steuerimpulse, deren informative Abfolge durch das Programm, also durch menschliche Software geregelt wird.

Ohne auf die vielfältigen Ursachen beliebiger Erkrankungen einzugehen, kann man bei diesem Modell sagen, daß die meisten Krankheiten im Frühstadium auf Programmstörungen zurückzuführen sind. Erst wenn diese andauern, kommt es zu Organdefekten. Homöopathische Medikamente sind demnach nichts anderes als Informationen, die diesem gestörten Programm zugespielt werden.

▷ Wie aber weiß ich, welche Information welche Programmstörung braucht?

Dazu muß ich erst mal wissen, um welchen Menschentyp, also welchen »Programmtyp«, es sich handelt.

Etwas weniger technisch ausgedrückt: Ich sollte die psychische Lebenseinstellung (Motive, Ziele) und die Geschichte des Patienten kennen. Die Interpretation der Symptome wird durch die Umstände geleitet.

2. Von den Menschen und den Mitteln, die zu ihnen passen

2.1 Konstitution und homöopathisches Arzneimittelbild

Damit kommen wir zur heiklen Frage der Einteilung der Menschheit in Gruppen mit »vorgefertigten« Verhaltensmustern. Die Psychologie sieht den neugeborenen Menschen wie eine unbeschriftete Tafel, in die sich frühkindliche Erlebnisse, die Erziehungsmaßnahmen der Eltern und die Lebensbedingungen der Familie prägend einschreiben. Die Homöopathie kennt um die zwanzig häufige und eine etwa doppelt so hohe Zahl von weniger häufigen Menschentypen, die *Konstitutionen*.

> Die Beobachtung der Wirksamkeit homöopathischer Mittel führt zum Schluß, daß diese zwanzig Hauptmittel etwa die Hälfte der Menschen erfassen.

Sie bilden das Skelett der täglichen homöopathischen Praxis.
Der Anfänger in der homöopathischen Kunst sollte allerdings wissen, daß die chronischen oder akuten Probleme eines homöopathischen Konstitutionstyps oft nicht nur die Findung seines Konstitutionsmittels sondern des situativ passenden Mittels erfordern. Immer entscheidet das gerade vorliegende *Symptomenbild*, also die Beschreibung der körperlichen und seelischen Krankheitserscheinungen, die Wahl des Mittels.

> Als Konstitutionsmittel wird ein Mittel bezeichnet, das eine tiefgreifende Heilwirksamkeit auf bestimmte, ihm zugeordnete Menschentypen hat.

Diese Typologien oder Persönlichkeitsbilder erachtet die Homöopathie als angeboren oder situativ erworben. Das bedeutet, daß ein Kleinkind mit vorgefertigten Verhaltensweisen zur Welt kommt, mit denen es auf die Umwelt reagiert. Ist seine Situation günstig, wird es sich entsprechend seiner angeborenen Konstitution entwickeln, kommt es jedoch zu negativen Entwicklungseinflüssen, können Persönlichkeitsveränderungen folgen.
Dies zeigt, daß es zwischen der homöopathischen und der psychologischen Anschauung Gemeinsamkeiten gibt. Allerdings hat die Homöopathie ein Instrumentarium, diese Veränderungen beweisend festzustellen.
▷ Erst der Erfolg eines homöopathischen Mittels bestätigt, daß man den Menschen und seine Lage richtig eingeschätzt hat.

Das richtige Mittel erleichtert das Verstehen menschlichen Verhaltens und verhindert, daß man, ohne auf die angeborenen oder erworbenen Eigenarten des einzelnen einzugehen, die Menschheit als eine amorphe Masse von programmierbaren Robotern ansieht.

▷ Wenn nun Krankheit Ausdruck individueller Schwachstellen eines bestimmten Menschentyps ist, so muß das Mittel, das diesem Typ hilft, allen anderen Menschen gleichen Typs ebenfalls helfen. Diesen Nachweis führt die Homöopathie glänzend und unterstreicht ihn noch dadurch, daß sie die einzelnen Konstitutionstypen nach ihren Mitteln benennt.

Einem **Arsenicum-album-Typ** hilft das Mittel *Arsenicum album* bei seinen Krankheitsproblemen. Das heißt, die Information, die man durch die Schüttelverdünnung aus Arsenicum album gewinnt, ist genau die, die der körperlichen wie psychischen Eigenart des Arsenicum-album-Menschen entspricht. Es ist eine Art Zauberschlüssel, ein *Paßwort*, das ein genau definiertes Schloß öffnet.

Zu den Anliegen des Buches:

▶ Die Erkennung des passenden »Schlüssels« bedeutet ein Erkennen des homöopathischen Menschentyps des Patienten. Aus traditionellen wie aus methodischen Gründen betont die Homöopathie die Krankheitsaspekte der Konstitution.

▶ **Homöopathische Arzneimittelbilder** beschreiben die psychischen wie körperlichen Krankheitssymptome, für die ein Mittel eingesetzt werden kann. Voraussetzung für seine Heilwirksamkeit ist, daß sich das Arzneimittelbild in seinen wesentlichen Symptomen mit dem Wesentlichen des Krankheitsbildes deckt.

S. HAHNEMANN, der Schöpfer der Homöopathie, erklärt diese auf Übereinstimmung von Inhalten beruhende Wirksamkeit auf folgende Weise: Im § 29 des ORGANON faßt er Krankheit als dynamische Verstimmung unserer Lebenskraft auf, die bei homöopathischer Heilung durch Eingabe einer genau nach Symptomen-Ähnlichkeit gewählten Arznei von einer etwas stärkeren künstlichen Krankheits-Affektion ergriffen und gelöscht wird.

Homöopathische Mittel mit einer *künstlichen Krankheit* zu vergleichen, stellte für das neunzehnte Jahrhundert, in dem die Informatik noch nicht entdeckt war, eine ungemein nützliche Arbeitshypothese dar. Sie erklärt das **Prinzip des Simile**, warum also Gleiches mit Gleichem zu heilen ist, und warum man mit den Arzneimittelwiederholungen sparsam umzugehen hat: der Kranke wird gleichsam mit **künstlichen Symptomen** infiziert. Sie haben seinen eigenen ähnlich zu sein, damit es zu dem oben beschriebenen Heileffekt kommen kann. Bevor diese künstliche Symptomatik nicht abgeklungen ist, sollte man diesen »Übertragungsvorgang« nicht wiederholen.

2.2 Homöopathischer und biologischer Arzneimitteltypus

Heute kann man die ursprüngliche *Infektionshypothese* mit reinem Gewissen durch eine andere, nämlich die der *Informationsübertragung* ersetzen. Dies nimmt der HAHNEMANN'schen Hypothese nichts weg, bringt uns jedoch dem **Biologischen Arzneimitteltypus** näher.
▷ Dieses Buch handelt primär von den psychischen Symptomen der jeweiligen Konstitutionsmittel. Es ist eines seiner wesentlichen Anliegen, dem pathologischen Aspekt dieser Symptome (Störfall) ihren biologischen Nutzen gegenüberzustellen.

Dieses Vorgehen basiert auf folgender Überlegung: Wenn Homöopathika körperliche und psychische Ungleichgewichte wiederherstellen können, muß in ihren Arzneimittelbildern auch die Idee des Gleichgewichts vorhanden sein. Anders wäre es nicht verständlich, warum die oft sehr unterschiedlichen Varianten einer Konstitution durch ein und dasselbe Mittel beeinflußt werden können.

Zur Erklärung und Begründung des biologischen Nutzens der in diesem Buch analysierten Mittel (Programminhalte) bedurfte es eines wertenden Maßstabes:
▶ Diesen glaube ich mit dem **Programmbedarf der Evolution** gefunden zu haben. Damit meine ich die Regelmechanismen, die den Ablauf der menschlichen Entwicklung steuern.

Sie beginnt im Mutterleib mit dem befruchteten Ei, führt über den heranwachsenden Embryo, die Geburt und das Erwachsen-Werden zur Integration in die menschliche Gesellschaft und endet im Alterungsprozeß und im Tod.
▶ Ich bin überzeugt, daß Homöopathika Ausschnitte eines biologischen Gesamtprogramms darstellen.

Gerade die Hauptmittel beinhalten Informationen, die positiv den einzelnen Entwicklungsschritten zugeordnet werden können. Darüber hinaus lassen sich ihre Inhalte zu **zentralen Motiven** zusammenfassen, weisen also ein Konzept auf, das nicht zufällig sein kann.
Um diese Zentralmotive zu finden, habe ich die Arzneimittelbilder nach ihrer entwicklungsgeschichtlichen Nützlichkeit analysiert. Das heißt, ich werte Verhaltensweisen solange als positiv, solange sie für die Entwicklungsgeschichte des Menschen vorteilhaft erscheinen.
Als Beispiel verweise ich auf die *Existenzangst*, die als Vorsicht vielen Verhaltensweisen richtungsweisend unterlegt ist. Solange sie die Existenz des Einzelnen oder der Gemeinschaft produktiv sichert, ist sie positiv zu werten, in dem Augenblick aber, da sie sich zur Feigheit oder sinnlosen Angst überspitzt, ist sie kontraproduktiv und pathologisch.
Eine positive Wertung homöopathischer Programminhalte findet sich auch bei den Anthroposophen. Als Beispiel verweise ich auf A. SELAW-

rys Buch über die »Metallfunktionstypen«. Es erklärt ihre Weltsicht und ihre Therapieweise, die homöopathische Metallzubereitungen bevorzugt.

Die anthroposophische Sicht »metallischer« Persönlichkeitsbilder erscheint als eine nützliche Ergänzung der klassisch homöopathischen Metall-Typologien, deren Inhalte von den Anthroposophen als einseitig pathologisch kritisiert werden.

> Demnach wendet die klassische Homöopathie den *Mangeltypen* alle Aufmerksamkeit zu und vernachlässigt die Charakteristika des Überschuß- wie des ausgewogenen Typs.

Ich weiß, daß die klassische Homöopathie derartigen Überlegungen skeptisch gegenübersteht. Mir geht es aber um die Frage, ob die versuchsweise Anwendung dieses Denkansatzes nicht Erkenntnisse über die psychologischen Inhalte und Varianten metallischer Konstitutionsmittel bringen könnte.

Wir halten fest:
- Die Krankheitssymptome sind der körperlich sichtbare und fühlbare Ausdruck der Schwachstellen des jeweiligen Menschentyps.
- Die in der Erhebung gesammelten Krankheitssymptome sind eine Art Bruchlinie, deren hervorstechende »Zacken« den Homöopathen zum richtigen Mittel führen.
- Das richtige Mittel erhalten wir erst, wenn die körperlichen wie psychischen Krankheitssymptome ein harmonisches Ganzes ergeben, sich in der Geschichte und im Wesen des Patienten logisch begründen.
- Vor allem in diesem Bereich fallen Symptome auf, die eher als typische Eigenheiten oder biologische Verhaltensweisen, denn als krankhafte Erscheinungen zu interpretieren sind.

2.3 Hinweise zur in diesem Buche angewandten Systematik bei den homöopathischen Menschenbildern

Bei der Erstellung der in diesem Buch vorgestellten homöopathischen Systematik spielten diese typischen Eigenheiten eine besondere Rolle. Sie ermöglichen die Erarbeitung eines »*Stammbaumes*« der Typologien und ihre Zusammenfassung in verwandtschaftliche Gruppen.
Unverzichtbare Hilfe sind uns dabei die bereits erwähnten Bücher von CATHERINE R. COULTER, »Portraits homöopathischer Arzneimittel« (Band 1 und 2). Sie ermöglichten eine Reduktion der einzelnen Typologien auf ein Zentralmotiv und die vergleichende Suche nach Gemeinsamkeiten. Die vier verwandtschaftlichen Gruppen, die ich daraus ablei-

ten konnte, habe ich in der Folge mit den vier Gruppen RIEMANNS aus seinem Buch, »Grundformen der Angst«, verglichen und das Gemeinsame herausgestellt. Meine Gruppeneinteilung ist also wie die RIEMANNS zuallererst *psychologisch* zu verstehen.

Zu den Fallbeispielen:
Die hier angewandte Methodik der Arzneimittelfindung folgt im wesentlichen dem klassischen Erhebungsschema. Das heißt, daß die in diesem Buch vorrangig behandelten psychischen Eigenarten bei der praktischen Anwendung dem klassischen Erhebungsschema (S. HAHNEMANN: ORGANON § 153) unterzuordnen sind.

Danach haben die *hervorstechenden* Geistes- und Gemütssymptome gemeinsam mit den *hervorstechenden* Symptomen des Krankheitsfalls die Arbeitsgrundlage für die Wahl eines Arzneimittels zu sein. Mit Hilfe der Lokalsymptome (seltene und besondere Symptome und deren Modalitäten) erfolgt üblicherweise die Selektion der in Frage kommenden Mittel. Wenn man nun das Konstitutionsmittel eines Menschen kennt, erleichtert dies die Findung eines nachfolgenden Mittels in der Weise, daß die Tatsache einer *Verwandtschaft als hervorstechendes* Symptom gewertet werden darf (VITHOULKAS).

Die klassische Erhebungsmethodik finden wir in übersichtlicher Kürze bei WRIGHT-HUBBARD und ausführlicher bei RISCH. Beispiele, wie man die etwas mechanische Vorgangsweise des Rubrizierens – jedes Symptom wird im Repertorium nachgeschlagen und nach seinem Häufigkeitsgrad ausgewertet – elegant in die Praxis umsetzen kann, finden Sie bei G. VITHOULKAS, »Homöopathisches Seminar«, Esalen (Bd. 1 und 2).

Die Auswahl der Fallbeispiele ist beliebig. Ich halte es für einen didaktischen Fehler, nur sorgfältig ausgesuchte, glatte Fälle zu bringen, weil sie die Probleme und das Mühsal verschleiern. WRIGHT-HUBBARD schreibt in ihrem Buch, »Kurzlehrgang der Homöopathie«, auf Seite 148:

▷ »Wenn ich einen Mißerfolg habe, weiß ich, daß es an mir selbst liegt und nicht an der Homöopathie. Dieser Satz sollte Wahlspruch jedes Homöopathen sein.«

In den Fallbeispielen wurden Potenzen bis **D30** in täglicher Einnahme verwendet. Die klassischen Richtlinien des Beobachtens und Auswirken-Lassens wurden erst ab **D200** befolgt. Leider fehlt der Platz, dies näher zu erörtern. Meines Erachtens handelt es sich um ein Phänomen der Abstumpfung. Die Durchschlagskraft mittlerer Potenzen **(D12–30)** scheint heute oft zu gering für eine Bedarfseinnahme zu sein.

Das dritte Kapitel am Ende des 1. Teils faßt die Ergebnisse zusammen und stellt eine mögliche räumliche Ordnung von **vierzehn Hauptmittel** vor. Ich gehe dabei von der Überzeugung aus,

- daß die Hauptmittel Programmausschnitte eines biologischen Gesamtprogrammes darstellen,

• und daß das menschliche Verhaltensprogramm dem Programmbedarf der Evolution entspricht.
Was bei diesem Lösungsansatz herauskommt, ist wohl für Erfahrene und Neulinge interessant. Es zeigt sich ein zwiebelschalenartiger Aufbau, mit einem Kern und zwei ihn umhüllenden Schichten. Diese sind Träger nachgeschalteter Programme, die sich mit dem zentralen Programm in einem dynamischen Gleichgewicht befinden.

Die von vielen Homöopathen vertretene Ansicht, daß der Mensch nicht dem Mittel gleichzusetzen ist sondern unter dem Joch seines Mittels leidet, ist demnach zu modifizieren.

Der Mensch ist nicht ein Mittel, er ist alle Mittel, weil er über das gesamte biologische Verhaltensprogramm verfügt.

Daß Menschen verschieden sind, beruht auf dem Umstand, daß jeder sein Leben schwerpunktmäßig in einem bestimmten Programmfeld abwickelt. Dieses Feld entspricht beim Gesunden meist nicht einem Konstitutionsmittel sondern der Einflußsphäre mehrerer benachbarter.

Die krankheitsbedingten Störungen eines Konstitutionstyps werden sich meist in diesem Feld abspielen. Das passende Mittel ist in der Lage, diese Bereichsstörung auszugleichen. Dennoch muß die auslösende Problematik wie Streß, Kummer, Ernährungsfehler u. a., berücksichtigt werden, weil auch weiträumigere Verschiebungen möglich sind. Verbindliche Zuordnungen benötigen daher Krankheitssymptome.

Wenn nach der Gabe eines Mittels neue bleibende Symptome erscheinen, die ein neues Mittel verlangen, spricht man in der klassischen Homöopathie vom Auftauchen einer **neuen Schicht**.
Nach meinem Modell handelt es sich um die Verlagerung der **Störstelle**. Schuld hat das **labile innere Gleichgewicht** des Programms. Je komplizierter ein Fall ist, desto schwieriger ist es auch, das System ins Gleichgewicht zu bringen, und desto öfter wird das sich erneut einstellende Ungleichgewicht mit einem neuen Mittel zu beseitigen sein.
▶ Bei richtigem Vorgehen wird das Ungleichgewicht jedesmal kleiner.

Krankheit bedeutet dissonante Störung eines definierten Programmbereichs, welcher durch eine geeignete Information (= homöopathisches Mittel) wieder harmonisiert werden kann.

Homöopathie zeigt, daß Materie neben ihren stofflichen auch informelle Qualitäten besitzt. Die Bedeutung dieses Umstandes für die philosophi-

sche Sicht der uns umgebenden Wirklichkeit wäre sicher einer näheren Erörterung wert.
Das IV. Kapitel gehört den Miasmen.
Wie in der guten Architektur so gelten auch in der Natur die drei Konstruktionsrichtlinien von

FUNKTION, MATERIAL UND FORM.

Und wie in der Architektur entwickelt sich auch in der Natur die Form aus dem Zusammenspiel von Funktion und Material.

Miasmen – Krankheitsbereitschaften
Es gibt durchaus Hinweise, daß diese Prinzipien auch auf die Entstehung des menschlichen Verhaltensprogrammes und seiner Krankheitsbereitschaften, die Miasmen, übertragbar sind. Das Wasser demonstriert uns, wie aus dem Wechselspiel der Fließ**bewegung** gegen den **ruhenden** Gegenstand Wirbel**formen** entstehen.

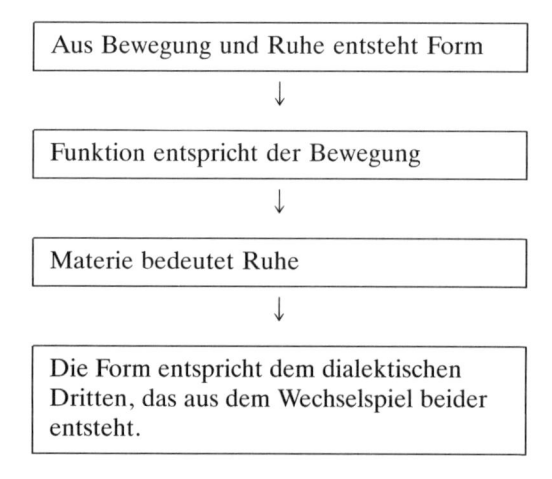

Aus Bewegung und Ruhe entsteht Form
↓
Funktion entspricht der Bewegung
↓
Materie bedeutet Ruhe
↓
Die Form entspricht dem dialektischen Dritten, das aus dem Wechselspiel beider entsteht.

▶ Für mich bedeutet das **psorische Miasma** eine *Störung der nervösen Lebenskraft*, also des funktionalen Prinzips, das **syphilitische Miasma** eine *Störung der materiellen Verfügbarkeit*, also des körperlichen Prinzips, und das **sykotische Miasma** eine Störung des aus dem Zusammenwirken der beiden Prinzipien entstandenen Dritten, der *vom Geist geprägten Form*.
Auch für CANDEGABE sind die Miasmen Ausdruck eines Lebensphänomens. Er sieht sie veränderlich, dynamisch und dreidimensional wie den Raum, in dem wir leben. Für ihn ist jeder Patient »dreimiasmatisch«, die

Begriffe psorisch, sykotisch oder syphilitisch drücken dabei lediglich die Tendenz zu einer bestimmten vitalen Reaktionsweise aus. Dieser Ansicht stimme ich aus tiefer Überzeugung zu.

2.4 »Homöopathische« und »offizielle« Psychologie

Zwischen der homöopathischen Psychologie und der offiziellen Psychologie gab und gibt es wohl Auffassungsunterschiede aber auch genügend Gemeinsamkeiten, die ein gegenseitiges Verständnis ermöglichen sollten.

▷ Der wesentlichste Unterschied betrifft die Frage, was an einem Menschen *angeboren* und was *anerzogen* ist, welchen Einfluß also Erziehung und Umwelt innerhalb der ersten sechsunddreißig Lebensmonate genommen haben.

▷ Die Homöopathie geht von einem fix vorgegebenen Verhaltensprogramm aus, mit dem der Mensch von Geburt an auf Erziehung und Umwelteinflüsse reagiert, die Psychologie stellt den prägenden Einfluß der Erziehung in den Vordergrund.

Das setzt freilich voraus, daß die Menschen entweder ungeprägt oder mit gleichen Verhaltensmustern auf die Welt kommen.

Sehr interessant ist die Systematisierung menschlicher Seelenzustände in F. RIEMANNS Buch »Grundformen der Angst«. Seine Psychologie unterscheidet zwischen *schizoiden, depressiven, zwanghaften* und *hysterischen* Geisteslagen. Ihre Besprechung und Erklärung wird bei der Vorstellung der einzelnen Mittelgruppen erfolgen. Sie zeigt, daß die Beobachtungen beider Disziplinen zu vielen übereinstimmenden Ergebnissen kommen.

II.
Homöopathische Menschenbilder

1. Soziale Mittelbilder:
Das Ich und die Gemeinschaft

Erläuterung der Auswahlkriterien für die Gruppenbildungen:
Die vierzehn Hauptmittel wurden in vier Gruppen aufgeteilt. Die Bezeichnungen der Gruppen werden jeweils um diejenigen von F. RIEMANN (»Die Grundformen der Angst«) ergänzt.
Von entscheidender Bedeutung war es, die Eigenheiten jeder Typologie zusammenzufassen und auf ein
▶ **zentrales Motiv**
zu reduzieren.
Moralisierende Vorurteile gegenüber einem homöopathischen Typ – er wird jeweils nach seinem homöopathischen Mittel benannt – darf es, aus der Sicht der Biologie, nicht geben. Über diese zentralen Motive lassen sich Verwandtschaftsbeziehungen finden und erklären.

1.1 Die Gruppe der »Zwanghaften« (nach RIEMANN)

Der Zwanghafte sehnt sich nach Dauer. Seine Moral, sein Zwang zur Ordentlichkeit spiegelt die kosmische Ordnung. Er beläßt alles gerne beim alten (Gewohnheiten, Bekanntschaften), alles Ungewohnte stört ihn. Auch reagiert er wenig spontan und unterwirft sich freudig Systemen. Seine Besitzansprüche, seine Leistungsbereitschaft und sein Wille zur Macht sind naturgemäß stark, seine Wirkung nach außen ist ihm wichtig.
▶ Der Zwanghafte ist ein Trockenschwimmer des Lebens, das heißt, er geht erst ins Wasser, wenn er schwimmen kann.
▶ Der gesunde Zwanghafte spendet gleichbleibende Wärme, ist sachlich, nüchtern, pflichttreu, verläßlich, kann aber auch ein eigensinniger Streber, Querulant oder Despot sein.
▶ Der Schwache jedoch zieht sich zurück, ist unauffällig, angepaßt, ein Zweifler, Zauderer, Nörgler, mitunter ein kriecherischer Radfahrer-Typ oder freudloser Sauertopf.

1.1.1 Arsenicum album – nervöses Rennpferd oder Haselmaus

Der Mensch, dem **Arsenicum album** (Weißes Arsenoxid) hilft:

> Zitat VOEGELI:
> »Stets verbindlich lächelnder, peinlich sauber gekleideter Aristokrat, sieht immer tip top aus, selbst wenn seine Kleidung alt und abgetragen ist. Verkehrt mit Vorliebe mit seinesgleichen, wo Diskussionen mit Gemeinplätzen und langweiligen gegenseitigen Beweihräucherungen geführt werden. Sieht sehr auf das Äußere, ist ängstlich, kleinlich, geizig, übelnehmerisch, feige, furchtsam, aber von selbstsicherem Auftreten. Sagt jedem, was dieser gerne hört. Egoist, peinlich exakt.«

Fall 1: Neurodermitis-Patient, männlich, 38 Jahre

Ein Arsenicum-album-Fall wird mir immer unvergeßlich bleiben. Ich denke an einen hageren, brünetten Mann, den ich anläßlich eines Vortrages über Homöopathie und Diät kennen lernte. Er war etwa achtunddreißig Jahre alt und litt seit ca. 35 Jahren an Neurodermitis. Ein Leben ohne Juckreiz war ihm bereits fremd, seine Haut war brüchig und pergamentartig dünn, an den Schläfen war das Haar vom vielen Kratzen bereits schütter. Um sich nicht ständig zu verletzen, hatte er seine Fingernägel so kurz wie nur möglich geschnitten.

Schon in der Diskussion hob er sich durch seine direkten Fragen von den anderen ab. Er wollte definitiv wissen, wie ich das Problem sähe, welche Maßnahmen zu ergreifen wären und ob die von mir vertretene Methodik einen Erfolg garantieren könnte. Es endete damit, daß er eine Kur erst im Erfolgsfall bezahlen wollte. Da ich unbedingt wissen wollte, welcher homöopathische Konstitutionstyp er war, ging ich darauf ein.

Er war ein Scheidungskind, das im Heim aufgewachsen war, auch sein Verhältnis zur Mutter war schlecht gewesen. Mag sein, daß alles mit einer psychischen Belastung begonnen hatte, jetzt jedenfalls war er erfolgreich im Beruf und hatte erst vor wenigen Jahren seine Karriere als Fußballamateur beendet. Seine Arbeits- wie Sporteinstellung war von **Ehrgeiz und Leistungswillen** geprägt. Dieser und die oben erwähnten Umstände unseres Kennenlernens verleiteten dazu, die übliche Vorgangsweise der Arzneimittelfindung zu umgehen und die psychischen Auffälligkeiten vor die des wichtigsten Symptoms, seiner Hauterkrankung, zu reihen. Wir begannen mit **Nux vomica**, das auch wegen des Eindrucks, daß er zu Hause eher von der bestimmenden Sorte war, seiner zeitweiligen Niesanfälle morgens und seiner Empfindlichkeit gegen Alkohol gut indiziert schien. Als sich eine Woche lang trotz Diät, er hatte saure Nahrungsmittel, alles Obst außer Bananen, Salate, wegen der Essig- oder Zitronensäure, und alle kohlensäurehaltigen Getränke (Mineralwasser), Zucker und Kuhmilchprodukte zu meiden gehabt, keine Besserung einstellte, wurde ein Mittelwechsel vorgenommen. Wegen der Modalität, daß **heißes Wasser** seinen Juckreiz besser linderte als kaltes [NASH, 56 (16); VOISIN, 179 (33)], seiner nächtlichen Verschlechterung des Juckreizes und seiner morgendlichen Besserung wurde nun **Arsenicum album** ausgewählt.

Der Erfolg war durchschlagend. Er konnte die Cortisonsalbe, die er schon seit dreißig Jahren in größer werdendem Umfange benutzte, absetzen und war, je nach Eßdisziplin, frei von Juckbeschwerden.

Arsenicum album D30

sprang immer wieder hilfreich ein und wurde so sein Dauerbegleiter, wobei er manch schwere Diätsünde und ihre Folgen mit seiner Cortisonsalbe, die er nun 1:1 mit einer Pflegesalbe verdünnte, beheben mußte.

Die Lösung dieses Falles war also nur mit Kompromissen möglich, eine 100%ige Heilung wäre nur durch ein strenges Einhalten der Eßvorschriften und bedarfsgerechtes Hochziehen der Potenz (**D 200, 1M, 10M** usw.) gelungen. Dies war ihm aber durch häufige berufliche Gasthausessen oder diverse Arbeitsessen nicht möglich.

Wie paßt nun dieses Persönlichkeitsbild zu dem VOEGELIS?

PFLICHTBEWUSSTSEIN
PROFESSIONELLE ARBEITSEINSTELLUNG

Carpe diem! (Nütze den Tag), heißt es in den kurzen Sommern des Nordens. Die Tiere haben sich Speck anzufressen, der Mensch Vorräte anzulegen, um auf den kommenden Winter vorbereitet zu sein.

Schon als Kind fühlt Arsenicum diese ihm eigene **Unruhe**, sie treibt ihn an, sich vorzusehen, besser, schneller, genauer zu sein, um gegen die Unwirtlichkeit der Welt, ihren Zeitenwandel bestehen zu können.

Es ist daher ganz logisch, daß sich unter dieser Typologie viele *Leistungsmenschen*, zum Beispiel erfolgreiche Sportler, finden. Der deutsche Tennisstar *Steffi Graf*, könnte, wenn man ihre eher defensive, niemals aufgebende Spielweise und ihr nordisch blondes Aussehen bedenkt, ein klassischer Arsenicumtyp sein.

▷ Aber Achtung, ein ähnliches Aussehen und eine ähnliche Leistungseinstellung findet sich auch bei **Calcium carbonicum** (*Thomas Muster,* siehe S. 199). Der Kroate *Goran Ivanisevic*, mit seinem durch und durch aggressiven Aufschlag-Volley-Spiel und seinen zeitweiligen

Zornesausbrüchen dürfte der noch zu besprechenden **Nux-vomica-Typologie** angehören.

Unser oben erwähnter Patient entsprach in seinem *Aussehen* eher Nux vomica, seine *psychische Einstellung* war jedoch Arsenicum album, was sich letztlich durch das Mittel bestätigte. Natürlich hätte man es gleich wissen können. Sein Verlangen nach einer Erfolgsgarantie und sein geradezu unstillbares Informationsbedürfnis wie sein Bestreben, möglichst exakte und viele Symptome mitzuteilen, wird von C. COULTER beschrieben. Diese Arsenicum-album-Spezialität zeigt sich auch am Telephon, das er fleißiger als die anderen Konstitutionen nutzt, um zu fragen, welche Bedeutung dieses oder jenes Symptom hätte, oder um eine oder keine Veränderung in seinem Zustand zu schildern.

KLARE SICHT DER DINGE

Wie, so könnten Sie sich immer noch fragen, entspricht nun der verbindlich lächelnde, peinlich sauber gekleidete Aristokrat, der sich in Salons mit seinesgleichen beweihräuchert, der Arsenicum-Einstellung?

Es entspricht unter der Voraussetzung, daß er tatsächlich zu diesen Kreisen gehört. Arsenicum hat zum Hochstapeln kein Talent, er schmückt sich nicht mit fremden Federn, dazu ist seine Existenzangst viel zu gegenwärtig. Mehr Schein als Sein ist nicht seine Devise.

▷ Nur aus der Gewißheit, dem tatsächlichen Besitz oder Können, gewinnt er Sicherheit, kann er seine Existenzangst lindern.

Sind die Umstände danach, daß er etwas können muß, um zu überleben, kann ihn seine Angst zu einem Erfolgsmenschen machen, einem Rennpferd in seinem Metier. Ist er vermögend, bietet er das obige Bild der Scheinelite, also jener Leute, die im **Dazugehören** durch Erbe, Abstammung oder Ausbildung ihre Sicherheit finden.

So oder so, eine der typischen Eigenschaften Arsenicums ist seine klare Sicht der Umstände, seiner eigenen wie der Umgebung. Er weiß, was er kann und welche gesellschaftliche Rolle er spielt. Je besser er ist, desto weniger braucht er sich anzupassen. Fehlt es ihm an Talenten, so sucht er sich mit seinem sozialen Umfeld bestmöglich zu arrangieren, um sich sicher fühlen zu können (Haselmaus).

Er fügt sich also in jeden Rahmen und kann sowohl ein charakterschwacher Wendehals als auch ein langsames, verläßliches Kutschpferd sein, das sich mit reichlichem Fressen und Wohlverhalten begnügt.

PERMANENTE EXISTENZANGST

Hervorzuheben ist seine ängstliche Unruhe, die verhindert, daß er sich passiv in sein Schicksal fügt. Wie der emsig Steine wälzende Sisyphus aus der griechischen Sage ist er unentwegt aber vergeblich bemüht, sich von seiner Existenzangst zu befreien. Kaum hat er seine Last auf den Berg gewälzt, entgleitet sie ihm und kollert wieder herunter.
Arsenicums permanente Existenzangst ist in ihrem innersten Kern **Todesangst**. Im Extremfall schlägt sie auf jeden Lebensbereich durch. Mit seiner peniblen Eleganz oder seinem Putzfimmel perfektioniert er seine Erscheinung, seine Wohnung, sein Haus.
Natürlich spielen hier auch seine Interessen mit. Nicht jeder Arsenicum will unbedingt mit Äußerlichkeiten wirken wollen, sondern wird sich vielleicht nur auf das konzentrieren, was ihm wichtiger erscheint. Dann kann er als Wissenschaftler oder Handwerker verbissen seine ganze Energie in sein Thema, seine Arbeit investieren und rundherum alles vergessen, sein Aussehen, seine Kleidung, seine Wohnung, die sich keineswegs mehr durch besondere Eleganz oder Sauberkeit hervortun.

Arsenicum ist das Programm der Sorge um das Kommende. Tages- und Jahreszeiten werden nicht mehr passiv erduldet sondern vorausgeplant. **Arsenicum ist** demnach **der Erfinder der Sorge**.

EMPFINDSAMKEIT, ÄNGSTE
DER KLUGE MANN BAUT VOR

Der Vogel, der sein Nest auf die Zweigspitze setzt, sorgt sich um die Sicherheit seiner Brut. Sicherheit muß also geschaffen werden, und Nester an sichere Orte oder Burgen an Felsspitzen zu bauen, ist nichts anderes als Sicherheit schaffen.
So ist auch die Liste seiner *sorgenden Ängste* sehr lang:
- Wenn er sich nicht durch Arbeit ablenken kann, fällt ihm das *Alleinsein* sehr schwer. Verlassenheit bedeutet Unsicherheit.
- Seine *Gewissenhaftigkeit* in Geldangelegenheiten beruht auf einer schwelenden Furcht vor Abhängigkeit.
- Sein *Putzfimmel* geht Hand in Hand mit seinem hohen Anspruch an seine äußerliche Wirkung. Er will der Umwelt keine Schwäche zeigen, die kritisiert, also angegriffen werden könnte. So säubert er die Wohnung einen Tag bevor die Putzfrau kommt. Darüber hinaus will er sich auch vor Infektionen schützen. Ängstlich meidet er Schmutz, Bakterien und verdorbene Lebensmittel.

- Geradezu neurotische Formen kann seine *Angst vor Unfällen, Krankheit und Tod* annehmen. Sie läßt ihn die Straße nicht mehr ohne Angst überqueren, sie kann ihn über seine selbstquälerische Sorge um sein Wohl, seiner Angst vor unheilbaren Erkrankungen und Tod hinaus an geradezu zwanghaften Ängsten um die Angehörigen leiden lassen. Gemäß ihrer Natur handelt es sich jedoch um keine mitfühlende Angst sondern um eine egoistische, die von der Vorstellung, selber betroffen zu sein, genährt wird.
- Kaum ein anderer Mitteltyp ist derart an *Gesundheitsmaßnahmen* interessiert, kaum ein anderer bereit, sich Diäten und Programmen derartig diszipliniert zu unterwerfen, oder überall nach neuen Informationen und Rezepten zu forschen, die seine Gesundheit wiederherstellen oder sichern.
- Seine klare Aussprache, seine verbale Exaktheit findet eine Parallele in seiner Angst, nicht richtig verstanden zu werden. Gerade diese Angst zeigt seine Zwanghaftigkeit auf, die wohl aus seiner *Angst um seine Wirkung*, seinem Ansehen ihre rastlosen Energien schöpft.
- Seine *Angst vor Einbrechern* ist ebenfalls Ausdruck seiner Unsicherheit und seiner Neigung vorzusorgen. Sie treibt ihn durch sein Haus, seine Wohnung, läßt ihn hinter Türen und unter Betten sehn. Seine Furcht, zu spät zu kommen, verfolgt ihn bis in seine Träume.
- Jeder kann in eine Lage kommen, eine besondere Vorgabe erfüllen oder seine berufliche Existenz sichern zu müssen. Die *Angst vor dem Scheitern* wird bei Arsenicum von Existenzangst genährt. Dieser Zustand tritt auch bei schweren Krankheiten mit Todesangst auf, was Arsenicum auch zum **End- und Krebsmittel** macht. Berühmt sind seine Anfälle nächtlicher Unruhe, die ihn nach Mitternacht aus dem Bett treiben.

ARSENICUM – ZENTRALMOTIV

Arsenicum hat Angst um seine Existenz, vor der **Zukunft**, die seinen **Tod** durch Verhungern oder Gewalt bringen kann. **Arsenicum** ist der Erfinder der vorausschauenden **Sorge** und damit des **Zukunftsgedankens**, es spürt wie kein anderer, **daß Vorsorge persönliche Sicherheit schafft**, daß nur das Überleben seiner Gruppe, seines Stammes, seines Volkes oder der Zivilisation das Überleben des einzelnen garantiert.

Arsenicum fürchtet die kommende Zeit und begegnet dem mit seiner Vorgabe: »Sorge in der Zeit, dann hast du in der Not«!

Stichwort → Sorgen → Existenzangst, Zukunftsangst, Todesangst.

Arsenicums Angst kann sich bei Mensch und Tier auch als unterschwellige Unruhe äußern. Beim Menschen ist es die Sorge, nicht das Maximum geleistet zu haben, bei Tieren sind es spezifisch angepaßte Flucht- und Nestbauverhalten. Für die Gesellschaft bewirkt sie vorausschauende Leistungen, wie Ackerbau, Viehzucht, den Bau von Speichern und Burgen u. a.

Arsenicum albums Motto:»Sorge in der Zeit, so hast Du in der Not«, ist demnach Antriebsmotor des Ameisenhaufens wie auch der geschäftig wirtschaftenden Menschheit.

POLARITÄTEN
VERSCHIEDENHEITEN

EMERSON sagt, Konsequenz sei ein Kobold, der in engen Köpfen spuke. Der Satz zielt auf jene, die rücksichtslos und engstirnig auf ihrer Meinung beharren und zu Kompromissen unfähig sind. Auf diese Weise kann eine offensichtliche Tugend für die Umwelt zum Problem werden. Dennoch sagt dies über ihren allgemeinen Wert nichts aus. Den Wert einer konsequenten Haltung sieht man meist erst im nachhinein, also am Ergebnis, davor ist eine objektive Abgrenzung zwischen gut und böse kaum möglich.

Polare Varianten einer beliebigen Typologie entstehen also wertfrei.
▶ Es kommt nur darauf an, ob sein Inhalt (seine emotionale Triebkraft), sein Herr oder er der Herr seines Inhalts (seiner Triebkraft) ist.
▶ Arsenicums Triebkraft ist seine Existenz- bzw. Todesangst.

Er kann sie meistern oder er kann von ihr bemeistert sein. Für seinen Lebenserfolg kann das eine wie das andere besser sein. Wir können so das unruhige, hastige Rennpferd dem glatten, floskelproduzierenden Aristokraten oder der sich ängstlich anpassenden Haselmaus gegenüberstellen und sie alle als Ausformungen ein und desselben Programms, Arsenicums, verstehen.

Die Eigenart polarer Varianten ist bei Arsenicum sehr von äußeren Umständen abhängig. Als Mitglied einer privilegierten Schicht, wird es ihm vornehmlich auf die Wahrung seiner Zugehörigkeit ankommen. Ist es auf sich gestellt, wird es sich seine Existenz durch Leistung oder Anpassung sichern wollen.

DAS ARSENICUM-KIND

Schon als Kind kann er zu peinlicher Sauberkeit neigen, räumt gewissenhaft auf, ißt sauber und erweist sich so als imponierender Widerspruch zu der pauschalen Unordentlichkeit, die eine verallgemeinernde Psychologie allen Kindern anheftet. Das Kind wohlhabender Eltern fühlt sich verpflichtet, einen unnötig schweren Job neben dem Studium anzunehmen, um von seinen Eltern nicht abhängig zu sein. Umgekehrt kann er auch verwöhnt und faul sein. Es hängt dann ängstlich an seinem Zuhause und verläßt es nur ungern, weil es die Basis seiner Existenz ist (Haselmaus).

In der Schule leistet der Arsenicum-Schüler oft mehr als die Lehrer verlangen, alles muß besser als bei anderen sein und doch zeigen sich mitunter auch hier schon erste Anzeichen von Schwäche:
So wie er sich als Kind den Lehrern anbiedert und der Beste sein möchte, so biedert er sich später den über ihm Stehenden und Mächtigen an. Seine kalte Strebermentalität läßt ihn zu niemandem stehen außer zu sich und jenen, von denen er sich Existenzsicherheit erhofft.

Fall 2: Patientin mit chronischen Nebenhöhlenbeschwerden und Entzündungen der Beinhaut

Eine schlanke, hellblonde Frau mit einem Auftreten von höflicher Eleganz litt seit etwa fünfzehn Jahren an Nebenhöhlenproblemen, die unabhängig von der Jahreszeit auftraten. Eine weitere wichtige Beschwerde war ihre Neigung zu Beinhautentzündungen, die sie nach Blutergüssen bekam. Es war, als ob die blauen Flecken nach innen wanderten. Vor der Geburt ihrer Kinder hatte sie an Regelproblemen, vor allem Krämpfen, gelitten, danach hatten ihre Nebenhöhlenprobleme begonnen. Nach wie vor aber pflegten alle ihre Beschwerden *nach der Regel besser* zu werden. Beim ersten Kind hatte sie eine Nierenbeckenentzündung mit Eiweiß im Harn. Sie war sehr wetterfühlig, litt auch an Sonnenallergie und konnte unter Streß Durchfälle bekommen. Seit einer **Fischvergiftung** vor vier Jahren, reagierte sie auf Fisch mit Durchfall und Halsenge. Sie mied ihn seither, obwohl sie ihn gerne aß.
Der Fall war insofern schwierig, weil auch **Lachesis** (Regelbesserung, Beinhautentzündung) und **Natrium chloratum** (Nebenhöhlenentzündung, Sonnenallergie) indiziert waren. Erst mit der Berücksichtigung der Fischvergiftung fand sich
Arsenicum album D30

als das passende Mittel, das nicht nur die Nebenhöhlenentzündung sondern auch ihre Sonnenempfindlichkeit beseitigte. Hinzugefügt sei, daß die Mittel in dieser Reihenfolge gegeben wurden.
Ein Jahr lang hatte sie nun Ruhe, dann aber erschien sie wieder mit einer Nebenhöhlenvereiterung. **Arsenicum album** erwies sich nun als wirkungslos. Die Symptome wiesen jetzt auf **Phosphorus**, das ohne Umschweife gegeben wurde und auch erfolgreich war. Damit nicht genug, genau ein Jahr später litt sie wieder an dieser Stirn- und Kieferhöhlenvereiterung, Phosphorus war es diesmal nicht, **Pulsatilla** löste jedoch das Problem.
Wie ist dies zu verstehen? Zum einen möchte ich mit diesem Fall die Wichtigkeit einer vollständigen Erhebung unterstreichen, die eben auch Symptome erfaßt, die nur in bedingtem Zusammenhang mit der Konstitution stehen. Die Patientin war **kein Arsenicum-Typ** gewesen. Die erste Beschwerde war demnach als **Arsenicum-Situation** zu verstehen gewesen: sie hatte unter den Folgen der Lebensmittelvergiftung gelitten, die sie Jahre zuvor erlitten hatte. Die Kieferhöhlen erwiesen sich als typische Schwachstellen, die jedes Problem begleiteten. Im Jahr darauf war ihre Vereiterung durch Wind ausgelöst, der eitrige Schleim aus der Nase war blutig gewesen: **Phosphorus**.
Ein Jahr später waren Geruch und Geschmack weg, die Mengen gelben Schleims waren groß, beim Vornüberbeugen spürte sie Stiche in den Augenhöhlen: **Pulsatilla**. Was, so werden Sie nun fragen, ist diese Frau? Meine Antwort lautet, sie ist nicht eindeutig sondern steht zwischen **Phosphorus** und **Pulsatilla**. Darüber hinaus kann Arsenicum album der Phosphorus-Konstitution als Akutmittel dienen.

KÖRPERLICHE SYMPTOME

Im Gegensatz zu seinen stets fibrierenden, leicht verstimmbaren Nerven ist der Stoffwechsel Arsenicums träge. Also **friert** er auch leicht, sein Wärmebedarf zeigt sich in einer Besserung aller Symptome durch Wärme und überspitzt sich in der paradoxen Erscheinung, daß auch ein juckendes Ekzem **Wärmebesserung**, zum Beispiel durch **heißes Wasser**, haben kann. Die körperlichen Symptome des Arsenicum-Menschen zeigen häufig eine **Verschlechterung um Mitternacht**. Er kennt auch die **Wochenendmigräne**, die seine Unfähigkeit zu echter Entspannung beweist. Dies zeigt sich bspw. darin, daß ihn Ferien krank machen können, oder in seiner Neigung zu Zusammenbrüchen nach Erfolgen.
Seine nervöse Empfindlichkeit äußert sich körperlich in Umweltbeschwerden wie **Allergien** gegen Pollen, Tierhaar und Staub. Sein leicht **reizbarer Magen-Darmtrakt** kann gegen Obst, Milch, Weizen und Zukker, sein Kreislauf gegen Alkohol, Kaffee oder Nikotin mit Durchfall

bzw. Kopfschmerz und Brechreiz rebellieren. Seine Geruchs-, Geräusch- und Lichtempfindlichkeit kann geradezu literarische Formen annehmen.

Die Einnahme von Arsenicum bei **Lebensmittelvergiftungen** spiegelt die oben erwähnte Angst vor Bakterien und Schmutz.

- Neigung zu brennenden Schmerzen
- Haarausfall in kreisrunden Flecken
- periodische Kopfschmerzen
- Allergien, Heuschnupfen, Asthma bronchiale, Neurodermitis
- nervöse Magen-Darmbeschwerden, Diabetes, Gicht
- Angina pectoris
- Kopfschmerzen und Krämpfe während der Menstruation,
- Anämie, Krampfadern, Blutvergiftung, Durchblutungsstörungen der Extremitäten; stinkende Gangräne (Brand) und Nekrosen (Diabetes).
- Arsenicums Todesangst weist es als Endmittel aus, indem es die Homöopathie am Ende der Krankheit und am Ende des Lebens bei rasch sinkenden Kräften, Gewichtsverlust und Gedächtnisschwund einsetzt.

Stets ist **Arsenicum album** – wie alle anderen Mittel – nur wirksam, wenn die Symptome passen, es sich also um einen **Arsenicum**-Menschen oder eine **Arsenicum**-Situation handelt. Steht dies fest, ist der Name der Erkrankung von nachrangiger Bedeutung.

Aussehen des Idealtyps:
- nordisch blasser, blonder Typ
- schlank
- hochgewachsen
- stechende blaue Augen.

1.1.2 Natrium chloratum – Zinnsoldat oder Pinguin (Natrium muriaticum)

Der Mensch, dem **Natrium chloratum [Natrium muriaticum]** (Tafelsalz) hilft:
▶ Natrium chloratum wacht über sein **Ordnungsprinzip**, seinen Maßstab, den er für allgemeingültig hält.

Er billigt sich und den anderen die Befriedigung individueller Ansprüche zu, verwehrt sie jedoch sich wie auch den anderen, wenn sie seiner **Ansicht von Ausgewogenheit** widersprechen. Er ist nicht aggressiv, weil auch dies dem Ordnungsprinzip widerspricht. Es ist die Situation des älteren Geschwisterteils, der sich nach der Geburt eines jüngeren zurückgesetzt fühlt, weil er die Zuneigung der Eltern ungleich verteilt empfindet. Anstatt sich in wilder Erregtheit auf den kleinen Störenfried zu werfen, empört ihn der **Bruch seines Prinzips**. Er würgt seinen Ärger hinab und zieht sich grollend zurück.

▶ Der Natrium-Typ kultiviert diese Art von **passiver Empfindlichkeit** gegenüber scheinbaren oder tatsächlichen Ungleichgewichten. Er reagiert betroffen, meidet aber eine offene Auseinandersetzung, weil ja Recht vor Gewalt gehen muß. Diese Sensibilität gegenüber jeder Art Störung seiner Ordnung kann sich übersteigern, so daß er oft schon allein in der **Überlegenheit eines Rivalen oder einer Gruppe Unausgewogenheit zu erkennen vermeint**. Wieder zieht er sich grollend zurück und kann den vermeintlichen oder tatsächlichen Bruch seines Prinzips nicht verwinden. Nicht nur sein als natürlich empfundener Anspruch, auch seine Idee der Ausgewogenheit, wurde durch ein anderes Ich oder ein ungerechtes Gesetz vergewaltigt.

Die eben beschriebene Frustration ist im Grunde alltäglich und kann von vielen Typologien in dieser Weise empfunden werden. Trotzdem drückt der Natrium-Mensch das Wesen dieses Konfliktes in seiner Persönlichkeit aus:

Keiner soll Ordnung verletzen dürfen, bloß weil er stärker, besser, schlauer, klüger, liebenswürdiger etc. ist. Macht führt zu Unausgewogenheit, ist der Angelpunkt des Natrium-Denkens im Großen wie im Kleinen.

G. VITHOULKAS sagt in den »Essenzen homöopathischer Arzneimittel«, ihr vordringlichstes Bestreben sei es, nicht zu verletzen und nicht verletzt zu werden. Der Kinderreim:

Was du nicht willst, das dir man tu, das füg auch keinem andern zu!

---

drückt diese Situation treffend aus. Diese Grundhaltung führt auch zu seiner Trostablehnung, seinem Rühr-mich-nicht-an-Syndrom, das besagt, »ich will keine Gnade, ich will mein Recht!« Er zieht sich nach einer Enttäuschung grollend zurück, ohne den Anspruch auf Wiedergutmachung aufzugeben. Sollte es der Beleidiger tatsächlich versuchen, wird er erst mal jeden Zuspruch zurückweisen. Erst wenn er sich sicher ist, daß der andere sein Ordnungsprinzip anerkannt hat, akzeptiert er.
Die Tatsache, daß in der Realität Gewalt meist vor Recht geht, versetzt

ihn in einen Zustand passiver Opposition zu den Mächtigen, den Mehrheiten und den von ihnen geprägten Ordnungszuständen.
- Wie **Chamomilla** (siehe »Sepia-Gruppe«) will er zu nichts gezwungen sein. **Natrium** modifiziert es aber mit dem Beisatz: »Außer, wenn es meinem Prinzip entspricht«.

Dies ist der Grund, weshalb die Homöopathie **Natrium chloratum** in einer Art Umkehrschluß auch als *Mittel gegen den Weltschmerz* verschreibt. So gibt es also nicht nur den **geborenen Natrium-Typ**, viele unter der Last starker Enttäuschungen kranke Menschen sprechen auf dieses Mittel gut an. Daraus ergibt sich ganz logisch, daß dieser Typ Mensch für Krebs oder Drogen anfällig ist.

Wie das Salz konserviert Natrium, was ihn im Guten und Schlechten bewegt. Im Guten ist es ein Festhalten am schwer erfüllbaren Prinzip, also Gerechtigkeit für alle oder eine bestimmte Gruppe, im Schlechten ist es Opposition um einer fixen Idee willen. Abends liegt er im Bett und grübelt düster über dem Tagesgeschehen. Kleinigkeiten blähen sich in seinen Gedanken negativ auf, er hat etwas gemacht, was er nicht hätte sollen . . .

- Der Wahlspruch des österreichischen Kaisers FERDINAND I. (1503 bis 1564),»Es geschehe Gerechtigkeit, mag die Welt darüber zugrunde gehen«, könnte der Wahlspruch vieler **Natrium-** oder **Causticum**-Idealisten sein.

Er sieht die Welt durch die Brille seiner abstrakten Idee von Ausgewogenheit, selbst wenn ihn die Welt abstößt, hält er treu zu seinem Prinzip. Nichts wünscht er sich mehr, als den Sieg seiner Idee, die die Wirklichkeit nach seinen Vorstellungen verändern und verbessern würde. Dies ist der einzige Trost, den er sich wünscht, alles andere lehnt er als Almosen ab. Der **Natrium**-Typ kann also Reformer, Lehrer, genausogut aber revoltierender Außenseiter sein,
- **immer meint er es ernst und will auch ernst genommen sein.**

Die geistige Haltung Natriums ist wegen der abstrakten Nebelhaftigkeit jedes Gerechtigkeitsprinzips mehr zu erfühlen als zu erfragen. Im folgenden Fallbeispiel haben daher die körperlichen Symptome den diagnostischen Ansatz bestimmt.

Fall 1: Asthma bronchiale-Patient, etwa 35 Jahre

Es handelte sich um einen Mann zwischen dreißig und vierzig, der an Asthma bronchiale litt. Eine der *verschlechternden* Umstände (Modalitäten) der Natrium-Typologie sind **körperliche Anstrengungen** (SYNTHESIS S. 1007). Dieser Patient konnte nicht laufen oder andere körperliche Anstrengungen riskieren, ohne daß sich sein Zustand rapide verschlechterte. Jemand, der mit diesen Problemen nichts zu tun hat, wird vielleicht meinen, das wäre bei jedem Asthmatiker so. Tatsächlich aber gibt es eine Vielzahl verschlechternder wie auch bessernder Einflüsse, deren Erscheinungsformen in der Homöopathie diagnostisch verwertet werden. So leiden manche Asthmatiker nur in der Nacht, andere bei feuchtem und wieder andere bei trockenem Wetter. Nehmen dem einen Anstrengungen die Luft, so lindern sie die Atemnot des anderen. Die Homöopathie lehrt wie keine andere Wissenschaft, die Menschen nicht über einen Kamm zu scheren.

Unser Patient hatte in seiner **Pubertätszeit Akne** [siehe COULTER I. S. 435 (5)] gehabt. Seine Haut war fettig und sein Gesicht fallweise voller Mitesser. Eine weitere Schwachstelle war seine Nase, die zu Dauerschnupfen neigte und die letzten drei Monate vor Kurbeginn zugeschwollen war. Ein halbes Jahr davor war er an einer Grippe erkrankt, von der er sich nicht mehr erholt hatte. Wie sein Asthma so verschlechterte sich auch sein Schnupfen vor allem in der Nacht, so daß er durch den Mund atmen mußte.

Die Sonne liebte er nicht, ihre Hitze wie ihre Strahlen bereiteten ihm Kopfschmerzen und **Sonnenausschläge** [SYNTH. S. 1756, 1599 (21)]. Auf seine Kindererkrankungen angesprochen, erinnerte er sich an eine eitrige Mittelohrentzündung und fallweises Ohrensausen. Seine Essensvorlieben tendierten eher zum Salzigen [SYNTH. S. 1770 (21)], Kirschen, Beeren aller Art und Weintrauben lehnte er ab. Neben **Staub** konnte er auch Fettgeruch, vor allem den von **rauchendem Fett** nicht vertragen. Sein Kreuz neigte zu Verspannungen und war hexenschuß- und ischiasgefährdet. Aufregungen und Streß spürte er körperlich als Stechen im Herzbereich. Die Schulzeit mit ihren Prüfungsängsten hatte ihm auch Magenschmerzen bereitet, wie er überhaupt emotionell stark beeindruckbar war. Als er vor Jahren eine Gesprächstherapie wegen seines Asthmas versucht hatte, hatte er im Zuge der aufregenden Erhebungen Anfälle erlitten.

Seine Schleimhäute empfand er als zu trocken [BOERICKE S. 355/356 (3)], weshalb er des öfteren Niesanfälle bekam. Wenn er morgens nicht frühstückte, bekam er **vormittags extreme Heißhungeranfälle** (SYNTH. S. 677), die er als »ein Loch im Bauch« beschrieb. Er war auch säureempfindlich: Wein verursachte Durchfälle, Zitrusfrüchte konnten sein Asthma verschlechtern. Wenn er Weizen aß, mußte er zwei Stunden später mit Asthma rechnen.

Angefangen bei den Modalitäten seines hervorstechendsten Symptoms, seiner psychischen wie körperlichen Allgemeinsymptome, seiner Organsymptome und seiner Krankengeschichte wies bei diesem Patienten alles auf Natrium chloratum. Die Kur wurde mit

Natrium D30

(anfangs täglich wegen der ebenfalls tägl. Medikamenteneinnahme) begonnen und allein mit dieser Potenz auch gewonnen.

ARBEITSEINSTELLUNG, PFLICHT: DAS PRINZIP IST ALLES

▶ **Natrium** ist pflichtbewußt, zuverlässig und peinlich genau in dem, was ihn interessiert. Alles Eigenschaften, die auch **Arsenicum** hat, aber anders als dieser tut **Natrium** es nicht als ein von Existenz- oder anderen Ängsten Getriebener, sondern als Diener seines Prinzips, seiner Schuldigkeit gegenüber der Gesellschaft. **Arsenicum** will ein Maximum an Ordnung, weil er überzeugt ist, daß dies auch maximale existentielle Sicherheit schafft. **Natrium** hingegen will seine Pflicht erfüllen, die Gesellschaft, denkt er, braucht vor allem Stärke im Inneren, dann kommt die äußere von allein. Seine Vorstellungen reichen dabei bis zur Utopie und schließen das nur zum Teil Mögliche wie auch Absurde mit ein. Wenn **Arsenicum** eine technokratische Diktatur heraufbeschwört, so geschieht dies aus seiner inneren Unruhe, in die ihn seine Existenzangst versetzt. Er fürchtet immer, zu wenig und zu schlampig zu Werke gegangen zu sein, **Natrium** dagegen wird immer von seiner Idee allgemeiner Pflichterfüllung geleitet und Bedrohungen von außen geringer als die von Innen empfinden. Beide haben Recht und Unrecht zugleich, aber genau das scheint auch der tiefere Sinn der menschlichen Software, seiner biologischen Verhaltensprogramme, zu sein.

Arsenicum wird im Falle eines Scheiterns seiner Unternehmung seine Anstrengungen erhöhen. Wenn **Natriums** Ansprüche kein Gehör finden, wird er sich enttäuscht aus der Gemeinschaft zurückziehen.

Sein *Einsam-Sein* schmerzt ihn, weil er es gut meint mit der Welt und ihrem bedrückenden Zustand. Wenn sich andere mit Unrecht abfinden, er kann es nicht. Was liegt also näher, als daß er psychisch gereizt auf die Welt reagiert, **die ihm letztlich nicht gleichgültig ist**. Das kann sich soweit steigern, daß er Unverträglichkeiten gegen Dinge und Tätigkeiten entwickelt, die er eigentlich mag. Das ist im dramatischsten Fall eine **Berufsallergie** (z. B. Bäcker), häufig sind auch Frühjahrsverstimmungen: wenn alles blüht, geht es ihm schlecht **(Heuschnupfen)**, Sonnen- und Kaltwasser-, Blumen- und Nahrungsmittelallergien u. a. Seine Vorstellungen, vor allem von Ausgewogenheit, zeigen sich ausdrucksvoll in seinem *Umgang mit Lob*. Trifft es zu, hört er es zwar gern, schwächt es aber ab, um nicht anmaßend zu erscheinen. Natürlich wünscht er insgeheim, daß der Lobende nicht nachgeben möge, weil ihm dies seine Aufrichtigkeit bestätigte. Trifft das Lob jedoch nicht zu, wird er das aus prinzipiellen Gründen sofort unterbinden.

▶ Es ist eine Mischung aus Angst, sich lächerlich zu machen und vor Verletzung, die ihn mißtrauisch macht. Sie hemmen ihn auch, etwas von sich, seinen Gefühlen preis zu geben.
So kann er unter Qualen, manchmal auch gar nicht, seine Liebe erklären. Er flüchtet sich lieber in prinzipielle, allgemeine Aussagen, als sich in persönlichen Dingen zu öffnen. Ebenso findet er das Zugeben von Irrtümern erniedrigend und lehnt Trost ab. Er sucht kein Mitgefühl, sondern Antworten. Er betrachtet die Dinge losgelöst, theoretisch, es ist leichter für ihn, die Probleme eines anderen sachlich zu analysieren, als gefühlsmäßig zu begreifen, was im anderen vorgeht.

Über seine eigenen Probleme zu sprechen, ist ihm wie betteln, so daß es, wenn er es tut, sogar seine Krankheitssymptome verschlimmert. Es geht nicht an, sagt er, daß ein einzelner die anderen mit seinen privaten Problemen belastet.

Daher weint er erst nach langer Unterdrückung, im Extremfall ist er dazu nicht in der Lage. Eines seiner auffälligsten Eigenheiten, die dieser strengen Abgrenzung seiner körperlichen wie psychischen Privatsphäre entspringen, ist seine Unfähigkeit, in Gegenwart anderer zu urinieren.

Natriums Prinzipieneinstellung muß wertfrei betrachtet werden. Die Frage der Ausgewogenheit einer Ordnung unterliegt der persönlichen Auslegung und kann unter dem Vorzeichen des Idealismus zu einem Dünkel ausarten. Natriums Abgrenzung auf der persönlichen Ebene kann wiederum zu einer servilen, nichtssagenden Höflichkeit absinken, in der der ungemein aufmerksame, stets freundlich lächelnde Mensch sich permanent für seine Existenz zu entschuldigen scheint.

▶ Sein Prinzipiensinn mündet in einer hohen Erwartungshaltung, die ihn emotional besonders beeindruckbar macht.
Enttäuschungen seines guten Willens destabilisieren ihn. Es scheint ihm, als wollte die Welt sein hohes Ordnungsprinzip nicht begreifen: mitten in der Arbeit vergeht ihm plötzlich die Lust, ergreift ihn tiefe Frustration, aus seinem Sendungsbewußtsein fällt er in Schüchternheit, aus heißer Zuneigung in resignierende Interesselosigkeit, einmal sehnt er sich nach dem anderen, dann wiederum will er ihn nicht sehen.

Er schwankt, alles erscheint ihm vergeblich, er hatte, so ist er nun überzeugt, seine Kräfte an die falsche Sache gehängt.
Dann reißt ausgerechnet er, in einem jähen Ruck das Steuer herum, wechselt sein Prinzip, seinen Geschmack, sein Studium, ja sein ganzes Lebensumfeld, verläßt seine Frau nach langjähriger Ehe oder zieht sich aus einer erfolgreichen beruflichen Karriere zurück.

Für seine Umgebung ist es befremdlich, im Grunde aber ändert er bloß die Partitur, um in einem anderen Umfeld gleichsinnig weiterzumachen.

Diese Prinzipienumschwünge können auch liebgewordene Gewohnheiten, Liebhabereien, Hobbys, Nahrungs- oder Genußmittel betreffen. Wenn er zur Ansicht kommt, daß sie nicht passen, gibt es nur wenige Menschen, die sich ähnlich selbstquälerischen Vorschriften unterwerfen können wie er.

KONFLIKTVERHALTEN, GEMÜTSLAGE: WUNDEN HEILEN NIE

Wenn er, um beim Bild des verwundeten Tieres zu bleiben, sich zurückzieht, um seine Wunden zu lecken, kann er wohl wieder zu Kräften kommen, die Wunden selbst heilen nie. **Die Verletzung ist zum Prinzip geworden.**
▶ Er frißt alles in sich hinein, selbst wenn sich der Konflikt wiederholt, stellt er die Person, die ihn verletzt hat, nicht zur Rede.
So wächst sein innerer Druck, bis er endlich an den Punkt gelangt ist, wo er auf den geringsten Widerspruch hin, auf einen nichtigen Anlaß, der womöglich nichts mit seinem eigentlichen Konflikt zu tun hat, explodiert.
Ähnlich wie mit seinen Wunden verhält es sich mit seinem *Beharren* auf dem, was er für richtig hält. Man kann sagen zu ihm, was man will, auch die Tatsachen können dagegen sprechen, er wird starr seinen Standpunkt behalten, weil einem ihm teuren Ordnungsprinzip entspricht.
Einen Paradefall dieser Geisteshaltung zeigte sich an THOMAS MORE, der 1535 in London durch das Beil des Henkers starb. Schon in jungen Jahren machte er durch sein unerschrockenes Auftreten gegen unberechtigte königliche Ansprüche von sich reden. Später im Dienste des Königs HEINRICH VIII. unterstützte er ihn als überzeugter Katholik bei seinen Auseinandersetzungen mit den Protestanten. Für THOMAS MORE war Politik die Anwendung und Verwirklichung ethischer Prinzipien, vor allem aber christlicher Moralvorstellungen. HEINRICH VIII. war ein Machtpolitiker traditionellen Zuschnitts, der vor allem durch die Gründung der anglikanischen Kirche bedeutend wurde. Die Randumstände, die Scheidung seiner Ehe mit KATHARINA VON ARAGON und die Heirat mit ANNA BOLEYN, gegen die sich der Papst quergelegt hatte, machten ihn jedoch auch berühmt. Kein Wunder also, daß ein prinzipienfester Mann wie THOMAS MORE weder die Heiratspolitik HEINRICHS und schon gar nicht seine Lossagung von Rom akzeptierte, und lieber am Schafott endete als seinen Hals »zu wenden«.

Das Natrium-Verhalten zeigt, daß das Aufstellen von allgemein gültigen Ordnungsregeln, überpersönlichen Prinzipien oder Gesetzen, ein angeborenes Verhaltensprogramm und keine zivilisatorische Erfindung ist. Wir können daraus schließen, daß sich die Zivilisation primär auf angeborenes und nicht auf angelerntes Sozialverhalten stützt.

Wir finden das in dem Reimspruch: »Was du nicht willst, das dir man tu, das füg auch keinem andern zu!«
Eine ähnliche Aussage trifft der kategorische Imperativ KANTS: »Handle so, daß die Maxime deines Willens jederzeit zugleich als Prinzip einer allgemeinen Gesetzgebung (Ordnung) gelten können.«

EMPFINDSAMKEIT, ÄNGSTE

Natrium leidet häufig an **Höhenangst**. Mag sein, daß sie die Folge einer Furcht vor dem endgültigen Scheitern ist. Seine ebenfalls häufige **Platzangst** scheint im Einklang mit seiner Haltung zu stehen, schließlich ist er ein Mensch, der sich von seinen idealischen Vorstellungen einengen läßt.
▷ Die Furcht vor Insekten (besonders Spinnen), hat er mit **Calcium carbonicum** und **Phosphor** gemeinsam.
▷ Er hat Angst vor Krankheiten, weil er niemandem zur Last fallen will, wie er sich auch schlecht fühlt, wenn er jemanden um Hilfe bitten muß.

Fall 2: Anfallsartige Angstzustände mit extremem Herzklopfen und Atemnot; weibliche Patientin, ca. 30 Jahre

Ein wegen seines vorwiegend nervösen Beschwerdebildes besonderer Fall war der einer etwa dreißigjährigen Patientin, die an anfallsartigen Angstzuständen litt, die mit extremen Herzklopfen und Atemnot einhergingen. Begonnen hatte es vor zwei Jahren. Sie war um zwei Uhr Nachts zornig nach Hause gekommen. Ihr Freund hatte den Abend noch nicht beenden wollen und war noch im Gasthaus verblieben. Das Gefühl, das sie plötzlich beschlichen hatte, war aus dem Genick gekommen und hatte sich schleichend über den Hinterkopf verbreitet, es war ihr gewesen, als ob sich die Haare aufgestellt hätten. Danach war sie explosionsartig von einer extremen Angst erfaßt worden, die vom Kopf aus auf den ganzen Körper, vor allem den Bauch übergegriffen hatte. Mit der sich nun einstellenden Atemnot war ihr der Schweiß aus allen Poren gebrochen.

▶ Das auffälligste Symptom war hier also psychisch.
Angst infolge von Zorn ist zwar eher eine **Sepia-** oder **Lycopodium-**Indikation, **Natrium** kann aber auch unter den Folgen von Wutanfällen leiden (COULTER, I. S. 489). Ihre Eigenheit, auf Erfreuliches wie Unerfreuliches mit Erregung zu reagieren, ihre Höhenangst und die Besserung in der Kühle ist **Natrium** jedoch mit **Pulsatilla** gemeinsam. Die Umstände, daß sie auf Äpfel mit Magenweh reagierte und an Regelkrämpfen mit Erbrechen litt, die erst am zweiten Tag der Blutung einsetzten, ließen uns mit **Pulsatilla** beginnen. Als **Pulsatilla** versagte, wurde **Natrium chloratum D 30** versucht. Tatsächlich beseitigte Natrium ihr Problem. Zu vermerken ist noch, daß sie auf **Natrium chloratum** in höherer Potenz (**D200**) sofort mit einer Verschlechterung reagiert hatte. Mit Sicherheit hatte es sich um eine klassische Anfangsverschlechterung gehandelt, die die Richtigkeit der Verschreibung zusätzlich bestätigte.

Von ihrer Schwester erfuhr ich Jahre später, daß es ihr gut ging.

DAS NATRIUM CHLORATUM-KIND

Schon als Kind ist **Natrium** in seine Gerechtigkeitsprinzipien und Erwartungen verstrickt, deren angebliche oder tatsächliche Nichterfüllung es mit Rückzug und Verstocktheit ahndet. Berechtigt oder nicht, es klebt jedenfalls an seinen Kränkungen und lehnt jede körperliche Annäherung in einer Rühr-mich-nicht-an-Reaktion ab. Insgeheim aber erwartet es, typisch für Natrium, sein Quantum an Zuwendung. Kritische Situationen treten ein, wenn die Mutter wieder arbeiten geht oder wenn es zwischen dem Erst- und Nachgeborenen zu Rivalitäten kommt.
Der Entzug der elterlichen Liebe braucht nämlich nicht tatsächlich zu sein. Es genügt, wenn das **Natrium**-Kind sich seinem Geschwister gegenüber zurückgesetzt fühlt. Aus dem vermeintlichen oder echten **Unrecht** entspringt sein *Groll*, seine Eifersucht, die ihm letztlich auch körperliche Beschwerden bereiten kann.
Bei *Trotzreaktionen* (Bestrafung der Welt) mit z. B. langsamem Sprechen-Lernen, Bettnässen, Ausbleiben der Monatsblutung bei jungen Mädchen, ständigem Widerspruch oder seltsamem Brav-Sein und übergewissenhaftem Aufräumen sollte stets an **Natrium chloratum** gedacht werden.
Auch als Jugendliche sind sie von **ruhigem Wesen** und treten für höhere Prinzipien ein. Natürlich kultivieren sie auch ihr eigentümliches Talent,

Unangenehmes festzustellen, Verletzungen und Ungerechtigkeiten durch Schulkameraden oder Familienmitglieder nicht verwinden zu können. E. CANDEGABE stellt den **Groll** ins Zentrum und gibt damit seinem Natrium-Bild eine psychopathologische Tönung. Nach der hier vertretenen Auffassung bedeutet der negative Anlaß, der das Natrium-Bild kennzeichnet, nicht automatisch eine pathologische Natrium-Reaktion. In vielen Fällen wird sein **Groll** durch sein **Prinzip positiv kompensiert.**

NATRIUM CHLORATUM – DAS KUMMERMITTEL

Wie schon früher erwähnt, ist **Natrium** ein **Kummermittel**, also ganz allgemein für Menschen geeignet, die anscheinend wenig vom Leben gehabt haben, hintergangen, unterdrückt, zurückgewiesen wurden oder an Scheidungstraumen und auswegloser Ehen leiden. Auch bei diesen Gefühlskonflikten ist Natriums Kummer deutlich von seiner Prinzipientreue beherrscht. Im Falle von **Liebeskummer** fällt es ihm ungemein schwer, sich von seinem Partner zu lösen. Hatte er zuvor aufgrund seiner Hemmung kaum je seine Liebe geäußert, schmerzt ihn jetzt der Verlust umso mehr.

Fall 3: Asthma bronchiale, Migräne und Gleichgültigkeit bei etwa 30jährigem Patienten

Diese spezielle psychosomatische Wechselbeziehung ruft mir einen besonders spektakulären Fall von Asthma, Migräne und Gleichgültigkeit ins Gedächtnis. Der Mann war um die dreißig, sein angeblich allergisches Asthma bronchiale hatte plötzlich über Nacht begonnen. Er war arbeitslos, hatte aber keinen inneren Antrieb, die Erfordernisse einer neuen Arbeitsstelle zu verkraften, war er doch aus diesem Grund und wegen seines dauernden Krank-Seins schon einigemale gekündigt worden. Er selbst äußerte den Verdacht, daß sein Asthma eine Art unbewußter Protest gegen ungeliebte Arbeiten war. Seine liebste Freizeitbeschäftigung war Fußballspielen, und eben mit dieser Vorliebe war sein markantestes Symptom, seine Migräneanfälle, verknüpft. Wenn er sich bei einer Anstrengung erhitzte, war es ihm, als ob die Hitze auf die Augen übergriffe. Das Gesichtsfeld beider Augen schränkte sich etwa auf die Hälfte ein, **Nase und Lippen wurden taub**, dann setzten im Hinterkopf Kopfschmerzen ein, die bis in den Magen ausstrahlten. Die **Sehstörungen** verschwanden, ihm wurde übel bis zum Erbrechen, zurück blieben zuletzt nur noch die Kopfschmerzen.

Er erzählte, daß er unter **schwierigen Eheverhältnissen** aufgewachsen war und sich damals besonders vom Vater vernachlässigt gefühlt hatte. Mit sechs Jahren war er an einer Gehirnhautentzündung erkrankt, die mit Mumps begonnen hatte. Er war auch verheiratet gewesen, die Ehe war an seiner Krankheit und seiner Antriebslosigkeit schließlich gescheitert.
▷ **Liebeskummer pflegte sich ihm auf den Magen zu schlagen.** [SYNTH. S. 111 (21)]
Zuletzt litt er auch unter einer zunehmenden Vergeßlichkeit, wobei ihm Namen von Bekannten und Straßen entfielen.
Rollkrägen und enge Krägen mochte er nicht. Er wachte in der Nacht auf, grübelte über sein Leben und seine Nutzlosigkeit.
Helle Lichtpunkte verblieben ihm einige Zeit im Sehfeld. Alkohol und fette Nahrung vertrug sein Magen nur schlecht. Kalte Luft verschlechterte vor allem beim Gehen gegen den Wind sein Asthma.

Nach einem kurzen Literaturstudium standen **Natrium chloratum** und **Silicea** (Antriebslosigkeit, Gewissensangst) zur Disposition.

Die Diagnose **Natrium chloratum** war so einfach wie schwierig. Typisch für Natrium war, daß Anstrengung seine Symptome verschlechterte oder erst auslöste und daß ihm genau das die größten Schwierigkeiten bereitete, was er am meisten liebte [COULTER I. S. 447 (5)], das Fußballspielen.

Die Therapie wurde daher auch mit **Natrium D30** begonnen, was sich für diesen Fall leider als zu tief erweisen sollte (vergleiche Fall 2). Nachdem eine Wirksamkeit nicht zu bemerken war, wurde auf **Silicea D30** [versandende Energie, mangelnde moralische Entschlossenheit, Vergeßlichkeit, Gewissensbisse: COULTER II, S. 95–97 (6)] gewechselt. Als sich auch jetzt kein Erfolg einstellen wollte, begann eine typische homöopathische Tragödie, die naturgemäß eintritt, wenn man ein passendes Mittel verläßt und folgerichtig kein anderes findet. Glücklicherweise handelte es sich um einen geduldigen Patienten, was gerade bei psychisch dominierten Fällen nicht selbstverständlich ist. Nach eineinhalb Monaten der Irrungen und Wirrungen wurde zum Ausgangsmittel zurückgekehrt, diesmal in **D200**, was auch prompt einen Umschwung brachte. Nach einigen bedarfsgemäßen Wiederholungen wirkte auch Natrium nicht mehr, es ging ihm mental wohl besser, sonst aber war er schlapp und arbeitsunlustig. Auch die Migräneanfälle kehrten jetzt wieder. Wir ersetzten nun **Natrium** durch **Silicea D200**. Ein Jahr später hörte ich, daß es ihm gut ging, inzwischen hatte er zu arbeiten begonnen, stand vor seiner Heirat und sollte bald Vater werden. Sein Asthma war weg, seine Migräneanfälle haben sich sowohl in ihrer Häufigkeit als auch Aggressivität deutlich verringert.
▷ Wie beim 2. Arsenicum-Fall war hier Natrium nur das situative Mittel. Eine Natrium-Situation hatte sich einer Silicea-Konstitution überlagert.

| NATRIUM-ZENTRALMOTIV |

- »Wandellos steht die Säule des Rechts.« (EURIPIDES)
- ▷ Natrium ist erfüllt von der Idee überpersönlicher, allgemein gültiger Prinzipien. Werden diese gebrochen, reagiert Natrium nicht mit Gewalt, sondern mit *enttäuschtem Rückzug* und Groll (eingerollter Igel).
- ▷ Natrium will das Prinzip wegen seines *Wahrheitsgehaltes* gewahrt wissen, Gewaltanwendung stört das Gleichgewicht jeden Rechts.
- ▷ Natrium mißtraut jeder Übermacht, weil sie die Ordnung, das Recht, zu ihren Gunsten manipuliert: *Macht korrumpiert.*

Natrium gibt allgemein gültige Ordnungsprinzipien vor: »Was du nicht willst, das dir man tu, das füg auch keinem andern zu!« Seine Eigenart, Unrecht nicht vergessen zu können, steht für seine Prinzipienfestigkeit.

| NATRIUMS PRINZIPIENTREUE |

Chamomilla, ein Mittel, das zwischen **Sulfur** und dem zwanghaften **Sepia** steht, akzeptiert keine Pflicht: »Ich will nichts müssen.«
Das noch zu besprechende **Sepia** kostet diese als notwendig erkannte Pflichterfüllung viel Kraft: »Ich will etwas anderes, aber ich weiß, daß ich muß.«
Natrium hat keine feindselige Haltung gegen das Müssen, wenn es seinen Prinzipien entspricht.
Causticum, das zu den Verwandten Natriums zählt (S. 47), ist radikaler als das »theoretisierende« Natrium auf den Rechts-Unrechtsbegriff eingestellt.

Polaritäten-Verschiedenheiten
»Jeder Mensch, der von der Ansicht ausgeht, daß die Gesetze, die für ihn gut sind, auch für die anderen gelten müssen, ist ein Philister (Spießer). Wenn jemand von mir verlangt, ich soll in moralischen Dingen kein Philister sein, obgleich dies mir entspricht, so stellt er an mich ein philiströses Verlangen.«
NIETZSCHE illustriert mit diesen Sätzen auf glänzende Weise die Problematik des kategorischen Imperativs KANTS (siehe oben) und die polare Eigenheit jedes allgemeinen Prinzips.

▷ Natriums Prinzipienstrenge beherrscht ihn je nach emotionaler Lage mehr oder weniger zwanghaft.

Die Natrium-Patienten, denen ich begegne bin, waren allesamt zurückhaltende Menschen. Das schließt nicht aus, daß sie sich im Krisenfall vehement für ihre Prinzipien einsetzen. Dennoch sollte ein allen Sündern die Hölle verheißender Prediger wie der florentinische Mönch, SAVONAROLA (16. Jahrhundert), eher der **Causticum-Typologie** (siehe S. 47) zuzurechnen sein.

Interpretiert Natrium seine Prinzipientreue aktiv, reagiert er auf Verletzungen seiner Ordnungsvorstellungen umso empörter, dennoch begegnet er dem stets mit Rückzug und nicht mit Aggression. Der eher schüchterne »Igel« wird stets alles bedrückt in sich hineinfressen, manche werden sich sogar sanft wie **Pulsatilla** (siehe 3. Gruppe) verhalten.

Interessant ist die Tatsache gewisser Polaritäten im körperlichen Bereich vor allem des *Wasserhaushaltes*. **Natrium** kann trockene oder zu fette Haut haben, die Augen können zu trocken sein oder ständig tränen. Eine chronische Trockenheit der Schleimhäute (Grätengefühl in der Kehle) oder ständiger Speichelfluß sind ebenfalls möglich. Im Bindegewebe kann es zu Wasserstaus (Ödemen) oder zu Austrocknung, Abmagerung und Gewebsverlust kommen.

GLEICHGÜLTIGKEIT
BEI SUBTILEM GROLL

Nach besonderen Enttäuschungen oder Schicksalsschlägen kann Natrium in Gleichgültigkeit verfallen. Es handelt sich dabei aber nicht um eine kraftlose, emotionelle Leere, sondern immer steckt sein **subtiler Groll** dahinter. Wohl hat er alle Begeisterung an seiner Tätigkeit verloren und macht nur noch aus Pflichtbewußtsein weiter, aber mehr als andere Konstitutionen, die ebenfalls eine *ähnliche Teilnahmslosigkeit* entwickeln können (**Phosphorus, Acidum phosphoricum, Acidum picrinicum, Carbo vegetabilis**), glost in seiner Seele der auslösende Ärger weiter, so daß er jederzeit wieder aufflammen kann. Er wahrt seine Würde, indem er dem Vergnügen, dem Oberflächlichen entsagt, und bestraft die Welt für ihr Unrecht, indem er sich selber bestraft. Er ist der betrogene Scheidungspartner, der nicht mal für seine eindeutigen Rechte eintritt, sondern Niedertracht edel mit Großzügigkeit straft. Seine Kleidung, sein Äußeres scheinen ihm völlig gleichgültig zu sein, tatsächlich aber ist es bewußte Bestrafung der Welt, indem er ihre Konventionen verletzt.

Arbeit lenkt ihn wohl von seinem Kummer ab, eine Katharsis (Befreiung) ist ihm aber nicht mal in der Kunst möglich.

> Seine Gleichgültigkeit ist eben immer nur scheinbar, denn tatsächlich wünscht er sich sehnlich, was er ablehnt.

So verhält es sich auch mit der Zuneigung eines Menschen, der ihn verletzt hatte. Zum einen lehnt er sie ab, zum anderen wünscht er sie sich. Es ist also kein Wunder, daß ihm seine inneren Widersprüche eine hysterische Halsenge bereiten können.

KÖRPERLICHE SYMPTOME

Wie seine negativen Gefühle, so kann Natrium auch alle möglichen Schmerzen, vor allem *Kopfschmerzen*, konservieren. Weitere wichtige Symptome des Kopfbereichs sind **Sonnenbeschwerden** (Kopfweh, Hautallergien), *Heuschnupfen, Akne, Fieberblasen, Soor, Landkartenzunge, Trockenheit* aller *Schleimhäute, Gastritis, Migräne, Krebs*.

▶ Auf den **Heuschnupfen** möchte ich ganz besonders hinweisen, weil er beim ohnehin schnupfenanfälligen Natrium-Typ häufig vorkommt.

Fall 4: Allergieprobleme einer 35jährigen Patientin

Ich denke dabei an eine etwa fünfunddreißigjährige, alleinstehende Mutter, die in ihrer Heuschnupfenzeit die Tage mit heftigen Niesanfällen begann. Ihre Augen juckten und waren verschwollen, wenn sie sich **körperlich anstrengte**, blieb ihr sehr bald die Luft weg [SYNTH. S. 1007 (21)]. Sie war sehr fettempfindlich, ein Schmalzbrot konnte einen Migräneanfall auslösen, Birnen, Äpfel, saure Weißweine (**saure Nahrungsmittel**) bereiteten ihr Magenprobleme, wenn sie Mandeln aß, schwoll ihr der Hals an.

▷ Wie so oft bei Natrium reagierte sie auf Beziehungsprobleme mit körperlichen Beschwerden.

In ihrem Fall waren es Magenweh und vor allem Gallenprobleme gewesen, die mit einer privaten Krise begonnen und schließlich auch geendet hatten. Ein Jahr vor Kurbeginn war ein Krebsabstrich positiv gewesen, was sie naturgemäß sehr mitgenommen hatte. Von einer Grippe, die immerhin schon zwei Monate her war, hatte sie sich noch immer nicht erholt. Weitere charakteristische Natriummerkmale waren ihre belasteten **Stirnhöhlen** [BOERICKE, S. 63 (3)], ihre **Sonnenallergie** [SYNTH. S. 1599 (21)] und ihre Neigung zu **Fieberblasen** [SYNTH. S. 553

(21)]. Sie erzählte, daß sie diese in früheren Jahren, als sie noch studiert hatte, besonders vor Prüfungen geplagt hätten. **Natrium D 12 und D 30** war das Mittel der Wahl. Ich hörte, daß sie auch im folgenden Jahr ohne Heuschnupfen übers Frühjahr gekommen war.

▷ Aufregung kann zu Verstopfung, ausbleibender Regelblutung und zu erhöhtem Blutdruck führen.

▷ Natrium-Typen schwitzen eher wenig, sie lieben Salz, neigen aber dazu wie das Salz (Natriumchlorid) Wasser zurückzuhalten: Ödeme, Wassersuchtserscheinungen in den Beinen sind die Folge. Eine ihrer Schwachstellen ist die Schilddrüse, die Überfunktion haben kann.

▷ Für Bettnässer und bei Blasenbeschwerden (Undicht beim Aufstehen und Sitzen) kann es ebenfalls bedeutend sein.

▶ Eine der besonders wichtigen Modalitäten ist, daß seine chronischen Beschwerden meist seine *Leistungskraft beeinträchtigen*. Die Symptome der Natrium-Typen verschlechtern sich deutlich bei **körperlichen und geistigen Anstrengungen** (Calcium carbonicum, u. a.).

▶ Eine berühmte Natrium-Eigenheit ist die **Verschlechterung** all seiner Symptome bei Aufenthalten **am Meer**. Diese Modalität können auch Sepia, Arsenicum album, Tuberculinum u. a. zeigen.

▷ Auf der Ernährungsebene ist eine Vorliebe für Salz, starker Durst, die Empfindlichkeit gegen Säuren und die Abneigung gegen Fett hervorzuheben.

AUSSEHEN DES IDEALTYPS

Keines, das sich in der Praxis als brauchbar erwiesen hätte.

1.1.2.1 Die Natrium-Gruppe

A. Causticum

Dies ist der Ätzstoff HAHNEMANNS.

▷ Causticum-Menschen haben – wie **Natrium** – einen besonderen Sinn für **soziale Gerechtigkeit**.

Weniger theoretisch als Natrium identifiziert er sich mit dem Leid, das anderen geschieht. Sein Mitgefühl entspringt der eigenen **Schutzbedürftigkeit** und dem Wunsch, ebenso verständnisvoll behandelt zu werden. Damit ähnelt sein Gemeinschaftsgefühl mehr dem Harmoniebedürfnis von **Phosphorus** (siehe S. 142), mit dem es auch einige körperliche Symptome teilt. Anders als Phosphorus kann Causticum ein Wider-

spruchsgeist sein und in Konflikt mit der gesellschaftlichen Norm stehen. Diese Einstellung ist auch auf körperlicher Ebene als **vegetative Kontrollproblematik** zu finden. Sein eigensinniger Widerstand zeigt sich hier in seltsam widersprüchlichen Erscheinungen.
- Er verhält seinen Harndrang, bis er die Toilette erreicht hat, und kann dann nicht Wasser lassen, obwohl er Drang verspürt. **Je mehr er sich müht, desto weniger geht es.** Wendet sich seine Aufmerksamkeit (z. B. durch Husten) ab, ist ein unwillkürliches Abgehen möglich.
- Wenn er aufgeregt, also gefordert ist, **stottert** er. In Ruhe spricht er ohne Probleme.
- Ähnliche Erscheinungen können sich auch an anderen Organen äußern, z. B. nervöse **Schluckstörungen**, Senkung der Augenlider (Ptosis), In-die-Wange-Beißen während des Kauens oder auch Sprechens (Ignatia), halbseitige **Gesichtslähmungen** (rechts!).

> Wo sein Bewußtsein ist, da krampft es,
> wo es nicht ist, läuft oder lähmt es.

Causticum ist also *viel emotionaler* als der eher intellektuelle **Natrium-Mensch**, der dem Recht als Prinzip anhängt. Von echtem Mitgefühl geleitet. Er geht emotional gegen die Rechtsbeuger vor: *»Rübe ab, heißt die Devise!«*
Es handelt sich um ehrliche, verwundbare Menschen. Ihr besonderes Mitgefühl kann sich auch körperlich zeigen, indem besonders Empfindliche unter ihnen dazu neigen, die gleichen Symptome zu entwickeln wie ihr leidendes Gegenüber. Freilich erwarten sie dieses Verständnis auch von anderen, was sie zu emotionalen Erpressern machen kann. In Auseinandersetzungen verteidigen sie sich mit extremer **Rebellion** oder sind feige und schwache **Querulanten**. Politisch können sie im Extremfall Anarchisten oder **fanatische Idealisten** bis zur Unmenschlichkeit sein.
▷ Gemeinsamkeiten mit Natrium zeigen sich auch im Schilddrüsenbezug (Allgemeinbeschwerden, Knoten, krampfhaftes Zusammenziehen), der möglichen **Unfähigkeit zu weinen** und seiner **Salzvorliebe**. Vergleicht man die Beweggründe, ist Causticum kein idealer Verwandter Natriums. Dennoch ergänzen sich die beiden Mittel gut. Das zeigte sich beispielsweise an einer elfjährigen Asthmatikerin, die auch Bettnäßprobleme hatte. Die Kur wurde mit Natrium begonnen und nach Abklingen des Asthmas mit **Causticum** erfolgreich beendet.
▷ In der Geschichte von Causticum-Menschen ist normalerweise viel **Kummer** zu finden, wobei sie ihn ähnlich wie Natrium nicht aussprechen.

▷ Im Gegensatz zu Natrium, dessen **Schwarzseherei** vergangene Ereignisse betrifft, hat **Causticum** Angst vor dem **Kommenden**. Es klingelt das Telephon, ein Brief seiner Firma kommt an, stets befürchtet er negative Nachrichten.
▷ Abends verschlechtern sich alle Ängste, seine Verzweiflung.
▷ Der vom Leben Enttäuschte zieht sich zurück, die ursprünglich nach außen getragene (krampfhafte?) Aktivität kehrt sich nun nach innen um. Was folgt, sind allmählich beginnende Funktionsverminderungen des Nervensystems, die zu Causticums speziellen Lähmungen und Verhärtungen führen.

VITHOULKAS zählt **Staphisagria** (Unterdrückung, Enttäuschung; siehe S. 171) und **Colocynthis** (Krampfen) zu seinen Verwandten.

CAUSTICUM-KINDER

Causticum-Kinder sind offen und schließen leicht Kontakt mit ihrer Umgebung. In dieser Beziehung ähneln sie oberflächlich **Phosphorus** (siehe S. 142). Sie drücken ihre Gefühle jedoch weniger offen aus und sind auch in ihrer Betroffenheit nicht so oberflächlich, ihr Mitempfinden ist echt und nicht von Phosphorus' Angst, selber vielleicht Ähnliches erleiden zu müssen, geprägt. Eine typische psychogene Beschwerde ist **Bettnässen**.
▷ Zu seinen Gemütssymptomen zählen Furcht vor Hunden, der Zukunft, der Dunkelheit und dem Alleinsein in der Nacht.
▷ Es hängt am Rockzipfel der Mutter und jammert wegen der geringsten Kleinigkeit. Sein **Schutzbedürfnis** veranlaßt es, nachts die Hand der Mutter zu halten.

KÖRPERLICHE SYMPTOME

Was auf psychischer Ebene unterdrückter Kummer ist, sind auf körperlicher Ebene die Folgen eines **unterdrückten Ausschlags** (z. B. durch eine Cortisonsalbe).

Die spezifischsten körperlichen Erscheinungen sind:
- Die Verschlimmerung ihrer Symptome durch trocken-kalten Luftzug und Schreck. Beide Empfindlichkeiten besitzt auch **Aconitum**, bei **Causticum** sind die Folgen aber mehr lähmig als akut.
- Paradox ist die Besserung durch **feucht-kalte** Witterung.
- Auf der Ebene der Geschmacks- und Eßeigenheiten fällt eine **Abnei-**

gung gegen Süßigkeiten bei gleichzeitiger Salzvorliebe auf. Hier zeigt sich auch seine symptomatische Nähe zu **Phosphorus**. Beide haben viel Durst, bei beiden **bessern** sich viele Symptome durch **kalte Getränke**.
- Dominierende **Rechtsseitigkeit** der Beschwerden.
- Taubheit einer Körperhälfte, wobei sie eine Trennungslinie empfinden (**Silicea**).
- **Warzen** im Gesicht und in der Nähe der Fingernägel.
- Heuschnupfen und tiefer hohler Husten bei schwer auszuwerfendem Rachenschleim.
- Gefühl **wie ein Stein** bei Brust- oder Bauchschmerzen.
- **Verhärtung der Sehnen** bzw. **Verkürzungen**: Er kann den Fuß nicht strecken, weil die Sehnen verhärtet oder kontrahiert sind.
- Arthritis der kleinen Gelenke der Hände und Zehen.

B. Natrium carbonicum

Natriumcarbonat

▶ Wie **Natrium chloratum** hängt es einer Vorstellung von Richtigkeit an und reagiert auf Unrecht und Leid mit **Rückzug**. Gleichzeitig denkt es aber fatalistisch wie **Calcium carbonicum**, lehnt sich also nicht auf sondern nimmt die Situation in einer fast märtyrerhaften Weise hin. Der Natrium carbonicum-Mensch sieht ein, daß es notwendig ist, **sich zu fügen**, der aggressive Impuls, sich gegen sein Schicksal aufzulehnen, fehlt. Er ist sich seiner Schwäche bewußt. Hinter einer Fassade von Heiterkeit, die er gekonnt zu wahren versteht, trennt er sich von der Welt und verwelkt wie eine Pflanze ohne Wasser.
Was folgt ist ein **biologischer Verfall**.
▷ Jede Denkanstrengung, sei es Lesen oder Unterhaltung, führt zu Schwindel.
▷ Er kann sich nicht konzentrieren und meidet daher jede Gesellschaft. Seine physische und psychische Schwäche erzeugt eine Erschlaffung der Sehnen (Knöchelschwäche) und Eingeweide (Gebärmuttersenkung). Die kleinste Nahrungsmenge bereitet ihm Verdauungsprobleme und vertieft seine Depression.

NATRIUM CARBONICUM – ZENTRALMOTIV

Dem spezifischen Konflikt zwischen den Ansprüchen der Gesellschaft und den eigenen Vorstellungen und Bedürfnissen begegnen **Kalium**

carbonicum (siehe Seite 117) und **Thuja** (siehe S. 68) mit zwanghaftem Verhalten.
Natrium carbonicum fehlt dazu die Aggressivität. Es
▶ **resigniert ohne den Anspruch aufzugeben (Natrium chloratum)**
Das führt zu biologischem Verfall und Verfolgungswahn.

Fall 1: Schwindelattacken nach geistiger Anstrengung einer 34jährigen Patientin

Das heitere Wesen der vierunddreißigjährigen Mutter überrascht, wenn man sich ihre Krankengeschichte vergegenwärtigt: Jede Art **geistiger Anstrengung**, sei es lesen oder nur angesprochen zu werden, bereitete ihr **Schwindelattacken**. Höhe Schulterblatt bis zum oberen Ende der Halswirbelsäule litt sie unter Schwächeerscheinungen der Wirbel, die sehr leicht heraussprangen.
Begonnen hatte es fünf Monate nach der Geburt des zweiten Kindes (**Sepia**). Nach einem messerstichartigen Schmerz in Schulterblatthöhe war sie zusammengesackt und danach nicht mehr bewegungsfähig gewesen. Nach Infusionen und einer Neuraltherapie konnte sie ihre Hausarbeit wohl wieder verrichten aber ihr Körper bebte innerlich (SYNTH., S. 1629) wie vor einer Explosion, nichts konnte sie in Ruhe verrichten, dauernd plagte sie Schwindelerscheinungen, die sich durch Niederlegen beruhigten. Ablenkung durch Lesen besserte, sie durfte es aber nicht zu lange, weil sie sonst wieder Schwindelanfälle (SYNTH., S. 263) bekam. Ihre ganze Körpermuskulatur war wie verspannt, sie ging wie auf Wolken, ihre Hände mußte sie dauernd bewegen, weil es ihr sonst schlechter ging. **Sonnenhitze** [SYNTH., S. 263 (21)] konnte sie auf keinen Fall, **Menschenansammlungen** (SYNTH., S. 267) nur sehr schlecht vertragen. Neben einer **Gebärmuttersenkung** (SYNTH., S. 983, Nat-c. fehlt) und geringem sexuellen Interesse (**Sepia**) hatte sie noch viele andere Symptome, man hätte ein kleines Buch über sie schreiben können.
Natrium carbonicum D30
leitete die Therapie ein. Das Mittel nahm sie in mehrwöchigen Abständen zu sich. Das Ergebnis war dermaßen positiv, daß vorerst keine höhere Potenz zu geben war.

TYPISCHE BESCHWERDEMODALITÄTEN VON NATRIUM CARBONICUM

- Probleme durch die leichteste geistige Anstrengung.
- Gefühl der Eile, als ob ihn jemand drängte (Zukunftsangst). Manchmal haben sie ein Gefühl, als ob ihnen jemand folge, so daß sie sich umdrehen.

- Sehr starke Empfindlichkeit in der Sonne. Neben Glonoinum ist Natrium carbonicum daher das bekannteste Mittel gegen Sonnenstich.
- Schreckhaftigkeit, Gewitterangst.
- Zugluftempfindlichkeit.
- Häufig Ausschläge der Fingerspitzen.
- Die Augenlider können herabsinken (Ptosis).
- Schluckschwierigkeiten (sie brauchen viel Wasser beim Essen).
- Lähmung der linken unteren Extremität.
- Schlechte Verträglichkeit von Kohlehydraten.
- Dyspeptische Magenbeschwerden, die mit Beschwerden der Beine oder des Kopfes alternieren (Argentum nitricum).
- Zwölffingerdarmprobleme.

C. Apis mellifica

Honigbiene

▷ Niedergeschlagenheit, Schwermut, Weinen Tag und Nacht, quälende Gedanken. Alle anderen haben's besser, die Welt ist nicht für ihn.

▷ Koordinationsstörungen: ruhelos, wechselt von einer Arbeit zur anderen und läßt dabei alles fallen, stolpert (ungeschickt). Schwindel bei geschlossenen Augen.

▷ Beschwerden durch Wut, Schreck, Eifersucht, schlechte Nachrichten.

▷ **Hautwassersucht,** entzündliche Anschwellungen (auch der Schleimhäute) und stechende Schmerzen. Obere und untere Augenlider verschwollen. Gaumen, Gaumenzäpfchen prall ödematös, brennender Schmerz. Zunge feurig rot geschwollen, schmerzhaft, kalte Nasenspitze; ödematische Gehirnaffektionen (z. B. Meningitis) mit elektrisch zuckenden Beschwerden (Kopfrollen) und Konvulsionen.

▷ Schreit nachts auf im Schlafe. Delirien mit Aufschreien.

▷ Eierstockentzündungen. Zysten. Frauen mit Polyarthritis der Fingergelenke, besonders bei Schilddrüsenunterfunktion, im Wechsel, Fettsucht.

▷ **Wärmeverschlimmerung** auf alle Beschwerden. **Durstlos.** Empfindlich gegen Kleiderdruck, Berührung.

▷ **Kältebesserung** z. B. bei arthritischen Gelenkschwellungen

1.1.3 Sepia – die schwarze Madonna

Der Mensch, dem **Sepia** (Tinte des Tintenfisches) hilft:
Bevor ich ADOLF VOEGELI zitiere, weise ich darauf hin, daß es sich um ein Mittelbild handelt, das **vorwiegend bei Frauen** gefunden wird:
▶ Schlanke Schönheit, brünette Gesichtsfarbe, diskretes Benehmen, unnahbare Schönheit, die sehr umworben wird, aber meist gefühlskalt ist und in der Ehe enttäuscht. Psychisch indifferent, hat plötzlich ihren Mann und die Kinder nicht mehr gern; die Hausarbeit ist ihr zuwider und es ist nichts mehr mit ihr anzufangen.
Verlangen nach Gesellschaft und Unverträglichkeit von Widerspruch.
▷ Wie so oft in der homöopathischen Psychologie handelt es sich um eine wertende Beschreibung. Ich erachte es als Ziel dieses Buches, die Hintergründe, die zu einem Typen-Bild führen, wertfrei darzustellen.

Fall 1: Asthma und Migräne einer idealtypischen Sepia-Frau um die fünfzig

Ich beginne mit einer Frau, die optisch und körperlich eine *ideale Sepia* darstellte. Sie war knapp über fünfzig und litt an Asthma bronchiale. Ihr Haar war schwarz, ihre Hauttönung südländisch dunkel, ihre elegante Erscheinung hatte romanisches Flair.
Ohne intime Details zu erfragen, ergab sich ein geradezu phantastisch präzises Sepiabild, dem ausnahmsweise einmal alle ihrer Symptome zuzuordnen waren. Sie arbeitete in der Praxis ihres Mannes, liebte den Kontakt mit anderen Menschen und fürchtete, als ihr Mann die Folgen eines Unfalls auskurieren mußte, nicht mehr unter die Leute zu kommen [COULTER, I. 170 (5)]. Einer der Gründe für ihr Asthma lag in ihrem Verhältnis zur inzwischen verstorbenen Schwiegermutter, die immer auf krank gemacht hatte, wenn sie einmal verreisen oder ausgehen hatte wollen. Von Jugend auf mit keinem allzu starken Nervenkostüm ausgestattet, hatte sie in der Folge immer dann zu zittern begonnen, wenn sie mal abends ihrer häuslichen Enge entflohen war. Wieder zu Hause im Bett hatte sich dieses lästige, wie belastende Symptom wieder gelegt (Ignatia?). Wegzufahren war ihr zuletzt unmöglich gewesen. Ihre Nervosität hatte sich auch auf den Magen geschlagen, gleichgültig, was sie gegessen hatte, sie hatte unter einer ständigen Übelkeit mit Brechreiz – ohne brechen zu können – zu leiden gehabt (SYNTH., S. 728, 738). Darüber hinaus berichtete sie von starken Migräneanfällen und Dauerkopfschmerz, der einmal sogar in einem Kollaps endete. Sie kannte Platzangst (SYNTH., S. 65), auch Prüfungsangst und konnte weder enge Krägen noch Rollkrägen vertragen (SYNTH., S. 668). Ihr Kreuz war

in schlechter Verfassung, einmal hatte sie sogar einen Bandscheibenvorfall gehabt. Blase, Nieren und Stirnhöhle zählte sie ebenfalls zu ihren Schwachstellen, ihre Haare hatten früh zu ergrauen begonnen [COULTER I, 170 (5)], so daß sie sie nachfärben mußte. Daß sie sehr leicht fror, paßte ebenfalls zu Sepia, einzig die Tatsache, daß ihre Probleme überwiegend die rechte Körperseite betrafen, deckte sich nicht mit den üblicherweise linksseitigen Beschwerdebildern dieses Mittels. Auf Wein und Mineralwasser reagierte sie mit Übelkeit und Husten, auch Obst und hier vor allem die Äpfel vertrug sie schlecht [SYNTH., S. 1770 (21)]; Allergien konnten jedoch keine festgestellt werden.

Sepia D 30
kam, sah und siegte, ich muß aber einschränken, daß ich sie sehr bald aus den Augen verlor, ehe noch eine Hochpotenz (**D 200**) versucht wurde.

ARBEITSEINSTELLUNG, PFLICHT – MOTIVATION IST ALLES

Obwohl Sepias Erscheinung meist sehr weiblich ist, heißt es, daß sie ein »*verkappter Mann*« sei, daß ihre unbewußten männlichen Anteile im Hause kein befriedigendes Betätigungsfeld fänden und sie in Konflikt mit ihrer Weiblichkeit brächten. In der Sepia-Frau stünden sich Mutterinstinkt und der Drang, sich beruflich zu behaupten, gegenüber. Das Resultat beider sei eine Gestimmtheit, in der sich kein normaler Sexualinstinkt entwickelte, weil sich keine ihrer Anlagen unbeschwert ausleben könnte. Aus dem gleichen Grund stünde sie nicht zu ihrem eigenen Geschlecht sondern stürzte sich in eine destruktive, kastrierende Rivalität mit dem anderen.
Sepia kann ein Pflichtbewußtsein, eine Verläßlichkeit entwickeln, die der **Arsenicum albums** entspricht. Woher kommt dann die Müdigkeit?
▶ Es ist eine Frage der Motivation: »**Selbst wenn ich es will, will ich es freiwillig tun**«, so könnte ihr unbewußter Grundsatz lauten.
▶ Im Grunde ist es allerdings gleichgültig, ob Sepia durch die Institution Ehe oder in der Berufswelt *Zwang* erleidet. Allein der Eindruck gezwungen zu sein genügt, um ihren *Widerspruch* zu erregen.
▷ Das **stete Angehen** gegen diesen Widerstand ist es auch, was ihre Kräfte verzehrt. Trotz mütterlichen Instinkts oder beruflicher Fähigkeiten fühlt sie sich rasch überfordert, weil ihre rebellierende Psyche für ihr Mutter-Sein- oder ihr Arbeiten-Müssen keine Energien bereitstellen will. Sie läßt sich gehn, schiebt alle Schuld anderen zu, hat keine Lust mehr, ihre Arbeit zu tun und **sieht alles schwarz**.
Ständig seufzend und klagend reagiert sie auf Kleinigkeiten mit heftigsten Gefühlsausbrüchen. Wie der Tintenfisch (Sepia ist seine Tinte) hüllt

sie alles in eine **dunkle Wolke**, beneidet alle anderen um ihre angeblich bessere Lage und grübelt, wie sie ihrem ungeliebten Dasein entkommen könnte (Suizidgefahr).

E. CANDEGABES psychologische Definition der KENTschen Rubrik, »**emotionale Gleichgültigkeit**«, die am deutlichsten in der **Abneigung gegen die Mitglieder der eigenen Familie** und hier ganz besonders **gegen den Ehepartner** zum Ausdruck kommt, trifft nun perfekt: auf ihn projizieren sie all ihre eigenen unbewußten Bedürfnisse, und um so mehr begegnen sie ihm mit einer symbolisch kastrierenden, abweisenden und männlichen Haltung, während sie ihn im Grunde genommen beneidet. Diese Abweisung findet ihren Ausdruck im
▶ **Verlangen nach Alleinsein**. Alle Einflüsse, die von anderen Menschen ausgehen, ermüden Sepia.

GEMÜTSLAGE, KONFLIKTVERHALTEN
DAS TIER IN DER FALLE

Grundsätzlich ist sie ein **empfindsamer Mensch**. Ihre Liebe ist verfeinert, ihre Sexualität ist nicht von vorne herein schwach. Sie legt auf tiefe persönliche Beziehungen wert und ist in diesen Dingen nicht oberflächlich. Eben diese Ernsthaftigkeit und **hohe Erwartungshaltung** gefährdet sie im Ehealltag. Wenn ihre Erwartungen enttäuscht werden, findet sie sich nicht ab, sondern reagiert gereizt.
Zitat CANDEGABE: »Mit kompensierender peinlicher Genauigkeit, zwanghaftem Arbeiten und Intoleranz gegenüber Widerspruch stürzt sie sich in einen zerstörerischen Wettkampf mit dem anderen Geschlecht, wird putz- und arbeitswütig, verbittert, kalt. Sie gleicht dann mehr der **Nux vomica** – und **Thuja** – als der Natrium-Typologie.
Bei überschießender Reizbarkeit und unkontrollierten Affekten ist aus meiner Erfahrung noch **Chamomilla** hinzuzufügen.«
In ihren dunklen Stunden der Frustration geht es ihr besser, wenn sie *allein* ist, weil ihr die Nähe derer, die ihr diese Frustration verursachen, ihrer Kinder, ihres Mannes, unerträglich ist. Sie reagiert auf seinen leisesten Widerspruch heftig, stürmt bei einem Streit aus dem Zimmer, braucht weder seinen Zuspruch und schon gar nicht seine sexuellen Avancen. Alles erscheint ihr als Zwang, nichts entspricht ihrem eigentlichen Willen. In sich erstarrt sieht sie alle aus der Institution Ehe folgernden Umstände, vor allem die Sexualität, als Zumutung.
• Es sind also nicht die Sexualität oder ihre Müdigkeit sondern diese Umstände, die die Sepia-Frigidität auslösen.

- Wie alles andere vermag sie es zu erfüllen, Energien wären vorhanden, da sie sich aber gezwungen fühlt, lehnt sie es emotional ab.
- Unter Druck ist sie daher wie eine gespannte Feder, ihre Affekte sind wie Eruptionen, verletzend, taktlos, gehässig.
- Mit ständigem Seufzen und Klagen bedauert sie ihr Schicksal. Hausarbeit ist ihr entsetzlich, ihr wird schon übel, wenn sie nur Essen riecht. Am besten geht es ihr, wenn sie von zu Hause weg ist, ihrem Beruf nachgeht oder eine Reise unternimmt.

Ihre wütenden Attacken lassen sie kraftvoll erscheinen, tatsächlich aber ähnelt sie eher einem Tier in der Falle. Dieses Gefühl des Gefangen-Seins von der Alltagstristesse, von der sie weiß, daß sie gesellschaftliche Norm ist, dieses Nicht-abfinden-können-aber-doch-sollen, verzehrt ihr Vertrauen in sich, macht sie innerlich schwach, so daß sie, wenn sie auf wirklichen Widerstand trifft, sehr rasch resigniert.

▷ Sepia ist daher auch ein Mittel bei psychischen Veränderungen nach einem harten Konflikt. Frauen, die ihr Problem auf ein dramatisches Ereignis, von dem sie sich nicht mehr erholen *(never well since)*, zurückführen können, werden oft Sepia-Frauen sein:
- Ehe-, Scheidungs- und Berufskonflikte,
- Hormonumstellungen wie Geburt, Abtreibung, Fehlgeburt, ja sogar Abstillen.

Beispiele sind eine ausweglose Ehe, bei der sich die Partner nicht trennen können, das unter einem Scheidungstrauma leidende Kind, das Waisenkind, das Heimkind, also immer mit ihrem Schicksal hadernde Menschen, die sich mit ihrem Leben nicht abfinden können, Situationen also, denen wir bei **Natrium** schon begegnet sind.

Fall 2: Erschöpfungssyndrom einer Mutter

Ich schildere nun den Fall einer Mutter, die von sich selbst sagte, daß sie sich *ausgelaugt* fühlte, weil sie nie tun könne, was sie eigentlich möchte. Geringste Anlässe konnten ihre Bronchitis wieder zum Ausbruch bringen, einmal hatte sie sich sogar zur Lungenentzündung ausgewachsen. Sie hatte zwei Kinder, wobei sie jede Schwangerschaft stark belastete. Ihre derzeit arge Abwehrschwäche hatte mit der **Schwangerschaft** zu ihrem jetzt zwölfjährigen Sohn **begonnen** (Synth., S. 939), während der auch ihr Vater gestorben war. Sie war **wetterfühlig** und reagierte vor allem auf Föhn mit argen **Migräneanfällen**. Der stechende Schmerz saß meist in den Schläfen, wechselte mitunter von rechts nach links und war stets mit einer starken Übelkeit verknüpft. Wenn sie sich endlich erbrach, war auch der Anfall vorbei [Synth. S. 695 (21)]. Sie fror sehr leicht, bekam **kalte Füße** und **Hände** (Synth. S. 1261 u. S. 1257) und hatte sich seit ihrer frühesten Kindheit mit häufigen Fließschnupfen abgeplagt. Sie litt auch an **Heuschnupfen** [SYNTH. S. 512 (21)] und war gegen feinen Staub, zum Beispiel von Stofftieren, empfindlich. **Fett vertrug sie schlecht** (SYNTH. S. 1761), ihr Darm war besonders in Zeiten ihrer Monatsperiode träge. Trotz niedrigen Blutdrucks durfte sie Kaffee ab Mittag nicht mehr trinken (SYNTH. S. 1765), weil sie sonst nicht schlafen konnte. Ihr rechtes **Knie** hatte sich nach besonderen Belastungen (Schifahren) durch arge anhaltende Stiche bemerkbar gemacht [COULTER, I. S. 197 (5)].

Körperliche Auffälligkeiten, die weniger gut in das Sepiabild paßten, waren ihre drei Polypenoperationen und die Rechtsseitigkeit ihrer Lungenentzündung und ihrer Kniebeschwerden. Ihr dunkles Haar, ihre dunklen Augen wie auch ihr dunkler Hauttypus wiesen aber auch optisch auf **Sepia** hin, so daß dieses Mittel gewählt und mit bestem Erfolg angewandt wurde.

EMPINDSAMKEIT, ÄNGSTE ALLTAGSZWANG LÄHMT

Wie der **Arsenicum**-Mensch mit seinen zahllosen Ängsten ringt die **Sepia**-Frau mit ihrer Alltagszwängen widerstrebenden Emotionalität.
▶ Dieser Kampf schnürt sie innerlich ein und **legt ihre Kraftquellen lahm**.
So können Zorn und Ärger zu Verstopfungen führen, unglückliche Liebe ihre Menses aussetzen und Erschöpfung sie jede Gesellschaft ablehnen lassen. Auf körperlicher Ebene reagiert das Gewebe mit **Senkung** (Ptosis) der Augenlider, Organvorfall, z. B. der Gebärmutter, des Enddarms, der Blase, sowie Krampfadern, Hämorrhoiden u. a. Ihre aufgestauten Emotionen befreien sich mitunter in einem **Zittern der Hände**, lassen sie weinend ihr Martyrium schildern. Wenn sie auch wie der **Natrium**-Typ an vergangenen Unannehmlichkeiten festhält und Trost ablehnt, *weinen oder darüber reden erleichtert* sie jedoch.

Sepias Gleichgültigkeit ist für E. CANDEGABE das wesentlichste Symptom, weil sie bewirkt, daß sie keinen Schuldgefühlen unterliegt. Ihr Unglück, sagt er, besteht in ihrem Ressentiment gegen das Leben, das ihr aufgrund ihrer Frigidität die Fähigkeit zu lieben genommen hat. »Vorher dachte ich,« sagte eine seiner Patientinnen, die ihren Mann nur ertragen konnte, wenn er ihr bei der Hausarbeit half, »daß mein Drama darin bestehe, unglücklich zu sein. Heute weiß ich, daß ich mich unglücklich fühlte, weil ich nicht lieben konnte.«

Nach der hier vertretenen Meinung, besteht ihr Unglück vor allem darin, alles durch die Stahlbrille der Pflicht zu betrachten. Aus diesem Dilemma erklären sich alle ihre Phänomene, auch das ihrer Gleichgültigkeit.

DAS SEPIA-KIND

Schon in ihrer Kindheit kann sich bei Sepia eine gallige Laune zeigen, ist sie mitunter zänkisch und nörgelig und weder an Schularbeiten noch am Spielen interessiert. Wenn sie sich jedoch einmal aufgerafft hat, ist sie mit Begeisterung bei der Sache. Hier zeigt sich eine der bekanntesten Sepia-Modalitäten in ihrer Frühform:
▷ Leichte Anstrengungen verschlechtern die Beschwerden, während ihr starke Belastungen gut tun.

Allgemein gibt sich Sepia eher ernst und zurückhaltend und freundet sich nicht leicht mit anderen Kindern an. Wie die erwachsene Sepia neigt sie zu Müdigkeit und Erschöpfung. Konflikte mit Erziehungszwängen können sie elterliche Zärtlichkeiten zurückweisen lassen und erinnern deutlich an die erschöpfte Sepia, die die Liebe als Last empfindet.

Wie schon oben erwähnt, kann es sich auch um vernachlässigte oder sich vernachlässigt fühlende Kinder handeln, wie es häufig auf Heimkinder, Waisenkinder, Scheidungskinder zutrifft.

Charakteristische körperliche Symptome des Sepia-Kindes sind
- Appetitlosigkeit
- bei jedem Wetterwechsel verkühlt
- **Bettnässen**
- Ekzeme
- Kopfschorf
- Unverträglichkeit von Milch
- Verstopfung.

ZENTRALMOTIV

Sepia erkennt die Pflicht und weiß um ihre Notwendigkeit. Hin- und hergerissen zwischen ihrem Pflichtbewußtsein und der vehementen Ablehnung von allem, was Zwang ist, verbrauchen sich ihre Kräfte. So seltsam es klingen mag, **Sepia** oblag es, **Entdeckerin der Pflicht zu sein**. In ihr spiegelt sich der Zwiespalt des ich-orientierten Einzelwesens, über längere Fristen die Bedürfnisse anderer oder der Allgemeinheit zu erfüllen.
▶ Sepia gibt vor, »obwohl ich weiß, daß es Pflicht ist, will ich es freiwillig tun«.
▶ Stichwort Pflicht: **Neigung kontra wissen zu müssen.**

Ihre Reaktion auf jedes **Muß** ist daher folgerichtig: je mehr sie das eine muß, desto mehr will sie das andere. Ihre Müdigkeit ist nicht auf Energiemangel, sondern Motivationsmangel zurückzuführen.

Ihre **Engeempfindlichkeit um den Hals** ist Ausdruck ihres aufreibenden Kampfes ihres inneren Widerspruchs zwischen ihrer **Neigung** und ihrem **Gewissen**, das sie zur **Pflicht** mahnt. Diesem »Engephänomen« werden wir unter dem Aspekt der Moral, bei einem anderen Typus, nämlich **Lachesis,** nochmals begegnen.

POLARITÄTEN, VERSCHIEDENHEITEN KONFLIKTBELADENHEIT

Sepias Auseinandersetzung mit gesellschaftlichen Normen ist **konfliktbeladen.** Die wertfreie Umkehr ihrer emotionalen Trieblage, die Frage ob sie Herr oder Sklave ihres Konflikts, Neigung gegen Pflichtbewußtsein, ist, wird durch die Frage, ob sie mehr ihrer Neigung, also der Ablehnung von Pflicht **(Chamomilla)** oder umgekehrt mehr ihrer Pflicht anhängt, kompliziert. Je mehr ihre innere Waage zur Pflichterfüllung neigt, desto stärker wird ihre Aggression nach außen gerichtet sein, je mehr ihr Schwerpunkt auf Seiten ihrer Neigung liegt, desto stärker nach innen. Wir werden bei **Lachesis** (»Gruppe der Kommunikativen«) sehen, daß es hier ähnlich ist, daß Lachesis also in umso größeren inneren Konflikt gerät, je mehr es seinen inneren, dem Gewissen widerstrebenden Neigungen nachgibt.
Sepias polarer Konflikt kann *starke körperliche Auswirkungen* haben.
- Beherrscht sie sie nach außen, dominieren die selbstzerstörerischen Tendenzen (desto Natrium-ähnlicher ist sie).
- lebt sie sie unbeherrscht aus, belastet sie ihre sozialen Beziehungen und schont ihren Körper (desto Thuja- oder Nux vomica-ähnlicher ist sie).

Darüber hinaus ist damit zu rechnen, daß Verschiebungen durch innere wie äußere Umstände möglich sind. Sepias »Frigidität« verschwindet, wenn sie die Sexualität nicht mehr als Muß, zum Beispiel in einer neuen Partnerschaft, empfindet.
Mit **Sepia** haben wir erstmals ein Mittelbild, dessen polare Varianten auch *körperlich unterschiedliche Typen* hervorbringen.
▷ Zum einen zeigt sich eine rassige, elegante Variante mit dunklem Haar, dunklem Teint und einem südländisch anmutenden Gesichtsschnitt.

▷ Die andere Variante ist eher hell, schlaff und dickleibig. Es ist der »Waschfrauentyp« der homöopathischen Literatur. Sie ist tatsächlich überarbeitet, innerlich und äußerlich träge leidet sie an Stauungserscheinungen wie Krampfadern, Hämorrhoiden, Gebärmuttervorfall, geschwollenen Knöchel u. a.

Anregungen für ein homöopathisches »Diagnosetraining«:

Ein reizvolles homöopathisches Training ist die Diagnostizierung auffälliger Verhaltensweisen Prominenter. Eine sichere Zuordnung ist wegen der meist wenigen Anhaltspunkte nicht möglich, dennoch lassen sich homöopathische Gedankengänge gut demonstrieren.

Die Tochter MARLENE DIETRICHS hatte in einem 1993 erschienenen Buch die mütterlichen Qualitäten ihrer Mutter arg kritisiert. Sie war sehr frei aufgewachsen und nie zur Schule gegangen. Lesen und Schreiben war ihr von ihrer Tante beigebracht worden, der gesamte Haushalt hatte sich einzig und allein um den egozentrischen Weltstar gedreht, dessen mitunter aggressive Dominanz nicht gerade leicht zu ertragen war.

Das Echo auf diese Enthüllungen war groß, hatte sie doch das Image einer vorzüglichen Mutter besessen. BILLY WILDER, einer der Regisseure, die MARLENE DIETRICH auch privat kannten, wurde befragt. Er gab sich verwundert, hatte er sie doch als mütterlich fürsorgliche Freundin erlebt, die nicht nur mit Zuspruch, sondern auch rührender Fürsorglichkeit jedem im Filmteam beizustehen bereit gewesen war.

Das Verhältnis Marlenes zu Sex hatte ihrer marmorkalten Optik entsprochen. Sie war so erfolgreich wie kühl und sich ihrer herausragenden Erscheinung sehr wohl bewußt.

MARLENE DIETRICH war äußerlich eine herbe, nordisch wirkende Schönheit, optisch wären also von den zwanghaften Typologien vor allem **Arsenicum album** und **Lycopodium**, von den kommunikativen **Phosphorus** und mit Abstrichen **Lachesis** in Frage gekommen.

Daß sie ihre Tochter in dieser unkonventionellen Weise aufwachsen ließ, macht vor allem **Arsenicum** unwahrscheinlich.

Rechnet man sie **Phosphorus** zu, wäre ihre Fürsorglichkeit als Harmoniebedürfnis mit der für sie beruflich wichtigen Umgebung zu werten gewesen.

Ihre kühle Erotik, ihre präsente Persönlichkeit, die sehr bewußt eigene Meinungen vertrat und nicht nur ihr Fähnchen in den Wind hing, man erinnere sich an ihr fluchtartiges Verlassen ihrer Heimat Deutschland, schließt **Phosphorus** eher aus. Die Gelassenheit, ja Gleichgültigkeit **Lycopodiums** in sexuellen Dingen ähnelt wohl der MARLENE DIETRICHS, ihr unkonventionelles Wesen ist jedoch kaum mit diesem vereinbar.

Lycopodium ist eher konservativ und versteht sich in Systeme blendend einzufügen, was man ihr bestimmt nicht nachsagen kann.
Was bleibt ist **Lachesis** und eben **Sepia**. Der Lachesis-Typologie entsprechen enorme innere Energien, Hellsichtigkeit des eigenen Charakters und sein Widerstreit zwischen Wollen und Dürfen.
Sepia wiederum lehnt alles ab, was es muß, was Konvention ist. Es will jeder Pflicht, auch seiner Mütterlichkeit, freiwillig nachkommen. Dies gilt ganz besonders für ihre Sexualität, deren Neigung zur Frigidität ja auf der ehelichen Institutionalisierung des Geschlechtslebens beruht.
Lachesis ist sexuell ambivalent, kann sowohl sexbesessen wie auch sexfeindlich sein, je nach dem, welche ihrer Gestimmtheiten, ihr Wollen oder ihr Gewissen, die Oberhand gewinnt.
Marlene Dietrichs Widerstand gegen das autoritäre »Ihr-Müßt« des Dritten Reiches und ihre unkonventionellen Erziehungsmethoden (Sepia kann gesellschaftliche Normen ablehnen) legen daher **Sepia** nahe.

KÖRPERLICHE SYMPTOME

Wie schon oben erwähnt, scheint die Müdigkeit der Sepia-Frau auch den Tonus (Spannkraft) ihres Gewebes zu schwächen und ihre Neigung zu *Organvorfällen* zu fördern. Die auffälligsten davon sind:
- Aftervorfall
- Blasensenkung mit Tröpfeln beim Lachen und Husten
- Gebärmuttervorfall
- Senkung der Augenlider

Auch ihre Schilddrüse, die zur Unterfunktion neigt, ihr niedriger Blutdruck, ihre manchmal auftretende Gedankenträgheit, die zu Problemen bei der **Wortfindung** führt, und ihr Adrenalinmangel weisen auf diese Müdigkeit hin.
▷ Wie zum Ausgleich hierzu **bessert kurzer Schlaf** alle ihre Symptome.
Ihre häufigen Schwierigkeiten mit den Geschlechtsorganen stehen in logischem Zusammenhang mit ihrem sexuellen Problem. Mögliche Folgen sind eine unregelmäßige Periode, Regelbeschwerden, Abortneigung, Probleme der Wechseljahre, Geschwulste, Unfruchtbarkeit und Beschwerden, die mit einer Schwangerschaft begannen und seither anhalten.

Besonders auffällig ist ihre Linkslateralität. Das heißt, daß bei ihr Beschwerden bevorzugt auf der linken Seite auftreten **(Lachesis)**.

▷ *Symptome allgemeiner Art* sind ihre Neigung zu Allergien, Arthritis (besonders linkes Knie), Heuschnupfen, chronische Nasennebenhöhlenbeschwerden, Übelkeit bei Essensgeruch, Wetterfühligkeit und

Migräne, frühes Ergrauen der Haare, Haarausfall, Warzen (Nacken, Achselhöhlen), Ekzeme, Akne (Erwachsenenalter), bräunlich-gelbe Hautflecken auf Gesicht und Körper, Anämie, Rückenschmerzen.
▷ Erwartungsangst vor der Abreise, Reiseübelkeit besonders im Sitzen sind möglich, ihre Anfälligkeit für Depressionen wurde schon erwähnt.
▷ Sie schwitzt leicht, verträgt weder stickige Räume noch frische Luft, noch heißes Wetter.

DER SEPIA-MANN EIN AUSSTEIGER?

Seine körperlichen und geistigen Symptome stellen eine männliche Übersetzung der weiblichen dar. Die Sepia-Hausfrau will sich aus den Zwängen ihres Heims ins aktive Leben emanzipieren, der **Sepia-Mann** fühlt umgekehrt, ist seiner **Berufszwänge müde** und möchte vor ihm in die Ruhe und **Beschaulichkeit entfliehen**.
Wie die Sepia-Frau klagt er über geistige Trägheit, fühlt sich schlechter nach dem Essen und meidet den Geschlechtsverkehr.
Seine allgemeinen körperlichen Symptome gleichen denen der Frau.

Fall 3: Ein Sepia-Mann mit Allergiebeschwerden

Ich erinnere mich eines Sepia-Mannes, er hatte an *Heuschnupfen* gelitten, der sich während der Blütezeit seiner Pflanzen allmorgendlich mit starkem Niesen einstellte. Er war asthmagefährdet gewesen und hatte früher mal *Gastritis* (SYNTH. S. 692) gehabt, die er durch Absetzen von Kaffee und Zigaretten überwunden hatte. Trotzdem zeigte sein Magen eine besondere Abneigung gegen scharf gewürzte Speisen, Kaffee, Fritiertes oder Pfannenspeisen wie Krapfen, Kaiserschmarrn, Paniertes, Kartoffelchips, Pommes frites und ähnliches. Auf frisches Brot, Zucker, saure Weine und Most reagierte er mit Durchfall und Blähungen, Äpfel verursachten Juckprobleme, Milch lehnte er ab [SYNTH. S. 673 (21)].
Seine Nase war empfindlich auf Knoblauch- und Körpergeruch, neben seiner Pollenallergie hatte sich auch eine *Penicillinallergie* entwickelt. Ein typisches körperliches Kennzeichen waren Leberflecken (SYNTH. S. 1579). Die ersten Stunden nach dem Aufstehen litt er am meisten, wobei es ihm neben den Schnupfensymptomen auch den Hals zuschnürte, so daß das Schlucken unangenehm war. Er schwitzte leicht und viel, weshalb er lieber bei offenem Fenster schlief. Als Kleinkind schielte er am linken Auge (SYNTH. S. 441), was im Alter von sechs Jahren mittels Operation beseitigt wurde.

In diesem Fall ging es von vorne herein nur um die Frage, ob mit **Sepia** oder **Nux vomica** zu beginnen war.

Er war in einem sehr strengen Elternhaus aufgewachsen, seine mit Sarkasmus unterlegte Zurückhaltung, seine Magenprobleme und vor allem die Tatsache, daß er ein Mann war, ließen als erstes **Nux vomica** versuchen. Er vertrug es, ohne Nutzen zu haben, weshalb schon wenige Tage später **Sepia** folgte. Dieses Mittel war ihm eine großartige Hilfe, solange er keine groben Diätfehler machte, sich also der Säuren enthielt. Wenn er sich mal wieder sein abendliches Bierchen genehmigte, hatte er es am nächsten Tag mit Schnupfen zu büßen.

AUSSEHEN DES IDEALTYPS

Zum einen ist sie eine dunkelhaarige, elegante Erscheinung mit südländisch getönter Haut. Als Typ der erschöpften Hausfrau kann ihr Gesicht leicht gedunsen, schlaff mit gelblicher Farbe oder gelblichen Flecken sein.

1.1.3.1 Die Sepia-Gruppe

A. Chamomilla

Die Kamille
▶ »Der Geist, der stets verneint«. (GOETHE, »Faust«)
BOERICKE schreibt, »eine milde, sanfte Disposition, sowie Stuhlverstopfung kontraindizieren Chamomilla«. Ersteres kann ich lebhaftest bestätigen, letzteres weniger. **Chamomilla** ist nach meiner Erfahrung ein *homöopathischer Sonderfall*: Primär ein kindliches Konstitutionsmittel, entpuppt es sich bei näherer Betrachtung als **Sepia** nahverwandt, was schon in seiner äußerlichen Erscheinung angedeutet ist: die meisten Chamomilla-Menschen haben eine der Sepia-Typologie entsprechende dunkle Haut, dunkles Haar und dunkle Augen, die finster entschlossen in die Welt blicken. Wenn ein Kind so aussieht und partout nicht zum Inhalieren oder irgendwelchen anderen harmlosen Behandlungsmaßnahmen, zum Beispiel der Einnahme homöopathischer Tropfen, zu bewegen ist, ist erst mal **Chamomilla** (bei blassen Typen auch **Silicea**) in Erwägung zu ziehen.

Fall 1: Jugendlicher Asthma-Patient (15 Jahre)

Der junge Mann war fünfzehn Jahre alt und trotz seines Asthmas ein begeisterter Langläufer. Vor dem Asthma, das im Alter von sechs Jahren das erste Mal aufgetreten war, hatte er langfristig an *Hautproblemen* gelitten, angeblich Milchschorf. In der Nacht und vor allem bei Leistung hatte er die meisten Beschwerden. Aufstehen besserte. Wenn er sich hinlegte, war es ihm, als ob sich eine große Last auf seine Brust legte (Sepia). Am besten half es ihm, wenn er sich mit etwas beschäftigte, also abgelenkt war. Um den Hals herum hatte er auch eine gewisse Engeempfindlichkeit, Druck auf den Kehlkopf konnte er nicht ertragen (Sepia).

Mit vier Jahren hatten halbseitige *Migräneanfälle* begonnen. Sie strahlten vom Genick einmal zur rechten dann zur linken Schläfe aus. Wenn sie stark waren, mußte er sich sogar übergeben. Im Alter von drei Jahren hatte er sich einer Polypenoperation unterzogen. Zuletzt war seine Abwehrlage immer schlechter geworden. Im Sommer des Vorjahrs hatte er sich beim Surfen eine *Stirnhöhlen-* und eine *Lungenentzündung* geholt. Seither litt er andauernd unter Atemwegsproblemen, bloß die Migräneanfälle waren verschwunden.

Der Bursche pflegte einen lockeren, mitunter **rüden Umgangston** mit seiner Mutter, war von seinem ganzen Wesen her direkt und extravertiert. Er konnte sich nie lange mit einer Sache beschäftigen und neigte zum Jähzorn [SYNTH. S. 135 (21)]. Vor festem Käse und dem Geruch von Leberkäse ekelte ihn.

Am Beginn der Therapie wurde mehr Gewicht auf den Umstand des Beginns gelegt, also seiner schweren Verkühlung, von der er sich nicht mehr erholt hatte. **Rhus toxicodendron**, das neben **Gelsemium, Psorinum** und **Carbo vegetabilis** dafür bekannt ist, brachte jedoch nichts. Trotz dieses Irrwegs war eine gewisse Besserung eingetreten, die wohl auf das Absetzen der Kuhmilch, die er in großen Mengen getrunken hatte, zurückzuführen gewesen war. Fast zufällig hatten wir mal über den *Kaffee* gesprochen. Er haßte ihn (SYNTH. S. 1765), schon der **Geruch verursachte ihm Ekel**. Dies und sein Temperament brachten **Chamomilla** ins Spiel, und das war's dann auch. Sein Zustand besserte sich wesentlich, leichte, sporadische Probleme und Schwierigkeiten nach einem Besuch im Hallenbad führten zum Eindruck, daß die Atemwege noch immer etwas gereizt waren, wir also noch irgendwas übersehen hatten. Als Hauptverdächtiger einer kurzen Befragung war schließlich der *Weizen* übriggeblieben. Nachdem er ihn mittels Dinkel- und Roggenmehl aus seiner Nahrung genommen hatte, war er asthmafrei.

▷ *Gereizt, launenhaft, schmerzempfindlich, bockig* und *jähzornig* zu sein, sind wohl alles **Chamomilla-Eigenheiten**, verführen aber dazu,

jedem Kleinkind, das sich in seinem Jähzorn als Satansbraten entpuppt, Chamomilla zu geben.
Solche Wutanfälle kann aber sogar das gemütliche **Calcium carbonicum**-Kind haben, wenn es auf Widerstand stößt. Da genügt schon der Wunsch nach einer weiteren Banane. Wehe, es ist keine mehr da. Störrisch wie ein Esel ist es auf etwas erpicht und beweist nun aus beliebigem Anlaß seine Sturheit in Zornesausbrüchen, die man ihm eigentlich nicht zugetraut hätte.
Auch das ohnehin nicht gerade temperamentarme **Sulfur-Kind** entlädt seinen Zorn aufbrausend und stampfend mit vom Brüllen hochrotem Kopf. Die Gründe sind aber meist einsichtig.
Nux vomica legt noch was drauf, indem es gewalttätig wird.
Wenn das sonst zurückhaltende **Natrium chloratum-Kind** endlich explodiert, ist es meist aufgrund eines lange glosenden Unmuts. Es fühlt sich benachteiligt, seine Wut ist groß und verraucht erst nach längerer Zeit.
Phosphor wiederum will eher Aufmerksamkeit erregen und beendet den Wutanfall wie eine Vorstellung. Das Spiel ist aus, das Ziel erreicht oder auch nicht, man wendet sich fröhlichen Mutes neuen Lustbarkeiten zu.
▶ **Chamomilla ist aus Prinzip dagegen.**
Man will etwas von ihm, gleichgültig was es sei, wie begründet es sei, es ist dagegen, wird umso wütender je mehr man es drängt, beginnt hysterisch zu husten und zu würgen, manchmal gelingt es ihm, sich zu übergeben.
Umgekehrt geht's auch. Das Kind **will**, die Eltern wollen nicht und je mehr sie sich weigern, desto hysterischer **will** das Kind.

Fall 2: Übellaunige Mutter (35 Jahre, berufstätig)

An dieser Stelle interessiert der Fall einer fünfunddreißigjährigen, berufstätigen Mutter zweier Kinder, die unter Anfällen übler Laune litt. Auffällig war, daß es ihr psychisch bei der Arbeit besser ging und daß diese Anfälle erst nach der Geburt ihrer Kinder begonnen hatten (Sepia). Die Kinder waren sehr unruhig gewesen und hatten sie fünf Jahre lang nicht durchschlafen lassen. Aufregung konnte ihr Brustenge, Kloßgefühle im Hals, Halsenge verursachen (SYNTH., S. 661). Im Alter von sechs Jahren hatte sie nach Mumps eine Gehirnhautentzündung gehabt, mit dreizehn Jahren Gallenprobleme [GERD-WITTE, S. 232 (8)], die wie Magenschmerzen begonnen hatten. Mit ihrer zweiten Schwangerschaft hatten starke Gallenkoliken begonnen, die vor fünf Jahren eine Operation erforderten. Kaffee mochte sie gern, vertrug ihn in Krisenzeiten aber schlecht [SYNTH. S. 1765 (21)]. Nach einer Abstinenz von vier Wochen kehrte sie zu ihrer morgendlichen Tasse zurück.

NASH sagt, der Chamomilla-Patient sei ärgerlich, übelgelaunt, boshaft, schnippisch.
▷ Er weiß es, gibt es zu, und jedermann bestätigt es.
Er gibt seinen besten Freunden gemeine, unhöfliche, boshafte Antworten. Er bekennt auch seinen Fehler, um ihn doch immer und immer wieder zu wiederholen. »Ich kann mir nicht helfen«, sagt er, er fühle so. Dieser explosive Gemütszustand ist bei ausgesprochenen Chamomilla-Fällen immer vorhanden, seien es nun Erwachsene oder Kinder.
Bei diesem Fall wurden die Geistes- und Gemütssymptome vor die körperlichen gestellt: Ihre Hitzeempfindlichkeit, die Besserung durch körperliche, besonders aber berufliche Arbeit, die negativen Einflüsse bestimmter Nahrungsmittel und auch ihre Stimmungstiefs bei düsteren Wetterlagen sowie die Arzneiempfindlichkeit und die Kinderprobleme lenkten die Aufmerksamkeit sofort auf **Sepia**, **Chamomilla** und **Lachesis**. Sonderliche Lokalsymptome hatte sie keine. Nachdem die Patientin optisch weder **Chamomilla** noch **Sepia** entsprach, und **Chamomilla** das Image eines Kindermittels hat, wurde mit **Lachesis** begonnen.
Das Interessante an diesem Fall war, daß die Patientin auf **Lachesis**, später **Sepia** und zuletzt **Chamomilla** (alle **D30**) erst mal ansprach, jedoch nach einem Hoch von mehreren Tagen einbrach. Da die Wiederholungen von **Chamomilla** bessere Resultate gebracht hatten als die der anderen Mittel, wurde seine Potenz auf **D200** erhöht und die Einnahmehäufigkeit auf Bedarf verringert.
Letzter Stand: spätes Frühjahr und Sommer gut, sie scheint sogar den folgenden Winter, eine Jahreszeit, die sie wegen der Bindung des Lebens ins Haus fürchtete, gut überstanden zu haben.
▷ **Bei Kindern** hat sich Chamomilla vor allem bei *Chronischen Ohrproblemen* und *Bronchitiden* blendend bewährt, wenn es, aber das gilt ja für alle Homöopathika, indiziert war. Die Anhaltspunkte sind, verglichen mit den meisten anderen, sehr charakteristisch: ist es doch das **leitende Zorn-** und **Ärgermittel** und paßt auch ganz besonders bei Beschwerden, die von einem Zornanfall herbeigeführt wurden.
Das zeigt, daß Chamomilla nicht nur bei Chamomilla-Menschen gegeben werden kann. Es hat wie alle Mittel eine Reihe von symptomatischen Anzeichen, die seinen Einsatz stets rechtfertigen.
- Zum Beispiel als **Schmerzmittel** (Geburt, Rheuma, Zähne), wenn der Schmerz von *Wärme und Kälte verschlechtert* wird und von Benommenheit begleitet ist (Wärme schlecht, Kälte gut: **Coffea**).
- Starke nächtliche Unruhe von Kindern, sie wälzen sich mit Unterleibsschmerzen ängstlich hin und her und können nur durch Aufnehmen und Umhertragen beruhigt werden.

Die **Schlaflosigkeit Chamomillas** ist mit seiner nervösen Empfindlichkeit eng verknüpft, *begleitende Hinweise* sind:

Warmer Kopfschweiß, der die Haare durchnäßt, Ohrenschmerz, die eine Backe rot und heiß, die andere blaß und kalt, Koliken nach Ärger, trockener Husten, schlimmer nachts, besonders im Schlaf; erwacht nicht während des Hustens (auch **Aconitum, Calcium carbonicum, Lachesis, Sulfur, Tuberculinum** u. a.).
Die vorgestellten Fälle zeigen, daß bei Chamomilla die Geistes- und Gemütssymptome »sonderlich« auffällig sind. Sie eignen sich ganz besonders, es zu erkennen.

Prinzipiell geht es ja immer um die Frage: Wer ist dieser Mensch? Die Antwort liefert oft der Umkehrschluß: Welche Menschen kriegen eine Krankheit oder Probleme wie diese? Ist sie richtig, bedeutet dies das richtige Mittel.
Dies sind die Gründe, weshalb bei der homöopathischen Erhebung alle auffälligen Krankheiten, die der Patient durchlitten hat, von Interesse sind.

ZENTRALMOTIV

Chamomilla auf ein Zentralmotiv zu reduzieren ist sehr einfach, weil es ein Teil des Zentralmotivs Sepias ist.
Sepia fordert das Recht auf persönliche Freiwilligkeit trotz der Zwänge, die jede Allgemeinheit (Gruppe) auf den einzelnen ausübt. Obwohl es ein hohes Pflichtbewußtsein hat, kann es nicht schlucken, was es nicht freiwillig schluckt.
Chamomilla kennt keine derartigen Gewissensbisse. Er will nichts müssen müssen. Pflicht wird strikt abgelehnt. Er ist vom Gemüt her eindeutig und kennt auch **keine polaren Varianten**.
▶ **Chamomilla ist der Geist, der stets verneint.**
▶ **Stichwort: Aufbegehren. Neigung gegen das Müssen.**
Die Rücksichtslosigkeit von Chamomillas Affekten weist es als wenig gruppenbildend aus, eine Tatsache, die es von den Zwanghaften abrückt. Die innere Dynamik des Mittels und seine Ich-Bezogenheit deuten auf seine Nähe zum Zentrum, zu **Sulfur**.
▶ Damit steht Chamomilla als **Regulativ** zwischen **Sulfur** und **Sepia**.
▷ Es zählt auch zu den hervorragend **wehleidigen** Mitteln. Seine Reaktionen auf Schmerz-, Schreck- und Angstsituationen sind **maßlos überzogen**.
Wie die Fallbeispiele andeuten, sitzt das Problem dennoch tief. Chamomillas innere Gespanntheit steht für sein Aufbegehren gegen jedweden äußeren Druck, aber im Gegensatz zu Lachesis hat es nicht die Kraft, mit

einem moralischen Bewußtsein dagegen anzugehen. Deshalb plagt es zumindest als Kind *kein schlechtes Gewissen.*
Es fordert Strafe heraus und nutzt im »Marsch« an die Grenze jeden Spielraum. Das macht den Umgang mit ihm sehr schwierig. Einerseits gilt es ihm Grenzen zu setzen, andererseits ist es Chamomilla nicht möglich, sich aus seiner affektiven Verstrickung zu befreien.
So wird es immer wieder Anstoß erregen, wird die Welt strafend erleben und seiner Wehleidigkeit entsprechend unmäßig leiden. Kaum aber ist der Schmerz verflogen, zeigt sich, daß es aus seinem Leid nichts gelernt hat. Das Spiel beginnt wieder von vorne mit Provokation und Strafe.

IDEALTYPISCHES AUSSEHEN

Kinder: Dunkler südländischer Hauttyp, dunkles Haar, **»finsterer« Blick.**
Erwachsene: wie **Sepia.**

B. Thuja

Lebensbaum
Der Programminhalt des homöopathischen Extrakts des Lebensbaumes interpretiert ebenfalls den Konflikt von Pflicht und Neigung.
Der **Thuja**-Mensch unterliegt wie **Sepia** dieser sozialen Problematik. Im Unterschied zu **Sepia** denkt er aber weniger emotional. Er tarnt sich mit einer formalen Anpassung. Er legt sich ein gesellschaftlich akzeptiertes Verhalten zu, das eine Akzeptanz vortäuscht. Tatsächlich aber ist er berechnend und unfähig, anderen Gefühle zu zeigen.
▷ Er verbirgt seinen wahren Charakter und stimmt sein Benehmen auf die Meinung anderer ab. Da er von den anderen gleiches annimmt, ist er sehr **mißtrauisch.**
▷ E. CANDEGABE nennt es **mangelndes Gemeinschaftsgefühl.** Thuja reagiert mit Feindseligkeit auf Ansprüche von Mitmenschen, erlebt die Umwelt als **Unterdrückung** und drängt seine Aggressivität mit zwanghaften Ritualen zurück. Diese Rituale sind:
▶ **Zwanghaftes Arbeitsbedürfnis**
▶ **Extreme Gewissenhaftigkeit und Pünktlichkeit**
▶ **Zwanghaftes Überprüfen jeder Handlung.**
Er teilt sich den Tag gewissenhaft ein, plant schriftlich voraus, um nur ja nichts zu vergessen.
▷ Sein mangelndes Verstehen zwingt den **Thuja**-Menschen, die Welt

analytisch zu erfassen. Anders als **Natrium chloratum**, der sich an möglichst allgemein gültige Prinzipien hält, lebt er nach *vorgefaßten Schemata*.

THUJA-ZENTRALMOTIV
DAS SCHEMA ALS TARNUNG

▷ *Widerspruch stört*, weil er sein Schema durcheinanderbringt. *Alles Neue*, alles *Außerplanmäßige verwirrt*. Seine starke Anpassung an die Routine macht ihn unfähig, sich auf Änderungen einzustellen. Er ordnet seinen Tagesablauf auf einer Liste, in gleicher Weise verfährt er mit vorgefaßten Ideen und Überzeugungen, denen er fanatisch anhängen kann.
Der innere Zwiespalt dieses Menschen macht ihn *gereizt*. Er verträgt keinerlei Widerspruch, widerspricht aber selbst und ärgert andere, ist fanatisch und hat eine abstoßende Stimmung. Es ist schwer zu sagen, ob er sich seiner Problematik bewußt ist, da er über starke Verdrängungsmechanismen verfügt. Das führt zu starker Vergeßlichkeit, Verwirrung, Schuldgefühlen, Zweifeln und sogar Wahnvorstellungen.
- Er erinnert sich nicht, was er gerade gemacht hat, was er sagen wollte. Fehler beim Sprechen und Schreiben. Alles ist wie im Traum. Verläuft sich in wohlbekannter Straße.
- Er ist ständig **in Eile**, die **Zeit vergeht zu schnell**.
- Nervosität in Anwesenheit Fremder. **Schnelles und hastiges Sprechen**.
- Ich-weiß-alles-Haltung, er wünscht keine Diskussionen, später glaubt er, **keiner Sache mehr sicher sein zu können**. Bezweifelt alles.
- Zwischen Anspruch und Schuld ist ihm als ob er sich in zwei Teile getrennt hätte, als ob Körper und Seele getrennt wären, schwanger zu sein, Bewegung im Abdomen zu spüren; zerbrechlich zu sein (fürchtet die Annäherung anderer).
- Kinder fallen durch ständiges, zwanghaftes Fragen auf. Sie sind unruhig, dickleibig, groß und stark. **Schwierig in der Schule einzugliedern**, Ermahnungen belustigen sie.
▷ Der Erwachsene neigt auf der Suche nach schematischer Sicherheit zu religiösem Fanatismus. Glaube, Auserwählter zu sein. Schuldgefühlen.

KÖRPERLICHE SYMPTOME

▶ **Gesichtshaut fettig glänzend**. Akne, Mitesser, besonders in den hervortretenden Nasolabialfalten. Auf der Wange Mitesser, Gerstenkörner, Warzen, Teleangiektasen (Kapillarerweiterungen an Stirn

und Nasenwurzel), Augenbrauenende fehlt. Rhinophym (Knollennase).
- **Schweiße** an Genitalien und **unbedeckten Körperpartien**.
- **Ausschläge an bedeckten Körperpartien**, Orangenhaut.
- **Linkslateralität**. Verschlimmerung 3 und 15 Uhr. Ruheverschlimmerung.
- Unkontrolliertes Wachstum als Ausdruck der Trennung von Seele und Körper. Er scheint mit überschüssig wucherndem Gewebe ein Eigenleben zu führen: Feigwarzen, Warzen, Polypen, Tumoren (Uterusmyome).
- Finger- und Zehennägel mißgebildet.
- Kopfschmerz in Verbindung mit chronischem Schnupfen; dicker, grüner Schleim aus der Nase; Schmerz über der Nasenwurzel; zähe Krustenbildung in der Nase.
- Schwache Verdauung; fette Speisen, **Zwiebeln**, Tee, Kaffee und **Süßigkeiten** werden nicht vertragen; besondere **Salzvorliebe**.
- Während Schmerzzuständen häufiger Harndrang.
- **Feuchtigkeitsempfindlichkeit!** Feuchte Umgebung verschlechtert.
- **Gonorrhöe** in direkter Familienlinie (Vater oder Mutter) indiziert häufig Thuja.
- Thuja kann für Insektenstiche und Pockenimpfungen spezifisch sein.
- **Nach Unterdrückung von Warzen.**

1.1.4 Nux vomica – Wachhund oder Gockelhahn

Der Mensch, dem **Nux vomica** (Brechnuß, Krähenauge) hilft:
Nux vomica ist der *Leithund*, er verteidigt sich und das Seine. Er ist in beständiger Unruhe. Das Gefühl, sein **Revier** schützen zu müssen, hält ihn in Bewegung. Seine Nerven sind reizbar gespannt, jedes Geräusch kann ihn zu heftigem Bellen veranlassen. Es ist das Programm der **raschen Reaktion**. Wie **Sulfur**, so kennt auch Nux ein Drinnen und Draußen, aber anders als Sulfur, der nur auf das Seine blickt und sich ums Draußen nicht schert, sind seine Sinne auswärts gerichtet.
- Nux erobert und schützt sein Revier. Mit aufgeregtem Herzen sorgt er sich um alles, was sein ist.

Nux ist wie **Arsenicum** um *maximale Sicherheit* bemüht. Während **Arsen** defensive Konzepte wie Vorsorge verfolgt, ist die Umsichtigkeit **Nux vomicas** auf die strategische Offensive bedacht.
- **Ordnung braucht Macht, heißt seine Devise.**

Eine Devise, die sich auch umkehren kann: Macht braucht Ordnung, ihre Schaffung schließt Gewaltanwendung mit ein. Während **Natrium** der Ordnung möglichst wenig individuelle Rechte abtreten will, hält es **Nux vomica** umgekehrt.

Natrium will nur tun, was alle müssen, er setzt also allgemein gültige Prinzipien als Regulativ. **Nux vomica** kehrt den Satz um.
▶ **Was ich muß, sollen alle müssen!**
Man erkennt daraus, daß der Unterschied zwischen **Natrium** und **Nux vomica** weniger groß ist als es scheint. **Nux vomica** setzt sich selber als allgemein gültiges Regulativ, **Natrium** seine Auffassung von dem was Rechtens ist. Der Vergleich muß nicht zu ungunsten **Nux vomicas** ausfallen. Bedenkt man die individuelle Färbung jeder Rechtsauffassung, wird die verwandtschaftliche Beziehung zwischen den beiden deutlich.
Nux vomica-Patienten sind sehr oft schwierige Patienten, die es eilig haben, wieder gesund zu werden, ohne allzugroße Mühen auf sich nehmen zu wollen. Selbst im Erfolg bleiben sie daher skeptisch, neigen dazu Kuren abzubrechen oder lehnen es ab, sie zu wiederholen. So war es auch mit einer Asthma-Patientin, deren dunkler, südländischer Teint an **Sepia** erinnerte. Sie zeigte keine offene Aggressivität, wiewohl der Verdacht bestand, daß sie ihre Emotionalität bewußt kontrollierte.

Fall 1: Schulprobleme und Pubertät

Das folgende Beispiel zeigt, daß Nux vomica nicht unbedingt ein vordergründiges Interesse an Macht oder Leistung haben muß, seine typischen Verhaltensweisen aber dennoch erkennbar bleiben.
Es handelte sich um Lernprobleme eines sechzehnjährigen Mädchens. Sie bezeichnete sich selbst als emotional. Wenn ihr etwas nicht paßte, konnte sie sich derart hineinsteigern, daß sie Dinge sagte, die sie hinterher bereute (SYNTH. S. 251). Sie war ein Morgenmuffel, der in verschlafenem Zustand am besten nicht angesprochen wurde, sachliche Bemerkungen ertrug sie noch eher, lieb gemeinte Fragen konnte sie nicht ausstehen [SYNTH. S. 123 (21)].
Mit ihren schulischen Leistungen sah es nicht allzu rosig aus. Lernen ging ihr schlicht und einfach auf die Nerven, sie lehnte es ab. Auch das Zuhören im Unterricht machte ihr wenig Freude, wenn sie nicht mitkam, schaltete sie einfach ab (Konzentration schwierig, [SYNTH. S. 110 (21)]. Wenn sie sich auf einen Test entsprechend vorbereitete, gab es keine Probleme. Hatte sie aus Faulheit einen Fünfer kassiert, war's mit der Zerknirschung und den guten Vorsätzen am nächsten Tag schon vorbei. Vor mündlichen Prüfungen hatte sie allerdings Angst, es war ihr peinlich, etwas Falsches zu sagen, Schularbeiten flößten ihr weniger Respekt ein.
Als Kind war sie noch brav und pflegeleicht gewesen, erst vor etwa einem Jahr hatte das Dilemma begonnen.
Von Zeit zu Zeit konnte es vorkommen, daß sie ein heftiges Verlangen

nach fettreichen Speisen überkam (SYNTH. S. 734). Die Folge war, daß sie in der Nacht, etwa um 4 Uhr, mit Durst erwachte, etwas Mineralwasser trank und dann urplötzlich erbrach (SYNTH. S. 708).

Seit Eintritt der Pubertät litt sie im Gesicht, vor allem an der Stirn, an Akne (SYNTH. S. 551). Ihre Regel dauerte nur zwei bis drei Tage, sie machte ihr kaum Beschwerden, nur ein leichtes Ziehen im Bauchbereich.

Kaute sie früher gerne Fingernägel, biß sie sich jetzt die Haut von der Innenseite der Wangen. Die Hände waren kalt und immer feucht, in der Nacht zog sie sich auch Socken an, weil sie sonst nicht schlafen konnte. Geschmacklich war ihr sauer lieber als süß. Durst hatte sie viel, auch in der Nacht. Cremige Torten mochte sie nicht. Sie war auch geruchsempfindlich, vor allem gegen Zigarettenrauch [SYNTH. S. 511 (21)].

Vor Jahren, sie war noch in die Volksschule gegangen, hatte sie Achillessehnenbeschwerden an der rechten Ferse. Man hatte ihr, aus welchen Gründen auch immer, sogar einen Gips verpaßt.

Ihre liebste Freizeitbeschäftigung war tanzen.

Bei derartigen schulischen Problemen denkt man sogleich an **Sulfur**, das häufiger als Nux vomica keinen »Bock« auf Lernen hat. Die Körpersymptome paßten jedoch nicht. Wegen ihrer Pubertätsakne, ihrer Vorliebe für Tanz und den fallweisen Problemen mit fetten Speisen begannen wir mit **Sepia D 200**. Als sich zwei Monate lang nichts rührte, wurde mit bestem Erfolg auf **Nux vomica D 200** gewechselt. Zwei Monate später war es allerdings mit der Mittelwirksamkeit vorbei. Sie fror nun weniger, hatte weniger Durst und brauchte auch keine Socken mehr zum Schlafen. Die Leistungsbereitschaft war jedoch wieder im Keller, weshalb **Nux vomica** diesmal in **D 1000** wiederholt wurde. Danach habe ich nichts mehr von diesem Fall gehört.

ARBEITSEINSTELLUNG, PFLICHT: PERFEKTIONISMUS – PEDANTERIE

Nux vomica hat wenig Spielraum, seine geringe emotionelle Toleranz läßt ihn zu Kontrollverlusten neigen. Sein Trieb befriedigt sich primär im raschen, aggressiven Handeln. Wenn er zögert, dann eher aus strategisch taktischen Gründen. Seine Vehemenz beweist er manchmal schon beim Anziehen, indem er die Knöpfe seines frisch gebügelten Hemdes lieber fliegen läßt, als sich die Zeit zu nehmen, sie zu öffnen.
Auch im Sport und im Spiel ist ihm der *Sieg Zweck*. Oft ist er der unangenehme Tennisspieler, der, gleichgültig wie unbedeutend das Match ist, Bälle des Gegners diskutiert, weil er sie eben »aus« wünscht.
Seine sensitive Empfindlichkeit läßt ihn auf *Lärm* sehr gereizt reagieren. Im Gegensatz zu Sulfur ist es ihm unmöglich bei Lärm und Musik zu arbeiten. Seine rastlose Sorge um sein »Revier« verurteilt ihn zum
▶ **Perfektionismus** wie zur **Pedanterie**.
▷ Alles in seinem Wohn- und Arbeitsbereich hat seinen festen Platz, was er macht, macht er übergenau. Geradezu krankhaft pünktlich, ungeduldig und immer in Eile, kriegt er hysterische Anfälle, wenn die Dinge nicht so laufen, wie er glaubt. Immer hat er das Gefühl, attackieren zu müssen, nie ist er in der Lage, etwas bloß zuzulassen.
▷ Wenn es um seine Arbeit, seine Sache geht, glaubt er wie **Arsenicum**, *alles besser zu können*. Wo immer er hinsieht, ist etwas nicht in Ordnung, er findet immer ein Haar in der Suppe und reagiert dann wie ein menschliches Pulverfaß. Stur hält er sich an seine eigenen Regeln und verlangt dies auch von den anderen.
▷ Nux vomica ist der gehetzte Stadtmensch, Geschäftsmann, Freiberufler, Beamte; tyrannisch, nervös ist er und seine Umgebung ein Knecht seiner Launen. »Ich kriege keine Magengeschwüre, ich mache sie«, denkt so mancher Nux vomica-Chef, nachdem er in endloser, pedantischer Verhandlungsmanier seine Gegner wie auch seine Partner zum Wahnsinn getrieben hat.
Wie **Arsenicum** neigt er zur Arbeitssucht und wie **Arsenicum** bessert Beschäftigung seine körperliche wie seelische Stimmung. Arbeit ist Kampf.
Nux vomica hat Energie, ist kein Träumer oder Idealist, peilt seine Ziele realistisch an und beendet, was er sich vorgenommen hat.
▶ Wenn andere Fehler machen, kritisiert er sie heftig, aber anders als **Sulfur**, der gerne vor fremden Türen kehrt, vermeidet er, die kritisierten Fehler selber zu machen.

KONFLIKTVERHALTEN:
ZUM BEISPIEL BISMARCK

»Nicht durch Reden und Mehrheitsbeschlüsse werden die großen Fragen der Zeit gelöst, sondern durch Eisen und Blut.« Der Satz stammt aus einer historischen Rede, die Fürst OTTO VON BISMARCK 1862 vor der Haushaltskommission des preußischen Abgeordnetenhauses hielt. Er war ein **Nux vomica-Prachtexemplar**, das so ziemlich alle Eigenschaften, die diese Konstitution ausmachen, in sich vereinte. Sein Ziel, Deutschland unter preußischer Vorherrschaft zu einigen, hat er auch tatsächlich durch die beiden Schlachten von Königgrätz (1866) und Verdin (1870) erreicht.

> **Nux vomica** ist überwiegend **männlich**, wie **Sepia** überwiegend **weiblich** ist. Nux ist das Mittel der Reviersicherung. Wenn in der Firma etwas schief läuft, wenn es jemand wagt, ihn zu kritisieren oder zu widersprechen, explodiert er. In seinem Verhalten beweist sich sein Kampfnaturell, indem er zugunsten seines Ordnungsprinzips zum Gegenangriff übergeht. Gleichgültig ob er selber im Unrecht ist oder nicht, sein Gegner muß in die Defensive gedrängt werden.

GRAF VON SCHWERIN faßte den Inhalt einer Rede BISMARCKS mit dem Bibelzitat
▶ **»Macht geht vor Recht!«**
treffend zusammen. Gerade weil sie ihr Machtkalkül aus realpolitischen Gründen meist der Moral vorziehen, sind historische Nux vomica-Persönlichkeiten wie BISMARCK oder NAPOLEON einerseits groß, andererseits umstritten.
Die Umschreibung, Nux neige zum *Verlust emotionaler Kontrolle*, drückt dies sehr vornehm aus. Seine Wutanfälle, sein Außer-Sich-Geraten, seine Schmerzempfindlichkeit haben eindeutig *hysterische* Züge. Er zittert und bebt vor Empörung, er kann nichts mehr essen, auf die leichteste Berührung zuckt er zusammen. Er ist der Autofahrer, der einen anderen wegen eines Fehlers umbringen könnte. Der Augenblick seiner Eruption entkoppelt ihn jeder Kontrolle, er schmeißt Gegenstände zu Boden, wirft mit fürchterlichen Ausdrücken um sich oder schlägt sogar zu.
BISMARCK soll nach erregten Debatten zu Hause vor Wut in den Teppich gebissen haben. FRIEDELL (»Kulturgeschichte der Neuzeit«) beschreibt ihn als *klassischen Neurotiker*, bei dem sich psychische Attacken regelmäßig in physische umsetzten: zum Beispiel Ärger und Enttäuschung in Trigeminusschmerzen. Sein Nervensystem wies die Nux vomica-typische Reizbarkeit und Labilität auf. Wer hätte angenommen, daß ein »eiserner

Kanzler« Weinkrämpfe bekam, wenn er seinen Willen nicht durchsetzen konnte? Trotz dieser Empfindlichkeit wäre es ein Fehler, Nux vomica als negative Erscheinung abzuqualifizieren. BISMARCK war ein politisches Genie mit einem dieser Konstitution möglichen taktischen Weitblick. Unter seiner Führung hätte es wohl keinen ersten Weltkrieg gegeben, der den deutschen Kaiser Wilhelm II., als Aggressor kompromittiert hätte. Nux vomica ist ein *Stratege* und *Taktiker* und manipuliert geschickt Angriffe unter dem Deckmantel der Verteidigung. Der Satz,»Politik ist die Kunst des Möglichen«, geht inhaltlich ebenfalls auf BISMARCK zurück.

»Worauf es mir ankommt«, hatte er einmal gesagt,»ist, daß wir die Geforderten sind: ich habe darauf als Student schon immer besonderen Wert gelegt.«

> **Nux vomicas** Extremvariante dominiert sein Arzneimittelbild und verführt dazu, seine andere, empfindsame Seite zu übersehen. Aus diesem Grund ist es oft ein schwer zu findendes Mittel, weil es eben nicht nur die Erscheinung des nervösen Cholerikers, sondern auch eine zurückhaltende, empfindsame Variante ausweist.

Diese Polarität deutet sich bereits im Choleriker an, indem er sich selber nicht schont und **über eigene Fehler genauso erbost** ist. Er hat im Kern ein weiches Gemüt voller Empfänglichkeit für die Tragödien anderer. Innerhalb seines Reviers kann er voll **Feinheit und Rücksichtnahme** sein, seine Frau bei einer Krankheit rührend umsorgen, ja ihr neurotisch-hypochondrisches Verhalten sogar unterstützen. Mag sein, daß er dies tut, weil er selbst ein Hypochonder und schmerzempfindlich ist. Den Schmerz anderer toleriert er jedenfalls mit **reifem Verständnis**, was **Sulfur-** oder **Lycopodiumtypen** selten von sich behaupten dürfen.
Seine *Launenhaftigkeit* macht ihn nicht einfach. So kann er sorgsam in Geschäftsbeziehungen und ein herrischer»Kardinal« innerhalb des Familienkreises sein. Wenn seine Familie und nicht die Firma den Kern seiner Reviersorge darstellt, kann er sehr wohl ein liebevoller Familienvater und ein fürchterlicher Chef sein.
Er ist auch der, der in untergeordneter Stellung stets fügsam als Chef zum Tyrannen mutieren kann. Die Inszenierung peinlicher Szenen bei Reklamationen im Restaurant ist eine Nux vomica-Spezialität.
Auch *Enttäuschungen* verkraftet er schlecht, seien es enttäuschte Liebe (besonders bei Männern), berufliche Fehlschläge, verletzte Ehre, enttäuschter Ehrgeiz oder berufliche Überbelastungen, oft zeigt es eine **klägliche Wehleidigkeit.**

Wütend rennt er ins nächste Wirtshaus und ersäuft seinen Groll in Alkohol. Widerrede kann sein Selbstwertgefühl ruinieren. Wie ein Fußballprofi windet er sich jammernd am Boden, klagt über Pech, Unrecht, später folgt er seiner »Kampf-Mentalität«, macht einen Feind aus und konzentriert sich auf ihn, um ihn, wenn nötig, mit Fouls zur Strecke zu bringen.

▷ Nux vomicas Talent, sich auf klare Ziele festzulegen, entspricht einem Festbeißen und erweist sich im Berufsleben als Stärke, solange es sich nicht um **fixe Ideen** handelt, zu denen er allerdings neigt.

▷ Seine konzentrierte Arbeitsweise macht ihn anfällig für Störungen. Eben weil er ein Kämpfer ist, ist er voll engagiert, kann er Kritik nicht ertragen, ja nicht einmal die Arbeit an jemand anderen delegieren.

▷ Der Nux-Typ ist nicht unbedingt ein Ideenmensch, er ist nicht sehr kreativ, hat aber ein gutes Merkvermögen, das ihn zum vorzüglichen Schüler und Faktenkenner machen kann. Er lernt daher lieber auswendig, als sich selber den Kopf zu zerbrechen.

▷ So arbeitet er bis zur Erschöpfung und je mehr er sich auflädt und an sich zieht, desto mehr plagen ihn die kleinen Entscheidungen. Die großen Dinge werden mit Bravour erledigt, im Kleinkram geht er hoffnungslos unter. Er wird immer gereizter, wacht auf in der Nacht (3 Uhr) und grübelt über dem, was er getan hatte und noch tun wird müssen.

Seine Beziehungen zur Umwelt *verkrampfen* wie auch seine organischen Abläufe. Er hat Harn- oder Stuhldrang, aber es kommt nichts, ihm ist zum Erbrechen, aber so sehr er auch würgt, nichts bringt er heraus. Wenn er sich anstrengt, wird alles noch schlimmer. Es scheint, als hätten sich seine Eingeweide gegen ihn verschworen, statt auszuscheiden hält die Blase krampfhaft zurück oder arbeitet der Darm rückwärts.

Zum Beispiel: Napoleon

Napoleon Bonaparte ist wie Bismarck eine der herausragenden Nux vomica-Erscheinungen und beweist in vielen seiner Fähigkeiten die besondere Eigenart dieser Typologie. So ist sein Ausspruch, Gott sei auf der Seite der stärksten Bataillone, sehr gut mit Bismarcks Eisen- und Blutphilosophie zu vergleichen. Im Umgang mit seinem Erfolg und seiner Neigung, den Bogen zu überspannen, zeigt sich der Nux vomica-Anspruch,

▶ **das Maß aller Dinge zu sein.**

Er krönte sich selbst zum Kaiser und fühlte sich offensichtlich zur Weltherrschaft berufen. Seine endlosen, die eigene Basis, Frankreich und danach Europa, mehr und mehr belastenden Kriege, der Plan, Rußland zu unterwerfen, um gleich darauf mit einem Angriff auf Indien

England seiner wichtigsten Kolonie zu entledigen, ist Kalkül und Größenwahnsinn. Es wäre in diesem Zusammenhang interessant, ob nicht auch ALEXANDER DER GROSSE eine Nux vomica-Natur besaß. Die Art, wie er den gordischen Knoten mit einem Schwertstreich löste und sein taktisches Geschick, das ihm eine Serie unglaublicher militärischer Erfolge bescherte, sprechen dafür.

EMPFINDSAMKEIT, ÄNGSTE: DIE LAST DER LEISTUNG

▷ **Nux vomica** beobachtet aufgeregt alle Bewegungen außerhalb seines Reviers. Widerspruch kann er daher nicht vertragen, weil er ja ohnehin Recht hat. Seine stete Kampfbereitschaft kann sich gewaltsam entladen, ihn in Raufereien verstricken oder die Familie mißhandeln lassen. Im letzten Stadium psychischen Verfalls kann er sogar Tötungsimpulse haben. Seine Reizzustände können leicht kippen und sich dann in körperlichen Beschwerden äußern.
▷ Er **zuckt, zittert** und **bebt**, ist hyperempfindlich gegen Gerüche, Licht und Geräusche. Er ist der Mensch, der gegen die Decke hämmert, weil ihn die Schritte, das Sprechen der Nachbarn wahnsinnig machen, der auf Parfüm-, Pflanzen-, Tabak- und Tiergerüche hysterisch ja manchmal sogar **ohnmächtig** wird. Er entwickelt **Allergien** gegen Gräser, Blumen, Schimmelpilze, Tierhaare oder ist so kälteempfindlich, daß ihn nicht mal wärmste Kleidung aufwärmen kann.
▷ Kaum regt er sich auf, hat er auch schon jeden Appetit verloren.
▷ Das macht **Nux vomica** auch zum Mittel gegen gewisse Formen *nervöser Magersucht* (Anorexie).
Er kann so empfindsam sein, daß er schon auf geringe Reize in Ohnmacht fällt. Dazu gehören überfüllte Räume, Gemütserregung, hysterische Aufregungen, Monatsblutungen, Schwangerschaft, schwere Arbeit, Gerüche, Hitze, stickige wie auch frische Luft und besonders charakteristisch, der Anblick von Blut.
▷ **Nux vomicas** *Aggressionen* gehen nach außen und innen.
Mitunter ist er so empfindlich, daß er sogar auf passende homöopathische Mittel mit starken Verschlechterungen reagiert. Diesen Kontrollverlust nutzt die symptomatische Homöopathie, indem sie Nux vomica verschreibt, wenn der Eindruck entsteht, daß ein Patient auf ein passendes Mittel negativ reagiert.
▷ Sein *hysterischer Einschlag* zeigt sich auch in einer falschen Ausgelassenheit oder unmäßigem Lachen als Spannungsventil. Auf Körper-

ebene übersetzen sich seine Emotionen in Krämpfe der Skelettmuskulatur, des Darms oder in krampfartige Zustände wie Wehen-, Husten- und Niesanfälle.
▷ Der Nux-Mensch hat *hypochondrische Talente*, was ja ebenfalls gut zu seiner hysterischen Wesensart paßt.

Daß ihm, wie COULTER schreibt, ein Zahnverlust mitunter Depressionen bereitet, könnte umbewußt mit seiner Aggressivität zu tun haben, die um ihren Biß fürchtet.
▶ *Kampf und Leistung* sind für ihn eins, seiner Durchschlagskraft gilt sein rastloses Bemühen. Nux definiert sich durch Arbeit und gerät dadurch in Gefahr, auch die andere vergnüglichere Seite des Lebens unter diesem **Leistungsaspekt** anzugehen.

Nux vomica neigt zu allerlei Gesellschaftssüchten, will auch im Konsum von Zigaretten, Alkohol, Essen oder Kaffee der erste sein, außerdem ist er ein Kandidat für **sexuelle Schwierigkeiten** (Verlust der Erektion kurz vor der Vereinigung), weil sich dieses Gebiet seinen Wettbewerbsmethoden verschließt, und natürlich auch für die midlife crisis, weil er sich einbildet, zu wenig Triumphe gefeiert zu haben.

> Schwierigkeiten wegen überhöhter Eigenansprüche sind bei ihm häufig. Bereits als junger Berufs- oder Studienanfänger kann Nux vomica unter **Versagensängsten** leiden, weil er fürchtet, den hohen Eigenanforderungen nicht gewachsen zu sein. Unter diesem Aspekt ist auch seine Impotenz zu bedenken.

All dies läßt ahnen, welch **schwierige Patienten** diese Typologie hervorbringt. Ich denke dabei an einen etwa dreißigjährigen Mann, der an einer sehr aggressiven Colitis ulcerosa (geschwürigen Dickdarmentzündung) litt. Nach mehreren Operationen fehlten ihm bereits 25 cm seines Enddarms, dennoch war er zu keiner noch so geringen Diäteinschränkung bereit, auch homöopathisch konnte nichts unternommen werden, der aufwendige Kampf um die kleinen Einschränkungen seiner Eßgewohnheiten hatte die ganze Sitzungszeit verschlungen und zu einem weiteren Termin war er nicht mehr erschienen. Dazu ist noch anzumerken, daß er einen dunklen südländischen Hautteint besaß (auch bei **Sepia** und **Chamomilla** häufig), so daß die Annahme, dieser alles verneinende Geist wäre ein **Nux vomica** oder **Chamomilla** gewesen, berechtigt ist. Im Grunde betrachtete er seinen Körper als Werkzeug, das gefälligst zu funktionieren hätte. Darüber hinaus interessierte er ihn nicht, weil alle seine Sinne nach außen auf das Ziel seiner Arbeit, seines Spiels, seines Vergnügens fixiert waren.

DAS NUX VOMICA-KIND
WUT WIE RUMPELSTILZCHEN

▶ Nur wenige Mitteltypen (**Calcium carbonicum, Chamomilla**) zeigen als Kinder so *schreckliche Wutanfälle* wie **Nux vomica**. Er schlägt oder beißt nach allen, die ihn bezähmen wollen, was, wenn es in der Öffentlichkeit geschieht, für die armen Eltern ein doppeltes Grauen ist. Der Heranwachsende ist aktiv und langweilt sich daher leicht. In der Schule ist er streitsüchtig, trotzig, provokant. Wie der erwachsene Nux-vomica-Typ ist er kritikempfindlich, sehr reizbar durch Enttäuschungen und von geringer innerer Stärke. Sein gutes Gedächtnis und sein Sprachgefühl machen ihn oft zu einem sehr guten Schüler, außerdem ist er von klein auf überzeugt, daß harte Arbeit Geld bringt. Wie bei den Erwachsenen kann ihn seine emotionale Empfindlichkeit zu einem besonders aufmerksamen und feinfühligen Umgang mit anderen veranlassen. Den Ton von Anweisungen oder Bitten bemißt er mit seismographischem Stolz. Ein Wutanfall kann ihn über sich selber derart entsetzen, daß er seine Affekte einer eisernen Selbstkontrolle unterwirft und keinerlei Reizbarkeit mehr erkennen läßt.

Fall 2.: Vierjähriger Asthmapatient mit chronisch eitrigem Schnupfen

Der kleine vierjährige Junge, der seit zwei Jahren an Asthma und ständigem eitrigen Schnupfen litt, war von sanfter Wesensart und es hatte daher einige Versuche gebraucht, bis **Nux vomica** als sein Mittel gefunden war. Es war ein typischer Fall von Symptomennot. Abgesehen vom Hauptsymptom, Asthma mit Schnupfen, dem Umstand, daß sich sein Asthma regelmäßig mit Bettnässen ankündigte und seiner kritischen Zeit nach Mitternacht gab's nicht viel zu erwägen. Die Suche stützte sich daher sehr bald auf seine *psychischen* Auffälligkeiten.
Im Nachhinein betrachtet war natürlich alles klar: Auf **kalte Luft** reagierte er mit sofortigem Husten (SYNTH., S. 1035). **Er fror leicht und mochte trotzdem die Sonne nicht** (SYNTH., S. 318). Er war mit großen Erwartungen in den Kindergarten gegangen und nachher **enttäuscht, daß es für ihn nichts zu lernen gab**. Zu Hause räumte er gerne auf, war ausdauernd und ordentlich, wenn es um das Zusammensetzen eines Puzzles ging [SYNTH., S. 94 (21)]. Er fühlte sehr gut, was anderen Leiden schaffte, so weinte er mit Hänsel und Gretel und konnte nicht verstehen, weshalb die bösen Eltern ihre Kinder im Walde alleine gelassen hatten [COULTER, II S. 46/47 (6)].

ZENTRALMOTIVE

▶ **Nux vomica** scheint das diktatorische Gegenteil des demokratischen **Natriumchloratum-Typs** zu sein. Zentrum seiner Sorge ist sein *Revier*, also sein *Besitz* und die, die ihm am Herzen liegen.
Nux vomica steht **Natrium** verwandtschaftlich nahe:
Zum einen ist **Natrium** ein Frustrationsmittel und kommt für **Nux vomica** bei langfristigen Konflikten in Frage, zum anderen braucht man den Rechtsbegriff **Natriums** nur »aggressiv anzuwenden« und hat den Machtbegriff **Nux vomicas**.
Man denke an den aggressiv ausgesprochenen kategorischen Imperativ KANTS: »Handle stets so, daß die Maximen deines Willens jederzeit zugleich als Prinzip einer allgemeinen Gesetzgebung gelten können.«
▷ **Nux vomica** strebt die maximale Sicherheit/Ordnung innerhalb seines Reviers oder seiner Horde an: Er plädiert für eine maximale, wenn's sein muß, persönliche Macht, die die individuellen Rechte im Dienste der Ordnung beschneidet.
Daß **Arsenicum** und **Nux vomica** wohl zu den zwanghaften Mittelbildern zählen aber nicht eng verwandt sind, mag bei der ihnen gemeinsamen Arbeitspedanterie überraschen. Nux ist wie Arsenicum um maximale Sicherheit bemüht, aber während **Arsenicum** *defensive* Konzepte wie Vorsorge verfolgt, ist **Nux** *offensiv*. Auf Körperebene treten bei **Nux vomica** auch eher *nervöse* Funktionsstörungen auf, während **Arsenicum** zu *geschwürigen* Verfallserscheinungen neigt.
▶ **Nux vomica gibt vor: »Was ich muß, sollen alle müssen!«**
▶ **Stichwort: Revierbesitz, Revierordnung.**

POLARITÄTEN, VERSCHIEDENHEITEN SCHLÜSSELROLLE DER AGGRESSIVITÄT

Kaum ein anderes Mittel ist derartig vorurteilsbelastet und bei kaum einem anderen Mittel ist dies eine derartige Falle. Der oben ausführlich geschilderten **Nux vomica**-Variante steht nämlich eine andere, wesentlich mildere gegenüber, deren mentale Eigenheiten man eher **Pulsatilla** zutrauen würde als ausgerechnet **Nux vomica**.
STAUFFER ist in seiner »Arzneimittellehre« der Ansicht, daß man **Pulsatilla** nicht als weibliche **Nux vomica** bezeichnen könne, weil die Gemütssymptome so unterschiedlich wären, dennoch ist es wohl kein Zufall, daß auch andere Autoren zu dieser Ansicht kamen.
Die »anderen« Nux vomicas, nach meiner Erfahrung die Mehrheit, zeigen sich wesentlich ausgeglichener. Sie sind sehr angenehme, kon-

struktiv denkende Patienten, die auch großes Verständnis für die Schwierigkeiten der Homöopathie haben. Sie halten daher bei Problemen ihrem Homöopathen die Treue, solange sie den Eindruck haben, daß er konstruktiv bemüht ist, den Fehler in seinem Ansatz zu finden. Bei ihnen scheint die oben angesprochene Feinheit und Rücksichtnahme auf die Gefühle anderer zu dominieren. Ich räume allerdings ein, daß es sich oft um Frauen handelt.

Als männliches Beispiel aus der Welt des Tennissports verweise ich auf den ruhigen, stets freundlichen PETE SAMPRAS. Der beste Spieler seit ROD LAVER fiel auf dem Tennisplatz bisher nie durch Eskapaden auf. Wenn man jedoch seine Neigung zu Magen- und Muskelkrämpfen bedenkt, könnte es sich durchaus um einen »*autoaggressiven*« **Nux vomica-Typ** handeln.

▷ Bei Varianten des Übergangs zwischen den beiden Extremen kann Sanftheit mit Ausbrüchen von Reizbarkeit wechseln.

Nux vomicas Ehrgeiz kann sich auf die eigene Person richten. Ein emotionales Überlaufen kann ihn derart beschämen, daß er beschließt, sich künftig zu kontrollieren und dies auch mit der ihm eigenen Rigidität durchzuziehen. Diese »*reduzierten*« **Nux vomica**-Menschen kommen oft aus reizbaren, lautstarken und angespannten Familien. Das Verhalten der anderen erscheint ihnen verwerflich, also erlegen sie sich auf, anders zu sein.

Wendet man den schon bei den vorherigen Konstitutionen gebrauchten Umkehrschluß an, daß er Herr seiner emotionalen (energetischen) Trieblage aber auch ihr Sklave sein kann, ergibt sich folgendes Bild:

- Beherrscht er seine Aggressivität, kann er ein guter Stratege, Taktiker und Diplomat sein,
- beherrscht ihn seine Aggressivität, ist er vielleicht erfolgreich im Beruf, Sport oder Kampf, als Diplomat jedoch unbrauchbar. Dann kann Nux vomica der Schubkraft seiner Aggressivität nicht widerstehen und eine aggressiv scharfe wie auch grobschlächtige Zunge führen.

▷ Beide Varianten sind auf ihre Weise auch sensibel für *moralische Werte*.

Erstere aus taktischen Gründen (BISMARCK), letztere rechnet das Objekt ihrer Moralität ihrem Besitz oder dem Rahmen ihrer Ordnungsauffassung zu. Dann zeigt Nux vomica unter seiner rauhen, aggressiven Schale eine beachtliche Reife. Sein Kern ist weich, und da er ein systematischer Denker ist, ist er sehr wohl in der Lage aus Fehlern zu lernen. Im Gegensatz zu anderen entfernt ihn seine Tätigkeit trotz aller Vehemenz nicht von den Seinen (Revier). Er besitzt ein gutes Sprachgefühl und ist mitunter ein humorvoller und guter Unterhalter.

Eine Eigenschaft, die auch BISMARCK besaß. 1870, knapp vor Kriegsausbruch, hielt er dem König, dem Kriegsminister, dem Chef des Generalstabs und dem Kronprinzen einen zusammenfassenden Vortrag über die europäische Lage. Er tat dies vollkommen ernst, was den Kronprinz veranlaßte, diesen offensichtlich ungewöhnlichen Umstand in seinem Tagebuch mit der Anmerkung extra hervorzuheben: »... mit großer Klarheit und würdigem Ernst, frei von seinen sonst gewöhnlich beliebten Scherzen ...«

> **Nux vomica** ist also bei entsprechender Intelligenz und gehobenem moralischem Horizont durchaus in der Lage, seine Aggressivität umzupolen und zur Kontrolle seiner Affekte zu nutzen. Eine Bedingung für seinen Erfolg in der Welt ist das freilich nicht.

Gleichgültigkeit:
Nux vomica ist zu emotional, um tatsächlich gleichgültig zu sein. Seine aggressive Energie entlädt sich entweder gegen andere oder gegen sich selbst, wobei vor allem letzteres seine körperlichen Beschwerden bedingt.
▷ Daß ihm dann nicht einmal sein Mittel, **Nux vomica**, hilft, liegt an seiner emotionalen Blockade, zu der er besonders neigt.

KÖRPERLICHE SYMPTOME

Nux vomica hat ein besonders breites Spektrum körperlicher Charakteristika. Man bezeichnet es den **großen Reiniger**, weil es die schädlichen Auswirkungen früher genommener Medikamente, vor allem von Hausmitteln (Kräuteressenzen), beseitigen hilft.
Darüber hinaus bereinigt es auch Situationen nach homöopathischer Übermedikation oder hilft, passende Mittel zu ertragen. Es kann nämlich vorkommen, daß sich der Patient in einem derartig empfindlichen Zustand befindet, daß sogar das eigene Konstitutionsmittel oder jedes Mittel oberhalb niedriger Potenzen schwere Erstverschlimmerungen hervorrufen.
▷ Nux ist das klassische Mittel für **Magen-, Zwölffingerdarm- und Gallenproblematiker** mit cholerischem Temperament. Trotzdem verträgt und ißt er gern *Fettes*. Er braucht unbedingt *Fleisch*, um seine »wahre« Energie zu kriegen.
▷ Wenn er Magenbeschwerden hat, bedeutet dies für ihn immer, daß auch seine anderen Schwachstellen revoltieren, das können Asthma, Schnupfen, Kopfschmerzen u. a. sein.

▶ Seine **Ausscheidungsfunktionen äußern sich paradox.** Ihm ist übel, ohne daß er brechen kann, oder Bissen, die er eben verschluckt hat, kommen wieder die Speiseröhre herauf, er hat Harndrang oder Stuhldrang, aber so sehr er sich müht, es kommt nichts.

▶ Nux ist ein Mittel für **Kontaktallergien** (Pollen, Pilze, Tierhaare), zeigt auch *extreme Empfindlichkeiten* gegen Gerüche, Licht, Geräusche, Kälte und ähnelt darin **Arsenicum, Phosphor** und **Ignatia**. Seine Neigung, in Ohnmacht zu fallen oder zu Krämpfen (Husten- und Niesanfälle, u. a.), wurde bereits erwähnt.

▶ Der **Morgen** bringt ihm eine **Verschlechterung** aller seiner Symptome. Nächtliche Verschlechterungen sind möglich.

▶ **Streß kann sich** auf seine *Lendengegend* auswirken. Seine *Rückenbeschwerden* können so stark sein, daß er sich im Bett aufsitzen muß, um sich umzudrehen.

▶ Er leidet an allen möglichen *Kopfschmerzen*, die bekanntesten vermitteln ihm das Gefühl, einen Nagel durch die Schläfen oder die Kopfseite getrieben zu bekommen. Es können aber auch dumpfe Stirnkopfschmerzen sein. Sie werden oft von Übelkeit – ohne brechen zu können – begleitet.

▶ Das **Aufwachen morgens ist kritisch**, ganz allgemein ist aber Hinlegen besser, **Luftzug** jedoch unerträglich, wie er ganz allgemein sehr leicht **friert**.

▶ Üble Folgen von Entrüstung sind **Zittern** am ganzen Körper, Schlaflosigkeit, Konzentrationsschwäche, **Bluthochdruck**.

▶ **Hämorrhoiden, Krampfadern an den Beinen oder der Speiseröhre.**

▶ Die **Nux-vomica-Frau** ist nicht leicht von der **Arsenicum-Frau** zu unterscheiden, ist doch ihr Ehrgeiz ganz ähnlich und ihr Affektverhalten naturgemäß weniger deutlich. Sie neigt daher auch sehr zu **Gallen- und Magenbeschwerden**. Die **Menses treten zu früh ein und dauern zu lang**. Wenn also Blutungen alle vierzehn Tage auftreten, sollte man an **Nux vomica, Sepia, Phosphorus** denken.

▷ Eine besondere *Verwandtschaft* **Nux vomicas** ist die zu **Sepia**. Daß die beiden Programme auf der Klaviatur menschlichen Verhaltens nahe beieinander liegen, ist sehr wahrscheinlich.

Fall 3: Heuschnupfen, Ozaena, asthmatische Erscheinungen eines Patienten Mitte Vierzig

Ein Patient, ein Mann zwischen vierzig und fünfzig, litt schon einige Jahre an Heuschnupfen, fallweise Ozaena (Stinknase) (SYNTH., S. 520) und auch asthmatischen Erscheinungen (SYNTH., S. 512). Die so liebliche Baumblüte im April war keine Freude für ihn, seine Augen schweiften nicht wohlgefällig über das Blütenmeer, sie brannten, seine Nase rann.

Wenn dann das Problem schließlich auf den Hals (Rachenentzündung) und die Bronchien (Verschleimung) übergegangen war, hatten sich die Augen beruhigt. Seit etwa einem Jahr hatte er Durchfallbeschwerden, wobei er auf fettes Fleisch besonders stark reagierte [SYNTH., S. 817 (21)]. Er vermutete eine Fehlfunktion der Galle.
Alle die genannten Symptome und die Tatsache, daß er keine Krawatte um den Hals und auch keine Rollkragenpullover vertrug [SYNTH., S. 668 (21)], wiesen auf **Sepia**. Vor einigen Jahren hatte er sich die Nieren verkühlt. Er vermutete, daß es im Bett wegen einer zu dünnen Decke passiert war.
Wenn er Atem-Probleme hatte, dann hauptsächlich beim Niederlegen.
Auf den Streß vor Reiseantritten reagierte er stets mit Durchfall.
Die Kur mit **Sepia D 30** begann im Herbst und war ein durchschlagender Erfolg. Vor allem seine Darmleistung verbesserte sich entscheidend. Im Frühjahr danach stellte sich prompt sein Heuschnupfen ein. Sepia hatte keinen Einfluß darauf, so daß einige andere Mittel versucht wurden. **Nux vomica** brachte schließlich die Wende.
Als ich ihn eineinhalb Jahre später wiedertraf, hatte er seine Darmprobleme mit der sporadischen Einnahme von **Sepia** und seinen Heuschnupfen mit der von **Nux vomica D 30** bestens im Griff. Gut möglich, daß die Anwendung von Hochpotenzen auch diese Wiederholungen überflüssig machen würden. Letzteres setzt allerdings die Einhaltung strenger Diätvorschriften voraus. Gerade bei Nux vomica-Typen, die zum Beispiel Kaffee schlecht vertragen, würde durch »Kaffee-Sünden« die Wirkung der Hochpotenzen antidotiert (gelöscht), was die Wiederholung von Arzneimittelgaben heraufbeschwören würde.

IDEALTYPUS

Dunkelhäutiger, südländischer Typ **wie Sepia**, aber robuster gebaut. Straffe Faser, kräftige Muskulatur. Auch fahles, gelbliches Gesicht, in dem Rot erscheinen kann. Energisch, cholerisch.

1.1.4.1 Die Nux vomica-Gruppe

A. Ignatia

Die Ignatiusbohne
Ignatia ist eine Besonderheit: In der Ignatiusbohne, dem Ausgangsstoff der homöopathischen Verdünnungsreihe, ist Strychnin enthalten wie auch im Ausgangsstoff von **Nux vomica**, der Brechnuß. Darüber hinaus

zählen Ignatiusbohne und Brechnuß zu den Brechnußgewächsen. Die beiden Mittel sind also innig verwandt.
▷ Es handelt sich um zwei chemisch ähnliche Mittel mit eigentümlich gegenläufigen Wirkungen.

Hinweise, daß chemisch ähnliche Zusammensetzungen auch zu homöopathisch ähnlichen Wirksamkeiten führen, gibt es bereits bei anderen Mitteln. Die bekanntesten Paare sind
Pulsatilla ⟵⟶ **Kalium sulfuricum**
Carbo vegetabilis ⟵⟶ **Kalium carbonicum**
Belladonna ⟵⟶ **Magnesium phosphoricum**
Jodum ⟵⟶ **Spongia**
Möglicherweise auch
Allium cepa ⟵⟶ **Lycopodium**
wegen ihres Sulfurgehaltes.
Gut möglich, daß einige von ihnen auch nebeneinanderliegende Abschnitte des menschlichen Verhaltensprogramms besetzen. Bei **Ignatia** und **Nux vomica** gibt es aber noch eine *besondere Beziehung*.
Im Vergleich stellen sich ihre Psychogramme wie folgt dar:
▷ Wird **Nux vomicas** Anspruch auf seinen Besitz, sein Revier, von einem Rivalen in Frage gestellt, greift er an. Wenn sich nun aber herausstellt, daß er der Schwächere ist, daß ein Fortsetzen seiner Aggression seinen Untergang bedeuten kann, wird **Ignatia** wirksam. Es steht fürs Aufgeben, Sich-Unterwerfen-müssen, also fürs krasse Gegenteil der eben noch vorgetragenen Aggression.

G. VITHOULKAS spricht folgerichtig von einem *Konflikt* zwischen den *romantischen Ideen* und der *Realität*, unter dem die Betroffenen leiden. Seine Erfahrung, daß **Ignatia** und **Nux vomica feindselige Mittel** sind, die sich schlecht vertragen, interpretiere ich jedoch etwas anders:

Im Grunde stehen sich die beiden Mentalitäten sehr nahe. Ihre Feindseligkeit resultiert aus der Umkehrung desselben Anspruchs. Ihre Unverträglichkeit ist wohl als Konkurrenzsituation zweier ähnlicher Programme zu verstehen.

▶ **Nux vomica** ist der Aggressor, sein Inhalt *Erfolg,* **Ignatias** Inhalt ist das Gegenteil, der *Mißerfolg,* das Aufgeben-Müssen. **Nux vomica** zielt auf den *Gewinn* einer Sache, eines Reviers ohne Schonung seiner selbst. **Ignatia** gibt den Anspruch nicht auf, sichert aber das Überleben durch *Aufgabe der offenen Aggression.*
Daß ihm dieser Rückzug nicht leicht fällt, beweisen seine Körpersymptome, deren *krampfhafte* Momente die von **Nux vomica** sogar noch übertreffen. Über diesem inhaltlichen Gegensatz zeigt sich die

Verwandtschaft beider Mittel auf körperlicher Ebene umso deutlicher.
> Ignatia scheint Nux vomica bremsen oder gar blockieren zu können. Wenn Nux vomica gewirkt hat, folgt Ignatia schlecht. Gut möglich, daß die beiden Mittel konkurrieren. Ganz anders ist dies bei Sulfur. Das Nahverhältnis zwischen Ignatia und Sulfur (VITHOULKAS), das ich mehrfach beobachten konnte, weist darauf hin, daß dieser Rückzug egoistisch zu verstehen ist. Das Ich verhindert in der Kampf- oder Krisensituation seine eigene Vernichtung durch die Aktivierung des Ignatia-Inhalts.

Die Verwandtschaft und gleichzeitige Gegensätzlichkeit der beiden Mitteltypen zeigt sich in ihrem *emotionalen Kontrollverlust*, wobei zwischen *Angriff* und *Rückzug* nur Nuancen zu liegen scheinen. Ignatia ist ein *Mittel der Schwäche*, weil es vermeiden muß, seinen Anspruch offen zu zeigen. Daß dies das biologische Verhaltensprogramm zur Lebenserhaltung einsetzt, ist mehr als bemerkenswert.

> Ignatia und Nux vomica sind beide *hysterisch*, wenn die Dinge nicht so laufen, wie sie sich das vorstellen, beide benehmen sich auch in der Öffentlichkeit unbesonnen und haben emotionalen Appetitverlust. Wenn sie erregt sind, zittern und beben sie am ganzen Körper oder nur einzelnen Teilen, auch nervöse Husten- und Niesanfälle sind möglich. Ignatias Globus hystericus kommt als aufsteigendes Kloßgefühl auch bei Nux vomica vor, beide kennen zudem die Übelkeit ohne brechen zu können.

> *Falsche Ausgelassenheit* ist beiden Mitteln gemeinsam, wobei Nux vomica eher unmäßiges *Lachen* (auch Natrium), Ignatia *Seufzen* und *Gähnen* als Spannungsventil nutzt. Nux vomica äußert seinen Kummer häufig durch ständiges Jammern, während Ignatia sich in stillem Leiden ergeht. Nux vomica lindert eher den Liebeskummer bei *Männern*, Ignatia den von *Frauen*.

> Ihre *Empfindlichkeit* gegen *Lärm* oder *Gerüche* (Blumen, Parfüm, Kaffee, Tabak) kann bei beiden extreme Formen annehmen, wie sie auch beide zu Ohnmachten in überfüllten Räumen oder beim Anblick von Blut neigen. Ignatia wie Nux vomica können *Nagelkopfschmerzen* haben. Sie vermitteln ihnen das Gefühl, ein Nagel würde ihnen durch die Schläfen getrieben. Beide vertragen *Kaffee schlecht*.

Zwei Symptome vermitteln sehr gut die Umkehrung der beiden Programmaufgaben:
Nux vomica ist sich seiner gewiß und hinterfragt sich kaum, Ignatia neigt zur Gewissensangst, Nux vomica ist auch redegewandt, Ignatia neigt zu aufgeregtem Versprechen und ungeschickten Ausdrücken.

> Ignatia steht also als eine Art Regulator zwischen den Inhalten Sulfurs und Nux vomicas. Seine Verquickung in den auslösenden

Reiz macht es auch zu einem Mitglied der 5. Mittelgruppe, »der Emotionalen« (S. 235).

ARBEITSEINSTELLUNG, PFLICHT
»VORWÄRTS, WIR MÜSSEN ZURÜCK«

Ignatias Problem ist die Diskrepanz des tatsächlich Möglichen und des Bestmöglichen. Ignatia gibt die Vorstellung des Gewünschten nicht auf, findet sich mit der Enttäuschung nicht ab, sondern stellt nur seine Aktivitäten, Kampfhandlungen ein. Der Betroffene zieht sich ohnmächtig vor Zorn und Trauer zurück und vermeidet so, getötet zu werden. Äußerlich wirkt er wie ein verzweifeltes Kind, kann sein Weinen und Jammern kaum unterdrücken. Er **kennt sich selber nicht mehr**, es ist ihm als ob er seiner wahren Identität beraubt worden wäre.

Der **Ignatia-Zustand** bedeutet den Verlust innerer Stärke und die Unfähigkeit, die geringsten Schwierigkeiten zu bestehen. Jede Konzentration oder Anspannung kann nun einen **Kollaps** verursachen.

An dieser Stelle erinnern wir uns des unter **Nux vomica** angeführten Beispiels des frustrierten Reichskanzlers OTTO VON BISMARCKS, der, weil der Status seines Königs WILHELMS I., jede aufbrausende Emotion verbot, zu Hause vor Wut weinte und in den Teppich biß. Genau das erinnert auch an **Ignatia** und zeigt auch seine Nähe zu **Nux vomica**. Gut möglich, daß in dieser Situation **Ignatia** das richtige Mittel für ihn gewesen wäre.

Wenn wir hören, daß jemand nach einem Unfall mit Blechschaden oder nach einem Führerscheinentzug Selbstmord beging, so zeigt dies nicht das Wesen der Ignatia-Situation. **Ignatia** reagiert nicht mit Selbstmord, es ist ein *Programm des Rückzugs, des Überlebens*, sein Anspruch bleibt aufrecht. Die obigen Situationen sind andere Arten von Schocks. Wie ein Guß eißkalten Wassers die Haut, so berühren auch sie nur die Oberfläche der Psyche. Daß sie trotzdem tödlich sein können, liegt im Wesen dieser schockhaften Verletzungen, denen ein Mittel wie **Aconitum** besser entspricht.

Reaktionen enttäuschter Erwartung oder enttäuschten Ehrgeizes sind dagegen **Ignatia** zuzuordnen. Der Betroffene kann nicht mehr klar denken, verweigert jeden weiteren Versuch und ist doch nicht bereit, vom Objekt seiner Hoffnung zu lassen (**Natrium chloratum**). Seine kindlich fixe Idee wird zu seiner Identität:
- Die von ihrem Geliebten Betrogene *verharrt* in ihrer ohnmächtigen Liebe, außerhalb der es für sie keinen Sinn mehr gibt.

- Der Hobby-Fußballspieler will seinen Verein verlassen, weil er in der Aufstellung fürs sonntägliche Match nicht berücksichtigt wurde. Eigentlich will er weitermachen und wird dies auch. Daß er in einem ersten kindlichen Affekt die »ungerechte« Welt mit seinem Rückzug bestrafen will, entspricht keinem ernsthaften Willen. Täte er es dauerhaft, wäre das **Ignatia-Programm** als von **Natrium** abgelöst zu betrachten, wobei auch dieser in seinem Innersten die Rückkehr ersehnt.
- Wie **Natrium** *lehnt* **Ignatia** *Trost ab.*
Frische Konflikte aber sind Ignatias Sache. Aller Gewaltmittel beraubt, stampft sie wie im kindlichen Trotz auf den Boden, haßt die Welt gründlich, ist aber nicht bereit, sie zu verlassen.
▷ Das Ignatia-Programm setzt aktive in *passive* Aggression um, es erzeugt den paradoxen Trotz des Feldherrn, der die Schlacht nicht mehr siegreich fortführen kann und dafür die Armee als seiner nicht würdig erachtet.

Das erinnert an eine Äußerung des Trainers der Deutschen Fußballnationalmannschaft, BERTI VOGTS, der nach dem Ausscheiden der Deutschen bei der Weltmeisterschaft 1994 offensichtlich in einen Ignatia-Zustand geraten war. Trotz der argen Querelen um seine fachliche Kompetenz und des großen Drucks seitens der Presse, für die sein Rücktritt ausgemachte Sache und gar nicht zu diskutieren war, flüchtete er in eine seltsam kryptische Drohung, deren Wortlaut ich leider nur aus der Erinnerung wiedergeben kann:

»Ein falsches Wort von Seiten des DFB (seinem Arbeitgeber also) und ich bin für diesen Posten nicht mehr zu haben.«

Als man den ehemaligen Nationalspieler und Fernsehkommentatoren KARLHEINZ RUMMENIGGE, befragte, wie denn dieser Satz gemeint sein könnte, meinte er treffend, die Nerven lägen jetzt bei allen Beteiligten blank und man sollte doch warten, bis sich die Situation beruhigt hätte.

▷ Dazu ist hinzuzufügen, daß gerade blank liegende Nerven homöopathisch auswertbare Situationen schaffen.

Die Aufregung im Lager der Deutschen Mannschaft vor und nach ihrem Ausscheiden bot dafür beste Bedingungen.

Man könnte nun meinen, das Ignatia-Programm bewältigte nur frische emotionale Verletzungen. Meist ist dies auch so, aber es gibt Lebenssituationen, in denen sich diese dünnhäutige Gereiztheit konstitutionell festschreibt. Gut möglich, daß **Sulfur**-Menschen mehr als **Nux vomica** zu solchen Einbrüchen neigen.

COULTER nennt verwöhnte Frauen, die den Existenzkampf bloß vom Hörensagen kennen, aber nie selber erlebt haben: Sie sind unfähig, offene Aggression zu zeigen und bekommen bei kleinsten Mißgeschikken oder, wenn sie nicht kriegen, was sie wollen, hysterische Anfälle. Im

Extremfall macht sie schon jedes natürliche Hindernis rasend, das sich ihrer Eile verzögernd in den Weg stellt (**Causticum**).
VITHOULKAS beschreibt sie als feine Menschen großer Verwundbarkeit. Sie setzen sich mit hohem sozialen Bewußtsein für eine Sache ein, sind aber letztlich nicht geschaffen, die harte Wirklichkeit zu verkraften. Anfangs nehmen sie es schweigend hin, ab einem bestimmten Punkt aber brechen sie ein und geraten außer Kontrolle (*Hysterie*).
An dieser Stelle erinnere ich mich an eine Asthmatikerin, die seit dem fast gleichzeitigen Tod ihres Mannes und eines nahestehenden Verwandten nicht mehr weinen konnte. Im Repertorium fand ich **Natrium chloratum** unter dieser Rubrik. Obwohl die Todesfälle länger zurücklagen, war das Resultat leider negativ. Vielleicht hätte das Problem **Ignatia** (**Causticum**) lösen können. Im Falle **Ignatias** handelt es sich um einen *Krampf auf emotionaler Ebene*.

KONFLIKTVERHALTEN
VERSTEHT DIE WELT NICHT MEHR

Das Ignatia-Programm repräsentiert primär die **unmittelbare Enttäuschung** oder den Schock eines Konflikts und nur sekundär die stumpf grabende Verbitterung. Es entspircht dem **jähen Schmerz** über den Verlust einer Liebe, der Heimat oder den Tod eines Partners, eines Elternteils, eines Kindes, dem Schreck eines Verbrechens- oder Unfallopfers etc. Ignatias Empörung entflammt sich an den gleichen Objekten oder Ereignissen, bei denen **Nux** (eventuell auch **Causticum**) möglicherweise handgreiflich werden würde, aber obwohl Ignatia nicht weniger aufgebracht ist, schreckt es davor zurück. Die Situation des Betroffenen, seine äußerlichen Umstände oder die eigene Schwäche lassen dies nicht zu.
▶ Ignatia ist: Ohnmächtiges Zur-Kenntnis-nehmen-müssen.
Der Anspruch bleibt offen, weshalb die Entladung dieser inneren Spannung über Hysterie oder Verschlechterung spezifischer Krankheitssymptome (*Halsenge!*) erfolgt. Der emotionale Kontrollverlust erscheint als *Jammern, Weinen* und *Seufzen*. Der Ignatia-Mensch versteht die Welt und vor allem sich selber nicht mehr, könnte er es, würde er seine Emotionen unterdrücken, aber seine Willenskräfte sind einfach zerrüttet und nicht in der Lage sie zu bändigen. Sein Verhalten mag hysterisch sein, es ist aber nicht grundlos, wie das der echten Hysteriker.

Wenn Ignatia liebt:
Die häufigste Ignatia-Situation ist frischer, sehr oft *weiblicher Liebeskummer* (**Nux vomica** entspricht eher dem männlichen Liebeskummer).

Ihr Jammer beginnt alles zu dominieren, nur mehr ihr *Schmerz* interessiert. Ignatia heißt, vollkommen desillusioniert und zu einer Neugestaltung der Realität nicht mehr imstande zu sein. Ihr zu helfen, bedeutet mitunter Zielscheibe ihrer ungerechten Anschuldigung zu werden. Der **Ignatia-Liebeskummer** ist auch deshalb extrem, weil die Betroffene die aussichtslose Situation ihrer Beziehung begreift, aber mit kindlichem Trotz ihre romantisch-idealische Liebe gegen alle Vernunft aufrecht erhalten will.

▷ Wenn ich Dich lieb habe, was geht's Dich an?

▷ Erkaltet Ignatias Liebe, drehen sich ihre Gefühle um. Jetzt stört sie am Partner jede Kleinigkeit, im Extrem sogar seine Gegenwart, ihr romantisches Leid wird durch Zanksucht, Selbstsucht und Vorwürfe verdrängt.

Das Ignatia-Verhalten beginnt mit der Reaktion auf einen erlittenen Schmerz und dauert an, solange der Zustand des Betroffenen im Widerstand, im Trotz verharrt. Meist sind es nur wenige Tage, manchmal kann es aber auch nach Jahren nützlich sein.

Ein **Ignatia-Dauerzustand** kann durch eine lieblose Ehe, eine bittere Scheidung, eine unerträgliche innerfamiliäre Belastung, eine Abhängigkeit von jemandem, den man nicht respektiert, durch Situationen, die einen offenen Menschen zu unangenehmen Lügen zwingen, oder aber durch große Unzufriedenheit mit sich selber ausgelöst werden.

| EMPFINDSAMKEIT, ÄNGSTE |
| DIE SACKGASSE DER EMOTIONEN |

Sie machen das Wesen des Ignatia-Programms aus, das den Rückzug aus negativen Erlebnissen zu bewältigen hat. Was es von anderen Schockmitteln wie **Aconitum** oder **Arnica** (siehe dazu S. 242) unterscheidet, ist der psychologische Hintergrund. **Arnica** und **Aconitum** sind **Unfallmittel**, der Schadenseintritt erfolgt eher schicksalhaft *zufällig* und betrifft vornehmlich *materielle Bereiche* wie Verletzungen des Körpers oder Verlust an Besitz. **Ignatia** wirkt aus der *Tiefe ihrer Absichten* und Vorstellungen, die von den dramatisch schockhaften Ereignissen, dem Ärger oder den Irrtümern, ihren unklugen Entscheidungen oder Gewissensängsten wegen einer heimlichen Liebesbeziehung betroffen sind.

In seiner **akuten Phase** befindet sich der Ignatia-Mensch in einer Sackgasse von Emotionen, er gerät buchstäblich außer sich, ist sich selber fremd und von großer psychischer Zerbrechlichkeit. Seine Instabilität äußert sich primär in einer extrem schnellen Veränderlichkeit der Stimmungen, Heiterkeit geht sehr leicht in Tränen über und umgekehrt (auch **Natrium**), macht ihn aber auch anfällig für Hysterie. Freude kann seine

Nerven genauso überbeansprucht wie die geringste Zunahme an Streß oder gar Aufregung. Sie verstärken sofort seine körperlichen Beschwerden wie zum Beispiel Atemnot, Magen- wie Kopfschmerzen u. a.. Geht es »**Ignatia**« gut, ist sie zerbrechlich und zart, geht es ihr schlecht, kommen ihre hysterischen, keinen Widerspruch duldenden Affekte zum Vorschein. Ihre Unzufriedenheit mit sich und der Welt zeigt sie mitunter in einer **Freßsucht** oder einer **Nux vomica** entsprechenden Neigung zu *Genußgiften* wie Alkohol, Tabak und Kaffee.

DAS IGNATIA-KIND
PSYCHISCHE ZERBRECHLICHKEIT

Typologien, die im extremen Konfliktfall zu Ignatia-Verhalten neigen, sind vornehmlich
- **Apis mellifica**
- **Sepia**
- **Natrium chloratum**
- **Sulfur**

(nach VITHOULKAS).

▷ Ignatias psychische Zerbrechlichkeit steigert sich unter Streß.
Allein die Anstrengung durch eine Theateraufführung, einen Wettbewerb oder ein aufregendes Wochenende können es krank machen. Es kann sich auch nicht so geschwind im Reden ausdrücken, wie es möchte, und wird sogleich hysterisch, wenn man es unterbricht.

Ignatia charakterisiert die Situation unter lieblosen Eltern wie auch die **Eifersucht von Kleinkindern**, die fürchten, von den Eltern weniger geliebt zu sein als sein Geschwister, ebenso den Selbstwerteinbruch von größeren Kindern, die sich in Angst zurückgewiesen zu werden äußert (auch **Natrium**). Magersucht (Anorexie) kann eine der möglichen Reaktionen sein.

▷ Auch das Kind, bei dem es bereits genügt, seinen Redefluß nur unterbrechen zu wollen, um einen Wutanfall zu erzeugen, steht **Ignatia** nahe.

▷ **Ignatia** ist auch ein **Heimwehmittel** und hat starke Morgenverschlimmerung nach dem Erwachen.

▷ Wie **Calcium carbonicum** ist es ein Mittel, das Beschwerden nach **schockhaften Erlebnissen** beseitigen kann.

Dazu zählen Tadel durch die Eltern, überstandene Todesgefahren, beraubt oder vergewaltigt worden zu sein. Der Tod von Familienangehörigen läßt sie verstummen, sie kann nicht reden, nicht weinen. Die Symptome sind häufig *krampfhafte Beschwerden* wie Schütteln, Zittern, Gliederzucken, Zusammenschnüren des Halses (Globus), Herzklopfen, Schwindel, Fallsucht, Grimassen u. a.

Fall 1: Robert, 12 Jahre alt, erleidet plötzlich Asthma

Der zwölfjährige Robert war selten krank. Im Herbst vor einem Jahr hatte er, als er nach einem flotten Fußballspiel vor Anstrengung naß geworden war, plötzlich Atemnot bekommen. Er konnte nicht sprechen, nicht husten und war wie abgeschnürt. Vorbeugen verschlechterte die Situation, das einzige, was etwas half, war Druck auf die Brust. So plötzlich sein Asthma gekommen war, so plötzlich war es auch wieder verschwunden. Drei bis vier Wochen später kehrte es ohne erkennbaren Anlaß wieder. Danach war wieder einige Wochen Ruhe, bis sich in den Weihnachtsferien nach einer Grippe der nächste Anfall einstellte. Bemerkenswert war, daß sich die meisten Anfälle *Sonntag abends* ereigneten. Später, wir hatten das richtige Mittel noch nicht gefunden, befielen sie ihn *morgens*, wenn er zum Schulbus ging und auch abends vor dem Schlafengehen. Zu den gleichen Zeiten hatte er auch manchmal Anflüge einer unbestimmten Angst oder auch leichte Fieberschübe. Trotz des verdächtigen Zusammenhangs konnten keine schulischen Ursachen erhoben werden, weshalb die Mittelsuche primär nicht auf psychogene Beschwerden abzielte.

Als weitere Auffälligkeiten zeigte er eine *Engeempfindlichkeit* um den Hals (SYNTH., S. 668), *Schlaflosigkeit abends* (SYNTH., S. 1457) und *Heuschnupfen* (SYNTH., S. 512). Er war mit acht Monaten zur Welt gekommen und hatte eine Babygelbsucht gehabt. Im Bett neigte er zu heißen Füßen, die er gerne herausstreckte (SYNTH., S. 1246), auch warme Zimmerluft tat ihm nicht gut, weshalb er bei geöffnetem Fenster schlief (SYNTH. S. 1661).

In den Kindergarten war er gerne gegangen. Beim Basteln zeigte er oft wenig Geduld [SYNTH., S. 185 (21)], wenn ihm etwas mißlang. Dennoch bastelte er gerne [COULTER, I. S. 214 (5)], betrieb auch gerne Sport und sammelte Kronenkorken [COULTER I, S. 206 (6)].

Wir begannen mit **Sulfur**, das er wohl gut vertrug, das aber seinen Zustand nicht wesentlich besserte. Wegen seiner Engeempfindlichkeit um den Hals wechselten wir zu **Lachesis**, kehrten aber am nächsten Tag wieder zu **Sulfur** zurück, weil ihn morgens alle Muskeln, das Schienbein und die Brust geschmerzt hatten. Die nächsten Tage brachten zwar keine Anfälle mehr, dafür hatte er nun einen starken Schnupfen mit grünem Schleim und Schmerz in der Stirn bekommen. Als die Stirnhöhlenschmerzen krampfartig [SYNTH., S. 365 (21)] wurden, wurde zuerst **Kalium jodid D 12** und, als das versagte, **Ignatia D 30** versucht. Letzteres löste alle Probleme und wurde als Hauptmittel beibehalten.

Bei der geschilderten Problemlage kommt man wohl mit jeder Erhebungsmethodik ins Flattern. Wer denkt schon gleich an eine Ignatia-Konstitution? War's nicht eher ein Sulfur-Typ? Der Fall ließ zwar emotionale Empfindlichkeit vermuten, zu erheben war sie jedoch nicht, so daß das Problem ausschließlich somatisch gelöst werden konnte.

ZENTRALMOTIVE

Ignatias Bezug zu Nux vomica ist also gegensätzlich. Es zählt auch zur Gruppe der **emotionalen Mittel**, deren Funktion ich aus Gründen besserer Verständlichkeit erst in der Zusammenfassung vorstellen möchte.

Ignatias Reaktionsweise läßt sich anhand **Nux vomicas** gut erklären, weil es das Programm der Revierschaffung wie des -besitzes ist. **Nux vomica** sagt,»Macht geht vor Recht«. Was aber, wenn der Gegner, die Umstände oder eine höhere Gewalt dominieren? **Nux vomica** hat Anfälle von Streit und Reizbarkeit, **Ignatia** neigt dazu, alles zu unterdrücken.

▶ **Ignatias Vorgabe ist das erzwungene Aufgeben-Müssen. Der Anspruch wird krampfhaft beibehalten.**

▶ **Stichwort: Kapitulation – sich Zurücknehmen ohne aufzugeben.**

Es entspricht dem Hund, der sich winselnd und bellend vom Kampfplatz zurückzieht. Eben noch in einen wütenden Kampf verstrickt, wurde er so stark eingeschüchtert, daß seine Angst vor dem Tode stärker als sein Anspruch ist. **Ignatia** dient dennoch nur dem unmittelbaren Überleben, der Anspruch bleibt aufrecht. Der Widerspruch zwischen diesem und dem Aufgeben-Müssen beschert ihm sein berühmtestes Symptom, den *Globus hystericus* (hysterische Halsenge).

POLARITÄT, VERSCHIEDENHEITEN ÜBERHÖHENDE HYSTERIE

Normalerweise bewältigt das Ignatia-Temperament seine Affekte mit **hysterischen Ausbrüchen**. Andere Erscheinungsformen sind **stilles, melancholisches Leiden** oder falsche Ausgelassenheit. Daß eine Umkehrung der Gefühle möglich ist, wurde schon erwähnt. Hatte Ignatia zuerst ihre totale Unterwerfung unter ihre romantische Liebe bis zum Identitätsverlust getrieben, stört sie nach Erkalten ihrer Liebesanwandlung alles am Partner, ja sogar seine Anwesenheit.

▷ In einem Fall haben wir die Aufgabe des Besitzes bei Überhöhung des Anspruchs, im anderen die Aufgabe des Besitzes bei Überhöhung der Ablehnung. Es zeigt sich, daß keine wertfreie Umkehrung vorliegt, er wird in beiden Fällen von **seiner emotionalen Gestimmtheit beherrscht**, die Grundeinstellung der **überhöhenden Hysterie** bleibt gewahrt.

▷ Eine weitere Widersprüchlichkeit ihres Wesens, sind die *extremen Anforderungen*, die die leidende Ignatia an die Zuneigung und den Zeitaufwand der sie tröstenden Menschen stellt und die ungerechten Anschuldigungen, mit denen sie bei Nichterfüllung reagiert.

KÖRPERSYMPTOME

▷ **Ignatia** hat eine *charakteristische Morgenverschlimmerung* gleich nach dem Erwachen, ein *schnelles Umschlagen* seiner geistigen und körperlichen Zustände ins Gegenteil und umherwandernde, flüchtige Schmerzen.

Seiner *hysterischen Krampfneigung* entsprechen die auch **Nux vomica** vertrauten Symptome:

- Augenzwinkern
- Gähnen
- Gliederzucken
- Herzklopfen
- Schlaflosigkeit
- Schwindel
- Seufzen
- Zittern
- Zucken der Nase und der Mundwinkel
- Zusammenschnüren des Halses.

Manchmal kann sie nicht richtig atmen und muß immer wieder tief Luft holen.

▷ Ignatias *Kollapsneigung* und die stechenden Schmerzen seiner zahlreichen Anal- und Enddarmsymptome dürften ebenfalls krampfartig sein.

▶ Eine der wichtigsten Besonderheiten von Ignatia ist die *Verschlechterung* seiner körperlichen Symptome durch *emotionale Erregung*. Ignatias Hysterie drückt sich auch in widersprüchlichen Körpersymptomen aus:

- Kopfschmerzen mit heißem Kopf, die von heißen Anwendungen gelindert werden
- Kopf- und Ohrenschmerzen, die sich bei Musik bessern
- Zahnweh, das durch Kauen gelindert wird
- Halsschmerzen, bei denen das Schlucken fester Speisen angenehmer ist als Leerschlucken (auch **Lachesis**)
- Hustenreiz, der sich durch Husten verschlechtert
- Bauch-, Seiten-, Rücken- oder Kopfschmerzen, die durch Husten besser werden
- ein Leeregefühl im Magen, das durch Essen nicht besser wird
- eine Magenverstimmung, die durch schwere Kost besser und durch leichte schlechter wird
- Übelkeit ohne Erbrechen zu können
- Hämorrhoiden, die durch Sitzen schlechter und durch Gehen besser werden
- Hautjucken ohne Hautausschlag
- Verlangen nach frischer Luft obwohl zugempfindlich
- Äußerliche Hitze bei innerlicher Kälte
- Puls verändert sich ständig

- Zusammenschnürung des Halses bei einer Schilddrüsenüberfunktion.
- Hustenanfälle, die ihr kaum Zeit zum Atmen lassen.
- G. VITHOULKAS erwähnt eine Abneigung gegen alle Arten von Obst (40% seiner Fälle). Dieses Symptom findet sich sonst nur noch bei **Barium carb.** und **Phosphorus**.
- Auch Ignatias Hormonhaushalt ist gestört, im Extremfall bilden sich maskuline Züge aus (männlicher Haarwuchs).

Von seinen hysterischen Empfindlichkeiten sind vor allem bekannt:
- Beengungsgefühl
- eingeklemmte Blähungen
- extreme Lärm- und Geruchsempfindlichkeit, die sich zu Allergien steigern kann (auch **Arsenicum, Nux vomica, Phosphorus**)
- Lähmungen beliebiger Körperteile (auch Stimmbänder und Magen-Darmkanal)
- Mangel an frischer Luft in menschenüberfüllten Räumen
- Zusammenschnürung des Halses (Globus hystericus).

IDEALTYPUS

Am ehesten könnte **Ignatia Nux vomica** ähneln, also dunkle Frauen oder Männer von einerseits milder jedoch ebenfalls leicht erregbarer Art.

1.1.5 Lycopodium – die Bremer Stadtmusikanten

Der Mensch, dem Lycopodium (Bärlappsporen) hilft:
Die Lycopodium-Typologie hat eine Sonderrolle unter den Sozialen und steht in besonderer Weise dem Zentralmittel **Sulfur** gegenüber.

▶ **Sulfur** ist das *Ich* als *Zentrum* des Universums
▶ **Lycopodium** ist die *Institution*, die Gemeinschaft, als Teil des Universums.

Der Lycopodium-Mensch paßt sich in beliebige Gesellschaftsordnungen ein, weil er wie kein anderer fühlt, daß Vorteile mit Verlusten zu bezahlen sind. Wenn er an der Schaffung von Ordnungen mitwirkt, so tut er dies nicht als feuriger Idealist sondern als einer der die Wirklichkeit zu nehmen versteht. Manchen erscheint er deshalb als **feige abwägender Realist**, der **persönliche Verantwortung** meidet, um seine Minderwertigkeit zu verbergen.

Wie **Pulsatilla** versteht er menschliche Fehlerhaftigkeit, aber anders als sie leidet er nicht mit sondern betrachtet sie als naturgegeben.

▷ Im Gegensatz zu **Nux vomica** oder **Natrium** kann er sich mit gegensätzlichen Interessen ausgleichen, ist also zugunsten eines *Kompromisses* bereit, sein Eigeninteresse ein Stück zurückzunehmen.

▷ Zweifellos **meidet** er **persönliche Verantwortung**, indem er sie auf eine Mehrheit verteilt.

▷ Während **Nux vomica** meint, seine Ordnung (sein Recht) mit taktischer oder brachialer Gewalt wahren zu müssen, sucht **Lycopodium** den *Ausgleich*. Daß dabei das Bewußtsein eigener Schwäche wesentlich mitwirkt, ist nicht zu bestreiten.

> **Nux vomica** lebt, was **Lycopodium** hinnimmt. »Macht geht vor Recht«, sagt der eine, »jeder hat soviel Recht wie er Macht hat« (SPINOZA), der andere.

Der Unterschied liegt im Ton. **Lycopodium** weiß wie **Nux vomica**, wer das Sagen hat, ist aber nicht leicht enttäuscht oder verletzt, seine niedrigen und realistischen Erwartungen ermöglichen ruhige, Kritiker würden sagen, »lauwarme« Beziehungen.

Eine deutliche *Verwandtschaftsbeziehung* hat das Lycopodium-Programm zu **Calcium carbonicum** aus der Gruppe der »kindlichen Mittel«. Beiden sind ihre konservativen Prinzipien und ihre realistischen Ziele gemeinsam. Beide halten an ihrer vertrauten Umgebung sowie ihnen vertrauten Menschen fest und scheuen sich, etwas Neues zu unternehmen. Beide gehen Problemen aus dem Weg, pflegen sich mit Schwächeren oder ihnen Unterlegenen zu umgeben und zeigen keine Neigung, physisch gewalttätig zu werden.

> Wie's kommt, so kommt's, sagt sich der **Calcium carbonicum**-Fatalist. **Lycopodium** versucht sich seinem Schicksal durch Arrangements zu entziehen. Er fühlt seine Schwäche als einzelner und begegnet dem durch die Institution. Die homöopathische Literatur nennt es »Feigheit«, man könnte es auch »Diplomatie« oder »Vorsicht« nennen.

Fall 1: Respektabler älterer Patient mit Asthma bronchiale und begleitendem Emphysem

Ein grauhaariger, älterer Herr mit ausdrucksstarken Augenbrauen [COULTER I, S. 117 (5)] der trotz seines angeborenen Buckels (Kyphose) mit einer generösen Respektabilität aufzutreten verstand, litt an Asthma bronchiale und einem begleitenden Emphysem. Er war Direktor einer technischen Lehranstalt gewesen und jetzt schon seit einigen Jahren in Pension. Wie alle chronisch Kranken war er wegen seines primär belastenden Symptoms, also des Asthmas, gekommen, er hätte aber genausogut wegen seiner Magen- und Zwölffingerdarmprobleme Hilfe suchen können.

Er war auch ein typisches Beispiel dafür, daß bei chronischen Krankheiten immer mit einer fehlerhaften Verdauung zu rechnen ist, wobei Blähungen den bedeutendsten Schadfaktor stellen und zu eliminieren sind. **Diätetisch** geschieht das durch Vermeidung von *saurer* Nahrung, auch saurem Obst, wie zum Beispiel Zitrusfrüchte und Äpfel, ebenso von mit *Essig* marinierten Salaten, von sauren Getränken, wie unverdünnten Obstsäften, allen *kohlensäurehaltigen* Limonaden und *Mineralwasser* (siehe dazu ZIPPERMAYR).

Blähungen sind eine Domäne der Kohlenhydrate. Eiweiße und Fette faulen. Zur Blähungsminderung müssen also die Kohlenhydrate reduziert werden. Das betrifft Mehlspeisen, Teigwaren und Zucker. Auch die Zubereitung ist bedeutend, wobei die in heißem Fett fritierten oder gebratenen Speisen, Pommes, Pfannengerichte und andere besonders negativ herausragen.

> Die erwähnten Diätkriterien sind für chronisch Kranke beispielhaft, weil unverträgliche Nahrung die **Wirksamkeit der Homöopatika** deutlich **beschränkt**, ja sogar ausschalten kann. Dazu ist zu bedenken, daß Blähungen nichts anderes als Gärungen sind, die Alkohol, Fuselalkohol, Essig und Kohlensäure produzieren. Es ist daher nur logisch, daß alles in unserer Nahrung, was Gärungsprodukt ist, das Entstehen von Blähungen begünstigt. Der übersäuernde Magen dieses Patienten trug daher indirekt zu seinen Blähungen bei, weil er

auch die nachgeschalteten Darmabschnitte säuerte. Physiologen, die nun den Zeigefinger heben und mahnen, daß das Darmmilieu generell basisch wäre, weil sonst die Verdauungsenzyme nicht funktionierten, möchte ich darauf hinweisen, daß Blähungen nur im sauren Milieu stattfinden können. Das beweist zwingend die pH-Senkung im Darm und die dadurch verstärkten Verdauungsstörungen.

Unser Mann vertrug übrigens keinen Wein, keinen Alkohol und keine Zitrusfrüchte.

Weitere ins **Lycopodium**-Bild passende Symptome waren ein linksseitiger **Leistenbruch** [SYNTH., S. 750 (21)], ein schon operiertes Prostataadenom und seine **braunen Hautflecken** (SYNTH. S. 418), vor allem an den Fesseln. Sein beidseitiger grauer Star entsprach eher der **Calcium**-Konstitution, **Lycopodiums** nächster Verwandtschaftsbeziehung. Diese ist auch der Grund, weshalb ich auf den eben dargelegten Fall bei der Besprechung von **Calcium carbonicum** zurückkommen werde. Nicht einzuordnen war seine starke Empfindlichkeit gegen Gerüche ätherischer Kräuter oder frisch gemähten Grases.

Der Fall war derart sauber gelagert, daß es gleichgültig war, welches man als das auffälligste Symptom auserkor. Für mich war es die Magen-Darm-Problematik. In diesem Umkreis wies alles auf **Lycopodium**, welches als **D30** ein souveränes Kurresultat erbrachte.

Nach einer Augenoperation, deren Termin zufällig in die Kurzeit gefallen war, wurde kurzfristig **Staphisagria** zur Milderung der Operationsfolgen versucht. Wegen einer sofortigen Verschlechterung seines Asthmas mußte es aber wieder abgesetzt werden. Ein passendes oder wenigstens nahverwandtes Mittel hätte er in der relativ niedrigen Potenz (**D12**) zumindest vertragen müssen. Vielleicht war die Potenz, ich hatte nur **D30** zur Verfügung, zu hoch. VOISIN empfiehlt hier **C5–C9**.

Der Patient kehrte das Jahr darauf wieder. Er war gut über den Winter gekommen und hatte nach einer Verkühlung im Frühjahr wieder Beschwerden leichterer Art. Wieder war es **Lycopodium**, auf das er bestens ansprach. Heute wechsle ich nach dem Erfolg einer niedrigen Potenz auf eine hohe und Bedarfseinnahme.

ARBEITSEINSTELLUNG, PFLICHT
NUR NICHT AUFFALLEN!

Wenn **Sulfur** das in sich ruhende Ich ist, dem seine Wirkung nach außen gleichgültig ist, so beschäftigt **Lycopodium** seine Erscheinung und das, *was andere von ihm denken* in hohem Maße. Ein hypochondrisches Sich-Gehen-Lassen ist daher selten, sehr viel mehr befürchtet er, aus dem

Rahmen des Systems zu fallen und damit sein Gesicht zu verlieren. Dies zu vermeiden scheut er sich auch nicht, mitunter mit der Unwahrheit zu bluffen. Er ist vom Wesen her ausgleichend, er erwartet nicht viel von den Menschen und ist daher auch nicht leicht enttäuscht.

▶ Wie **Calcium carbonicum** kann er *psychisch stark belastbar* sein. Erfahrungen und Ereignisse, die für andere vernichtend sind, steckt er schulterzuckend weg. »Besser weichen als die Schlacht verlieren«, sagt er mit scheinbar fatalistischer Gelassenheit (**Calcium carbonicum**). Tatsächlich will er seine Schwäche verbergen. Andere zwanghafte Konstitutionen lasten ihm dies als **Feigheit** an.

▷ Selbst wenn zum Beispiel **Natrium** den gleichen Satz äußerte, so liegt ihm das *Nachgeben-Müssen* in seiner gerechten Sache unverdaulich wie ein Stein (**Groll**) im Magen.

▷ **Nux vomica** und **Sepia** würden sich wutentbrannt zurückziehen und ihr Unglück **beklagen**,

▷ **Arsenicum album** und **Nux vomica** würden sich **Vorwürfe** machen, nicht ausreichend vorbereitet gewesen zu sein.

Lycopodiums Taktik, seine soziale Gewandtheit eignen ihn auch für Führungspositionen. Auch in der Ehe, die er patriarchalisch, despotisch organisiert, ist er bei entsprechendem Widerstand der weiblichen »Basis« zu Kompromissen bereit.

Wenn **Sulfur** die Selbstgefälligkeit der Institutionen, ihre Wehleidigkeit gegenüber Kritik von innen repräsentiert, so wird sie von **Lycopodium** um einige weitere charakteristische Eigenheiten ergänzt:

▷ **Lycopodium** kann fähigen Menschen kritisch bis ungerecht gegenüberstehen, während er unfähige großzügig behandelt. Dies ist eine logische Konsequenz seiner Neigung, sich mit Schwächeren zu umgeben (auch **Calcium**).

Obwohl er politisch geschickt ist, neigt er zur Leichtgläubigkeit und läßt sich durch großartiges Gehabe blenden. Das verwundert nicht, zählt doch großartiges Gehabe,

▶ **mehr Schein als Sein**,

zu seinen ureigensten Schwächen.

▷ Große Veränderungen toleriert er besser als kleine, im Großen verschwenderisch neigt er im Kleinen zur Sparsamkeit.

Das erinnert an eine der Thesen des englischen Wirtschaftsfachmanns PARKINSON, die als »Parkinson'sche Gesetze« berühmt wurden. Demnach entscheiden Konzernvorstände (oder Regierungen) mit lockerer Hand über Milliardenbeträge, während sie sich bei der Anschaffung eines Radunterstandes in hitzige Diskussionen verstricken.

Lycopodiums *Anteilnahme an fremden Schicksalen* dauert meist nur so lange, wie die betroffene Person anwesend ist. Ein paar Tage später hat er es vollkommen vergessen. Aus demselben Grund vergißt er Namen, ja sogar den Inhalt ganzer Unterhaltungen. Alle Menschen sind für ihn gleich, weil er von seiner Arbeit voll in Anspruch genommen wird und mit sich selber zufrieden ist. Sein Abstand zu anderen Menschen läßt ihn häufig ihre individuellen Bedürfnisse übersehen, weil er von allem nur die Oberfläche sieht. Das kann ihn Mitbewerber, Altersgenossen, Familienmitglieder, Freunde unterschätzen und die eigenen Fähigkeiten überschätzen lassen. Sein Wunsch, nach außen zu glänzen, ist manchmal größer als seine Wahrheitsliebe. Wahrheit ist für ihn generell eine individuelle Größe und so mißtraut er allen Extremen und Idealismen.

Menschenbild und Politik
Lycopodium und **Nux vomica** zeigen aus verschiedenen Blickwinkeln, daß sogar das politische Taktieren biologische Wurzeln hat, ja daß es ein Kennzeichen institutioneller Einrichtungen ist. Im Gegensatz zu **Nux vomica** hat **Lycopodium** jene *wohlwollende Gleichgültigkeit*, die den politischen Umgang mit Menschen erleichtert. Gerade deshalb aber sind für den Fortschritt menschlicher Gesellschaftsformen idealistisch gestimmte Typologien wie **Natrium** und **Sulfur** unverzichtbar, so daß im Ausgleich der Temperamente auch Fortschritte erzielt werden können.
Es bleibt aber festzuhalten, daß jeder Fortschritt ausschließlich durch Mobilisation Gleichgesinnter, also Konzentration von Macht (**Nux vomica, Sulfur**) und nicht durch bloßes Argumentieren erzielt werden kann.

▷ Das sulfurische, egozentrische Moment der Institutionen, das sich nur dem Eigeninteresse verpflichtet fühlt und es auch wider besseres Wissen verteidigt, kann im Gegenzug nur durch sulfurische Egozentrik von revolutionären Bewegungen und Menschen aufgebrochen werden.

Damit ist freilich das Entstehen einer neuen Institution schon vorprogrammiert. Institutionen produzieren Gesetze überwiegend nach den Machtverhältnissen und nicht nach objektiven Prinzipien wie es sich **Natrium** erträumt. Kompromisse werden daher meist nur auf Gegengewalt oder Zwänge hin geschlossen, kaum aus höherer Einsicht.

▷ Der Vorteil der **Lycopodium-Diplomatie** beruht darauf, daß sie in ausgleichender Weise das Überschäumen von Idealismen dämpft.

Institutionen ermöglichen ein soziales Leben, indem sie mit ihren Gesetzen verhindern, daß sich überschießende Emotionen oder Gefühle (Hysterien) in Totschlag, Blutrache etc. austoben. Ein Eheschluß stabilisiert die Intensität einer Liebe auf ein gedämpftes aber dauerhafteres Niveau. Religiöse Institutionen wie die Kirche fassen Glaubenseifer, Extase und mystische Erfahrung in einen rituellen, dogmatischen Rahmen und reduzieren sie damit auf ein berechenbares Maß.

KONFLIKTVERHALTEN
ANGEBORENER GLEICHMUT

Lycopodiums *angeborene Gleichgültigkeit* macht den Ausgleich der Interessen möglich, er ist dabei Diplomat und kein Samariter, wie er sich auch mehr aus Diplomatie denn aus Überzeugung zu entschuldigen pflegt. Kaum einer versteht es so gut, persönliche Gefühle von beruflichen zu trennen, also um eine Sache vehement zu streiten und sich danach mit seinem Kontrahenten auf ein Glas Bier zusammenzusetzen. Sein Festhalten an einer einmal eingegangenen Beziehung spiegelt seine **Calcium carbonicum**-Verwandtschaft. Er ist nicht der Chef, der Untergebene, Angestellte nach Lust und Laune aus seinem Betrieb wirft, es fällt ihm auch schwer, seine Beziehungen zu Partnern und Freunden abzubrechen. Gleichgültig, mit wem er auch umgeht, Gattin, Kinder, Freunde, Angestellte, immer tut er es mit innerer Distanz, was ihn letztendlich als personifizierte Institution charakterisiert.

Lycopodium neigt dazu, *andere zu unterdrücken*. Dies kommt aus der Überlegenheit seiner Distanz, die ihn den anderen entrückt, aber auch von seinen Minderwertigkeitsgefühlen, die er auf diese Weise kompensiert.

▶ Widerspruch verträgt er schlecht, er weiß aber zwischen Thema und Person zu unterscheiden.

▶ Im allgemeinen überwindet er Ärger sehr rasch, nimmt Kritik nicht übel und ist auch nicht leicht zu verletzen.

▶ So wie Institutionen mit sich im Reinen sind, so ist es auch mit Lycopodium, und so wie Institutionen ihre Schwächen *verleugnen*, so will auch **Lycopodium** stets den **Schein wahren**, ja er hält es sogar für unter seiner Würde, an kleinen Beschwerden zu leiden.

Ein gutes Beispiel der Lycopodium-Methodologie hatte der verstorbene österreichische Altbundeskanzler, BRUNO KREISKY, gegeben: Er war ein großer Rhetoriker mit großem Gespür für den Moment. Man warf ihm unzählige Male vor, sich widersprochen oder eine Ankündigung nicht wahr gemacht zu haben. Aber selbst wenn die Angriffe zurecht erfolgten, im Augenblick der Diskussion verstand er es meisterlich, sich mit Witz oder selbstbewußtem Brustton aus der Affäre zu ziehen. Er hatte unter Ausschaltung linker Idealismen seine Partei mehrheitsfähig gemacht, er hatte auch parteilose Minister in sein Regierungsteam aufgenommen und hatte trotz der Turbulenzen, die das Ende seiner Amtszeit überschatteten, seine persönliche Integrität wahren können. Ob er von sich großartig gebärdenden Menschen zu blenden war, könnten wohl nur seine Mitarbeiter sagen.

Beurteilt man das Wenige, was von seiner Krankheit bekannt wurde, so besaß er sehr schwache Nieren und hatte auch mehrere Augenoperationen (grauer Star?) über sich ergehen lassen müssen. Beides wären für **Lycopodium** *typische Schwächen* gewesen.

| EMPFINDSAMKEIT, ÄNGSTE |
| MEHR SCHEINEN ALS SEIN |

Lycopodium ärgert sich nur kurz über Ungerechtigkeiten und vermeidet es auch, ungünstig laufende Diskussionen zu beenden. Er tut dies aus Kalkül. Wo's nichts zu gewinnen gibt, sollte wenigstens der Schein gewahrt bleiben. Man kann es auch »Diplomatie« nennen.
▷ Dies paßt sehr gut zu seinem Hang zu Repräsentation. Er will wirken und hat *Angst, einen schlechten Eindruck* zu hinterlassen.
Dies läßt ihn auch neue Bekanntschaften scheuen. Er haßt es, *öffentlich aufzutreten* oder sich irgendwo vorzustellen, weil es ihm unbequem ist, seinen eigenen Vorgaben von Respektabilität entsprechen zu müssen.
Die **Kehrseite** seines Ringens um Eindruck sind
▷ *Versagensängste*, Unsicherheit, Schüchternheit, Abhängigkeit von einer sicheren Umgebung, Traurigkeit und ein Hang zum Weinen.
▷ Er zeigt wenig emotionale Wärme und Feingefühl. Aus seiner Warte sieht er zwar die Welt objektiver, die kleinen Bedürfnisse anderer bleiben dabei auf der Strecke (auch **Natrium**).
▷ Seine Distanz verschafft ihm ein solides Selbstwertgefühl. Er glaubt nur an sich, alle Menschen, auch die ihm nahestehenden, sind für ihn gleich. Das macht ihn für Selbsttäuschung anfällig. Er braucht im Grunde niemanden, keine Frau, keine Kinder, nur sich und seine Position, im Extremfall nicht einmal diese.
▶ Seine *sexuelle Einstellung* neigt zu oberflächlichen Beziehungen. Im Vordergrund steht Sex, der ihn zu nichts verpflichten soll. Im Rahmen einer Ehe kann es daher zu Problemen wie Impotenz, vorzeitigem Samenerguß oder Erektionsschwierigkeiten kommen.

| DAS LYCOPODIUM-KIND |

▷ **Lycopodium** ist psychisch nicht auffällig.
Manchmal weint es beim geringsten Verdruß oder beim Aufwachen in der Früh, der Erwachsene hegt um diese Zeit Suizidgedanken.
▷ Im allgemeinen entscheiden die Körpersymptome.
Für Kleinkinder, bei denen nur selten ausreichend Informationen zu erheben sind, gilt dies umso mehr. Hier sind vor allem ihre Neigung zu Milchschorf, Leistenbrüchen und ihre Anfälligkeit für Lungenentzündungen hervorzuheben. Bei Blasen- und Harnleiterentzündungen Schmerzen vor dem Wasserlassen. Siehe hierzu »Körpersymptome«.

ZENTRALMOTIV

Lycopodium besitzt den emotionalen Gleichmut und die nivellierenden Eigenheiten von Institutionen. Sein **Fatalismus** entstammt der **Calcium carbonicum**-Mentalität:
▷ Die Welt ist, wie sie ist, alles, was nützlich ist, ist auch wahr.
Er erwartet nicht allzuviel von den anderen, ihre Minderwertigkeit lenkt ihn von der eigenen ab. Seine Ziele erreicht er durch Kompromisse. Gemeinsam mit **Sulfur** stellt er die wesentlichen Eigenschaften von Institutionen (Behörden, Ämtern, Kammern ...).
▶ **Lycopodium gibt vor, »gebt dem Kaiser, was des Kaisers ist und Gott, was Gottes ist«.**
▶ **Stichwort »Kompromiß«: Ordnung durch Interessenausgleich.**
Lycopodium sorgt dafür, daß eine Gemeinschaft (Horde) im Ausgleich der individuellen Interessen geschaffen und erhalten werden kann. Es ist also kein Zufall, daß diese Mentalität oft *sehr belastbar* ist. Diese friedenstiftende Distanz zeigen alle »Lebermittel«, vor allem **Magnesium chloratum** und **Natrium sulfuricum** (siehe S. 106 und S. 107).

POLARITÄTEN, VERSCHIEDENHEITEN
PSYCHOBIOLOGISCHE MINDERWERTIGKEIT?

Lycopodiums nivellierender Inhalt scheint keine Polaritäten zuzulassen. In gleichen Augenblicken aber, in dem Lycopodiums institutionelles Selbstverständnis einbricht, fällt es ins genaue Gegenteil. Aus dem bestimmten, jovialen Menschen wird plötzlich ein *emotionaler Querulant*, der viele Züge eines pathologischen **Nux vomica** aufweist.
Wenn CANDEGABE sagt, die *psychobiologische Minderwertigkeit* sei der Schlüssel zur Persönlichkeit des **Lycopodium**-Patienten, so stimmt dies nach meiner Interpretation besonders für diese polare Variante. Minderwertigkeiten sind im Rahmen der Überlebensstrategie der Evolution stets an der Überlegenheit eines Gegners zu messen. Es ist prinzipiell nicht negativ zu werten, wenn der Betroffene mit Gegenstrategien reagiert, die dem Rahmen seiner Möglichkeiten entsprechen. **Lycopodiums** *Feigheit* ist freilich ein Grenzfall.

> Im allgemeinen aber sind Minderwertigkeitsgefühle wesentliche Impulsgeber der menschlichen Entwicklung wie der Evolution.

Das Streben zur Macht ist für **Lycopodium** nicht typischer als für **Arsenicum, Natrium** oder **Nux vomica**. Entscheidend ist das »Wie« und das Motiv.

Wie schon erwähnt, ist dies für den **Natrium**-Menschen sein überindividuelles Prinzip, für **Nux vomica** die Ordnung, **Arsenicum** will sich seiner Existenzsorgen entledigen und der realistisch denkende **Lycopodium-Typ** sichert die Verantwortung, indem es sie institutionell verteilt. Unbestritten neigt er zu Minderwertigkeitsgefühlen und einem Mangel an Selbstvertrauen. Charakteristisch ist dann seine
▷ *Erwartungsspannung,*
die ihn vor jedem neuen Vorhaben, vor jedem Auftritt in der Öffentlichkeit plagt. Bei allem, was er vor hat, fürchtet er sich, im Extremfall sogar, wenn er im Freien unterwegs ist.
▷ Berüchtigt sind seine Reaktionen auf Widerspruch, seine *Reizbarkeit*, seine überdimensionierte Pedanterie. Jetzt zeigt er sich auch hart gegen Untergebene und liebenswürdig gegenüber Vorgesetzten.

Aus seiner distanziert objektiven Gleichgültigkeit wird plötzlich Apathie mit dem Gefühl, in allem versagt zu haben. Er fühlt sich psychisch und physisch am Ende und ahnt seinen Tod voraus.

Gleichgültigkeit:
Lycopodium ist ein Meister der Gleichgültigkeit. Im Gegensatz zur depressiven Variante anderer Konstitutionen schadet sie ihm nicht, sondern schützt ihn sowohl psychisch als auch körperlich.
Alle negativen Ereignisse, die seiner psychischen Überlegenheit schaden könnten, kalkuliert er ein, was ihm tiefgreifende Erschütterungen erspart. Wenn **Lycopodium** gleichgültig gegenüber Zuneigung ist, so hegt er im Gegensatz zu **Natrium chloratum** keine geheimen Erwartungen.

KÖRPERSYMPTOME

Lycopodiums *Schwachpunkte* sind seine **Verdauung**, seine **Leber** und seine **Nieren**. Seine träge, fehlerhafte Verdauung verursacht ihm Blähungen nach dem Essen, die den Darm destabilisieren und mit Verstopfung einhergehen.
▷ Seine *Säureempfindlichkeit* kann spektakuläre Ausmaße haben.
Ich denke an einen 10jährigen Jungen, der sogar auf Industriemarmelade mit Asthma reagierte. Der Grund war die zum Konservierungszweck beigemengte, eigentlich harmlose Zitronensäure. Selbstverständlich wurde die Richtigkeit dieses Zusammenhangs mit hausgemachter Marmelade überprüft.

Fall 2: 10jähriger Junge mit Asthmaproblemen

Der Patient hatte von klein auf mit Bronchitis zu kämpfen gehabt, aus der sich dann seine Asthmaprobleme entwickelt hatten. Sein Reizhusten, der sich bis zum Erbrechen steigern konnte, verschlechterte sich abends oder/und in der Nacht und besserte sich morgens. Begonnen hatte es mit Schnupfen und Mittelohrentzündungen, seine Nase war immer zu gewesen, nur wenn er sich vornübergebeugt hatte, hatte er atmen können. Ob vom Beginn an Polypen daran beteiligt waren, ist nicht ganz sicher, später waren sie jedenfalls vom Facharzt diagnostiziert worden. Mit fünf Monaten war er wegen einer Harnröhrenverengung operiert worden, wobei man auch gleich die Vorhaut gekürzt hatte, um eine drohende Phimose (SYNTH., S. 892) zu vermeiden. Er hatte eine Vorliebe für **Süßes** [SYNTH., S. 736 (21)], neigte zu **Blähungen** und **schuppigen Hautunreinheiten**. Speziell als Kleinkind neigte er dazu, im Bett am Kopf und Oberkörper zu schwitzen.

An seinem Verhalten fielen seine Anlehnungsbedürftigkeit und seine Ängstlichkeit gegenüber dem Alleinsein (SYNTH., S. 63) und neuen Situationen auf. Dennoch war er ehrgeizig, brauste leicht auf oder wurde rasch ungeduldig (SYNTH., S. 185), wenn er etwas nicht schaffte. Dann neigte er dazu aufzugeben.

Die Ausgangslage war von den Symptomen her dürftig. Nichts paßte zusammen. Ausgehend vom Vater, mit dem er gewisse optische Ähnlichkeiten aufwies, kam **Lycopodium** in Betracht. Dieser wurde daraufhin oberflächlich auf **Lycopodium** hin erhoben. Der Verdacht blieb bestehen, also wurde auch **Lycopodium** versucht. Tatsächlich hatten wir erst mal Erfolg, die Wirksamkeit des Mittels brach jedoch immer wieder überraschend ein. Versuche mit anderen Mitteln brachten nicht mal eine Erleichterung. Es war ein kleines kriminalistisches Kunststück, die mit Zitronensäure konservierte Industriemarmelade als den Übeltäter zu entlarven.

Weitere körperliche Charakteristika:
Der **Lycopodium**-Patient ist dünn, faltig, voll von Gas. Er schwitzt meist wenig, friert leicht, hat kalte Extremitäten und Krampfadern, die auf seinen schlechten Kreislauf zurückzuführen sind.
Lycopodium zeigt Verschlackungstendenzen, die von seinem Darm und seiner mageren Leberleistung ausgehen. In diesem Stoffwechselbereich liegen auch seine Schwachstellen. Es sind
- der Urogenitaltrakt (sexuelle Probleme, Nephritis)
- der Magen-Darm-Trakt (Magengeschwüre, Colitis, Hämorrhoiden)
- die Leber (Gicht).
▷ Ein weiteres Charakteristikum ist seine Anfälligkeit für Leistenbrüche, Krampfadern und bei Frauen Zysten am rechten Eierstock.

▷ Viele Krankheitssymptome, wie zum Beispiel Mandelentzündungen, beginnen bei ihm zuerst rechts und greifen dann nach links über. Seine übliche Verschlechterungszeit hat er von 16 bis 20 Uhr.

DER IDEALTYPUS

Tiefliegende Augen mit auffälligen Augenbrauen, Gesichtszüge scharf und gefurcht, erdig, gelbfahler Teint, trockene Haut, die zu Sommersprossen und Leberflecken neigt. Oberkörper und Gesicht magern ab, an Hüften und Schenkeln sammelt sich Fett.

1.1.5.1 Die Lycopodium-Gruppe – die »Lebermittel«

Man kann diese Mittel unter dem Überbegriff, »Leber-Mittel«, zusammenfassen. Sie alle zeichnet aus, daß sie Konflikte nur schlecht ertragen können und daher **Friedensstifter** sind.

A. Magnesium chloratum

Magnesium muriaticum, Magnesiumchlorid
▶ G. VITHOULKAS schreibt, daß sie Pazifisten seien und immer versuchten, **Streit zu schlichten**.
Oft sind sie sogar auch bereit, ihre eigenen Gefühle zu unterdrücken. Schon als Kind leidet der **Magnesium-chloratum**-Mensch, wenn sich die Eltern streiten, die Empfindlichsten unter ihnen können dadurch Gelbsucht bekommen. Später im Erwachsenenalter machen ihn Streitigkeiten in seiner Umgebung kaputt. Sie möchten andere glücklich sehen, **(Phosphorus)** sind aber nicht in der Lage, aus sich herauszugehen.
▷ Sie sind emotional wie körperlich **unbeholfen** und haben wenig Talent, sich auszudrücken.
▷ Er ist extrem **pflichtbewußt** und versucht stets den Anforderungen gerecht zu werden.
Sein mitfühlendes Wesen, das ihn beide Streitparteien verstehen läßt, eignet ihn darüber hinaus wie **Lycopodium** zur Diplomatie, wobei er im Gegensatz zu diesem um eine Sache kämpft. Beide verleihen ihrem Ärger keinen Ausdruck, da sie befürchten, daß der andere deswegen zornig wird (auch **Silicea, Staphisagria, Kalium**-Mittel).
Sein Pflichtdenken, gekoppelt mit seiner *emotionalen Empfindlichkeit*, lassen ihn ruhelos werden und führen im Laufe der Jahre zu **Schlafstörungen** (wachen nach zwei Stunden auf und schlafen nicht wieder ein. Im Extremfall Erstickungsgefühle beim Augenschließen). Um

nicht verletzt zu werden, kapselt er sich ab, was letztlich eine verdrießliche Grundhaltung erzeugt. Er erscheint gequält mit **mürrischem Gesichtsausdruck** (die Haut wird runzelig, altert rasch). Seine Unfähigkeit, sich zu entspannen, überträgt sich so auf seine äußere Erscheinung.

▶ Seine hervorstechendste Modalität ist die **Verschlimmerung durch Hinlegen**, die für alle psychischen wie körperlichen Symptome gilt.

Bronchitis, Kehlkopfentzündung, verstopfte Nase, Mittelohrentzündung – sobald er sich **hinlegt**, wird alles **schlechter**, er wird ruhelos oder bekommt Husten und Atemnot. Kaum steht er auf, wird es besser.

▶ **Morgens** erwacht er wie **gerädert**, er ist **schlecht gelaunt**, geistig und körperlich steif, wie von Giftstoffen überladen (**Nux vomica, Lycopodium**).

▷ **Lycopodium** schläft lieber rechts, **Magnesium muriaticum** links.

▷ Kopfschmerzen besser durch Einhüllen. Kaltluftempfindlich.

Die Tagesaktivitäten bessern, es wird eine **Starre** empfunden, die sich durch Bewegung bessert.

▶ Eine andere typische Verschlimmerung ist die **Salzempfindlichkeit** (Gastritis) und der negative Einfluß des **Meeres** auf sein Empfinden.

▷ Durchfall und Magenschmerzen nach Milch.

Manche sind von elektrischen Schlägen geplagt, die durch den ganzen Körper ziehen. Oft ist der zur Steifigkeit neigende Nackenbereich Ausgangsort. Schreibkrämpfe sind möglich.

Wie **Sulfur** oder **Calcium carbonicum** können sich ihre Füße im Bett so erhitzen, daß sie sie herausstrecken müssen.

B. Natrium sulfuricum

Glaubersalz

▶ Wie bei den anderen Lebermitteln sind es **friedenstiftende Temperamente**.

Es handelt sich um *verschlossene* Menschen, die nur ungern Einblick in ihr Innerstes gewähren. Wenig spontan, kaum impulsiv, scheinen sie nicht mit den anderen zu empfinden. In Streitfällen erweist sich ihre Distanz als Vorteil. Sie verstehen beide Parteien und sind daher imstande, sie wieder zusammenzubringen. Anders als **Lycopodium** sind sie in persönlichen Beziehungen weniger oberflächlich, sondern halten an ihnen fest.

▷ Das sulfurische Element ihres Charakters bewirkt einen kräftigen Ehrgeiz. *Sie wollen die ersten sein.*

Gepaart mit ihrem Verantwortungsbewußtsein eignet sie dies häufig für geschäftliche Erfolge, die sie oft mit psychischen Problemen bezahlen.

Stellen sich ihrem Streben äußere Umstände oder eine körperliche Schwäche entgegen, zum Beispiel Asthma, entwickeln sie eine verdrießliche, extrem negative Einstellung zum Sinn ihres Daseins. Jeder Kummer, jeder Widerstand, der sich ihren Unternehmungen entgegenstellt, läßt **Selbstmordgedanken** in ihnen reifen, deren Ausführung jedoch von ihrem **Verantwortungsbewußtsein** verhindert wird.

▶ Die Last dieser reizbaren und doch beherrschten Menschen ist demnach, von den Gegensätzen Ehrgeiz und Verantwortung innerlich zerrissen zu sein.
▷ Sie sind empfindsam auf sanfte Musik (**Natrium**-Mittel, **Graphites**).
▷ Ihre Augen sind sehr **lichtempfindlich**.
▷ **Heuschnupfen, Heuasthma**.
Ihr **Asthma** ist oft von einem Elternteil vererbt und geht gerne mit Magenbeschwerden und Verstopfung einher. Charakteristisch sind auch große Mengen grünlich gelben Schleims, eine hohle Empfindung beim Husten und eine *morgendliche Verschlechterung* zwischen *4 und 5 Uhr*.
▶ Ein hervorstechendes körperliches Merkmal ist, daß sich nach **Stuhlgang alle Beschwerden bessern (Natrium carbonicum)**.
▷ Darüber hinaus vertragen sie **Feuchtigkeit ungemein schlecht**, sei es als Klima, Wetter oder bloß Aufenthalt am Wasser.
▷ Symptomatisch ist es ein Mittel für die Folgen von **inneren Kopfverletzungen**, speziell **Epilepsie (Arnica, Cuprum)**.
▷ Im Genitalbereich können sich weiche, fleischige **Feigwarzen** bilden.
▷ Die Mundschleimhaut ist sehr berührungsempfindlich: Brechreiz beim Zähneputzen, Zahnprothesen werden schlecht vertragen.

C. Chelidonium

Schöllkraut – Lebermittel
▷ **Chelidonium** ist weniger friedfertig als die meisten Lebermittel und neigt dazu, seinen Willen durchsetzen zu wollen.
Er besitzt nicht die **Lycopodium**-Diplomatie, sondern äußert sich sachlich ohne Rücksicht auf Gefühle. Generell denkt er mehr *sachbezogen*. Unter Helfen versteht er ein aktives Vorgehen gegen den mißlichen Umstand und weniger Trost. Sich um den Seelenzustand des Betroffenen zu kümmern, erscheint ihm vertane Zeit, weil ja durch Reden nichts besser wird.
▶ Ein **praktischer, hemdsärmeliger Typ**
▶ Sie sind Organisatoren ihrer Ordnung: der Punkt wird abgehakt.
Ihr Wille macht die Chelidonium-Ehefrau oder den Ehemann bestimmend, wobei sie um das Wohlergehen ihrer »Reviermitglieder« ehrlich besorgt sind.

Auf der Gefühls- oder intellektuellen Ebene sind sie kaum vertreten. Sie schätzen die handfeste Realität und neigen wenig zur abstrakten Betrachtung. Sie sind nüchterne, unsentimentale Geschäftsleute, die Rückschläge und Enttäuschungen gut überwinden, denen es aber schwerfällt, Gefühle auszudrücken.

> Es gilt als Akutmittel von **Natrium chloratum** und **Lycopodium** bei Leber- und Gallenproblemen.

▶ Das auffälligste ihrer Körpersymptome ist der Schmerz, der von Leber oder Magen gegen den unteren Winkel des rechten Schulterblatts ausstrahlt **(Kalium carbonicum, Mercurius)**.
▷ Die Farbe der Handflächen, des Gaumens oder der Augenbindhäute ist oft **gelblich** getönt, eine gelbe Haut ist möglich.
▷ Das Gehör ist häufig vermindert, aber gleichzeitig empfindlich gegen Hintergrundlärm (Straßenlärm).
▷ Bronchitis besonders rechtsseitig. Angina rechtsseitig.
▷ Rheumatische Schmerzen bevorzugt in **rechter Körperhälfte:** Arm, Schulter, Handgelenk, Hand, Hüfte, Ferse. **Eiskalte Fingerspitzen.**
▷ Beschwerden *besser nach Essen* (besonders warmes). Starkes Verlangen nach Milch und Milchprodukten oder deutliche Ablehnung.
▷ Verschlimmerungszeit 4 Uhr und 16 Uhr (**Lycopodium** 16 Uhr).
▷ Auffällige abendliche Müdigkeit (TV-Schlaf).

D. Antimonium crudum

Grauspießglanz

▶ Kinder und Jugendliche mit Neigung zur Fettsucht, die Nasenlöcher und Mundwinkel sind rissig und verkrustet. Die Stimmung ist ängstlich und tränenreich **(Pulsatilla)**, das Kleinkind will nicht angesehen (beachtet) werden.
▷ Lebensüberdruß bei langwieriger Erkrankung, mit starken Erschöpfungszuständen und Fieber. Aber auch überempfindsame, hysterische junge Mädchen in der Pubertät (Bleichsucht). Sie schwanken zwischen romantischer Erwartung und weltabgewandter Enttäuschung.

> Es ist wie ein stetes Hoffen auf Gesundung, das durch die Realität immer wieder zerstört wird.

▷ *Gichtische* und *rheumatische Zustände*, die mit der Witterung wechseln. Kaltes feuchtes Wetter oder kalt baden *verschlechtern*: Magen-Darmprobleme, Kopfschmerzen, Gicht, Katarrhe, Stimmverlust).

Wärme oder warme Bäder bessern, **strahlende Hitze** (Sonne, Kamin) wird jedoch sehr schlecht vertragen und kann die gleichen Symptome hervorrufen.
▷ Der Magen steht im Zentrum der körperlichen Beschwerden.
▷ Verlangen nach saurem Obst und Getränken (Wein), obwohl sie schlecht vertragen werden: Kopfschmerz, Magenprobleme, gichtische Erscheinungen und Durchfälle.
▷ Nasenkatarrh mit Verstopfung nachts oder im überheizten Zimmer. Mit der Verstopfung sind Kopfschmerzen verbunden.

Alles in allem gehören der **Katarrh**, der **Kopfschmerz** und die **Magenprobleme** zusammen:
▷ **Weiß-pelziger Zungenbelag**. Dabei Würgen und Erbrechen und Widerwille gegen Essen. Aphten der Mundschleimhaut.
▶ **Magensymptome:** Ein ständiger Brechreiz und das Gefühl des überladenen Magens sind charakteristisch. Dies macht **Antimonium crudum** auch zum Mittel der Schnell- und Vielesser.
▷ **Schweiß** bei geringsten Anstrengungen.
▷ Neigung zu Ekzemen, Schrunden in Nase, an Lippen, Fingern.
▷ **Warzen-, Hühneraugen-** und **Schwielenbildung**. Schmerzhafte **Verhornungen** an Druckstellen. Brüchige Nägel und Haare.

E. Antimonium tartaricum

Brechweinstein

Ein naher Verwandter von **Antimonium crudum**. Einsatz vorwiegend als Bronchitismittel bei Kindern und Greisen.
▶ Ausschlaggebend sind *Schleimrasseln* über der Lunge, wenig Auswurf, weiße Zunge, weite Nasenlöcher, allgemeine Erschlaffung, Aufrichten bessert.

> Das Mittel sollte nur für **Schwächezustände** verwendet werden. Für den **frischen Infekt** kommt es nur dann in Frage, wenn von Anfang an deutliche Erschlaffung und Schwäche vorhanden sind: Vagushemmung. Es besteht **Erstickungsgefahr**, weil der Hals voller Schleim ist.

Rasselnder hohler Husten. Husten und Gähnen lösen einander ab. Kopfzittern beim Husten. KENT beschreibt den Zustand als der Endphase der Lungenentzündung entsprechend: Kälte, Schwäche, Schweiß, Schlaflosigkeit. Es ist auch als Keuchhustenmittel verwendbar.
Darüber hinaus hat es Magensymptome ähnlich **Antimonium crudum:** z. B. **Übelkeit, weiße Zunge, Sauerverlangen.**

1.1.6 Übersicht und Zusammenfassung der »zwanghaften« Hauptmittel

1.1.6.1 Die Zentralmotive der Hauptmittel

ARSENICUM

Motiv	Stichwort
Fürchtet die kommende Zeit und begegnet dieser mit seiner Vorsorge: »Sorge in der Zeit, dann hast du in der Not.«	Rennpferd oder Haselmaus **Sorgen:** Existenzangst, Zukunftsangst

LYCOPODIUM

Motiv	Stichwort
»Gebt dem Kaiser, was des Kaisers ist und Gott, was Gottes ist.«	Bremer Stadtmusikanten **Kompromiß:** Ordnung durch Interessenausgleich

NATRIUM

Motiv	Stichwort
»Was du nicht willst, das man dir tu, das füg auch keinem andern zu!« Gibt allgemein gültige Ordnungsprinzipien vor. Seine Eigenart, Unrecht nicht vergessen zu können, steht für seine Prinzipienfestigkeit.	Zinnsoldat oder Pinguin **Prinzipientreue**

NUX VOMICA

Motiv	Stichwort
»Was ich muß, sollen alle müssen!«	Wachhund oder Gockelhahn **Revierbesitz, Revierordnung**

SEPIA	
Motiv	Stichwort
»Obwohl ich weiß, daß es Pflicht ist, will ich es freiwillig tun!«	Schwarze Madonna **Pflicht:** Neigung kontra Wissen zu müssen

1.1.6.2 Vergleichende Untersuchung – Verwandtschaftsbeziehungen

Bei einer vergleichenden Untersuchung von homöopathischen Mittelbildern verwirrt zum einen die Anzahl der Symptome, zum anderen finden sich viele gleiche oder ähnliche bei mehreren Mitteln, und zuletzt fehlt beim Vergleich anonymer Bilder mit der Wirklichkeit die *»Betonung«*. Dies ist der Grund, weshalb ein oder mehrere gleiche Symptome nichts über eine eventuelle Verwandtschaft aussagen. So kann zum Beispiel ein und dieselbe Angst mit völlig unterschiedlichen Motiven zusammenhängen. Wir werden sehen, daß letztlich das Motiv die (Essenz) eines Mittels der Schlüssel zum Verständnis der Verwandtschaftsbeziehungen homöopathischer Mittel ist (Kap. III).

A. Motiv der Psyche: Die Existenzangst

Denken wir an die Existenzangst **Arsenicums**. Mit welcher Verbissenheit er Spitzenleistungen anstrebt. Er will nicht als der erste scheinen, **er will es sein**. In der Schulklasse mag das zum Erfolg genügen, in der Berufswelt kaum. Leistungen brauchen **Institutionen (Lycopodium)**, die ihnen Öffentlichkeit verschaffen. In der Schule sind es die Lehrer und ihre Benotung, im Leben Interessenvertreter, Berufsverbände, kommunikative Medien wie Zeitungen, Rundfunk und Fernsehen. Wenn also **Arsenicums** Leistungen an ungünstigen Umständen oder Intrigen scheitern, empfindet er dies zwangsläufig als Unrecht, weil er meint, gute Leistungen müßten immer mit guten Noten belohnt werden. »Nichts ist zu schwer für den, der will!«, lautet sein Motto, und so will er sich auch nicht abfinden, weil er seine ganze Energie in seine Arbeit investiert hat. Darüber hinaus fürchtet er Mißerfolg, weil dieser seine **Existenz** bedroht. »Ich habe ein Recht auf Erfolg«, erregt er sich ängstlich, »weil meine Arbeit recht geraten ist«. Allein das Wort **Recht** läßt uns schon an das **Natrium-chloratum**-Prinzip denken, gegen das die geschilderte Situation verstößt. Was verbindet diese beiden Mittelbilder?

B. Die zwanghafte Situation

Der **Arsenicum**-Mensch ist in eine **Natrium**-Situation geraten. Er fühlt sich zurückgesetzt. Sollte er nun Krankheitssymptome entwickeln, wird ihm **Natrium chloratum** vielleicht mehr helfen als **Arsenicum**.
Man stelle sich eine **Sepia**-Frau vor. Sie hat Kinder bekommen, ihren Beruf aufgegeben, um sich ihrer Erziehung zu widmen. Jeden Tag ihrer Hausarbeit und mehr noch die Versorgung der Kinder erfüllen sie mit dem Gefühl, nicht Herr ihres Willens zu sein. Kommt abends ihr Mann nach Hause, erschöpft, aber zufrieden, erfaßt sie Frustration über ihr *aufgezwungenes Schicksal*. Sie empfindet die Ehe als *Gefängnis*, in das sie die Gesellschaft (Institution) gesperrt hatte. Ihr Mann, der möglicherweise zu aggressiv auf ihr ständiges Klagen reagiert, entfremdet sich ihr immer mehr. Im Laufe der Zeit zerrüttet sich ihr Verhältnis, die Ehe wird gegenstandslos, aber die Kinder und mehr noch ihre finanziellen Verhältnisse lassen eine Scheidung nicht zu. Ihre der **Natrium**-Konstitution ohnehin verwandte Natur verhindert jedes Arrangement mit ihrem Schicksal, sie kann und will sich nicht abfinden. Nun sind also **Sepia** und **Natrium**-Situation ineinander verstrickt, je mehr sie ihren Ärger schluckt, desto eher wird ihr Natrium nützlich sein.

C. Der zwanghafte Anspruch – das Recht des Michael Kohlhaas

Zwanghafte Ansprüche beinhalten also zwangsläufig die Gefahr, enttäuscht zu werden. Derartige Krisen, zum Beispiel der Tod eines nahestehenden Menschen, mit dem man sich nicht abfinden will, kann wohl jeder Konstitutionstyp erleben. Dem lieben Gott oder der Weltordnung Ungerechtigkeit vorzuwerfen, macht nicht gleich alle, die so denken, zu homöopathischen Verwandten des **Natrium**-Typs und damit **Natrium chloratum** zu ihrem Mittel. Dennoch geraten zwanghafte Typologien trotz unterschiedlicher Lebenseinstellung (Motive) umso leichter in eine **Natrium**-Situation, je näher sie mit ihm verwandt sind. Umgekehrt scheint es, als ob ein **Natrium**-Typ schwerer eine **Lycopodium**- oder **Nux-vomica**-Situation erleben könnte, ist doch **Lycopodium** kompromißfähiger als **Nux vomicas** diktatorische Geisteshaltung:
▷ *Gewalt geht vor Recht*,
das genaue Gegenteil des demokratischen **Natriums**:
▷ *Recht geht vor Gewalt*.
Dazu die von Heinrich von Kleist 1810 meisterhaft erzählte Geschichte des Kaufmanns Hans Kohlhaase. Dieser wurde 1532 auf einer Handels-

reise von Berlin nach Leipzig im sächsischen Dorf Wellaune von Bauern fälschlich für einen Pferdedieb gehalten. Der Vorfall war nicht ganz zufällig, waren sie doch von ihrem Herrn, dem Junker Günther von Zaschwitz, aufgefordert worden, alle Verdächtigen anzuhalten. Kohlhaase floh, mußte allerdings seine Pferde zurücklassen. Von Leipzig zurückkehrend, konnte er seine Identität und damit auch seine Unschuld beweisen. Der Dorfrichter verlangte nun aber wohl auf Weisung des feinen Herrn Zaschwitz sechs Groschen Futtergeld von ihm. Diese sechs Groschen führten zu einem Rechtsstreit. Kohlhaase gewann, bekam aber nach zweijährigem Hin und Her dennoch kein Recht, weil sich der sächsische Kurfürst querlegte. Kohlhaase begann erbost einen Guerillakrieg, brandschatzte Dörfer und überfiel Kaufleute. Nach über vierzig Toten wurde er schließlich gefangen genommen und zum Tode verurteilt. Er endete auf dem Rad.

Diese *selbstzerstörerische Unbeugsamkeit* wäre **Nux-vomica, Causticum** und **Natrium chloratum** zuzutrauen.

▷ Das Spannungsverhältnis zwischen dem **Natrium-** und **Nux vomica-**Denken ist äußerst geschichtsträchtig. Der dialektische Gegensatz von *Proletariat* und *Reichtum* spiegelt sich deutlich darin.

Geld neigt zur Konzentration, es fließt also zur geringen Freude derer, die wenig haben, zu denen, die es ohnehin haben. Das schafft auf der einen Seite das Gefühl, betrogen zu werden, also die **Natrium**-Situation, und auf der anderen Seite den Willen, sich gegen die Forderungen der Habenichtse zu behaupten, also die **Nux**-Situation. Das Dialektische an dieser Geschichte ist die theoretische Erwartung, daß sich die beiden Gegensätze auflösten, indem die Habenichtse mit der Einforderung ihres Anteils den Reichtum vernichteten und aus der Aufhebung des polaren Gegensatzes von Besitz (Reichtum) und Armut (Proletariat) etwas großartiges Drittes entstünde.

Daß diese vom Kommunismus postulierte Zukunftsvision in keinem kommunistischen Staat gelang, mag an der Tatsache liegen, daß von diesem Dritten übergeordneten Zustand keine konkreten, sondern höchstens Traumvorstellungen existierten. Der Grund dafür könnte in dem Umstand liegen, daß

▷ diesem Dritten *kein biologisches Programm* entspricht.

Jenseits dieses Fatalismus steht jedoch fest, daß alle bedeutenden Religionsstifter und Philosophen der verschiedenen Kulturkreise die Aufhebung dieser Gegensätze durch transzendentales Wachstum predigten. Damit geben sie dem eigentlichen Fortschritt der Menschheit eine

▷ *schöpferisch geistige Richtung* vor.

D. Psychische Gemeinsamkeiten zwanghafter Mittel

- sie sind *zuverlässig* und *pflichtbewußt*
- sie vertragen Widerspruch schlecht.

Die von allen innigste Verwandtschaft besteht zwischen **Sepia** und **Natrium**, die beide zum *Schwarzsehen* neigen, wie sie auch beide einer schweren oder vor allem einer als schwer empfundenen Kindheit entstammen können:
Das sind die Situationen von Waisenkindern, Heimkindern, vernachlässigten oder mißbrauchten Kindern, Kindern, die an tatsächlichem oder eingebildetem Entzug elterlicher Liebe leiden, Erwachsenen wie auch Kindern nach traumatischen Scheidungen oder in ausweglosen Ehen. Natrium und Sepia sind auch emotional stark zu beeindrucken, so kann ihnen aus unglücklicher Liebe die Regelblutung ausbleiben oder Ärger Verstopfungen machen.

Kennzeichen »Perfektionismus«:
Arsenicum und **Nux vomica** hängen beide dem **Perfektionismus** an, wobei dieser sich nicht nur in der Qualität ihrer Arbeit, sondern ebenso im Putzfimmel oder allen möglichen Formen von Pedanterien zeigt.

▷ Emotional ist **Arsenicum** von einer ungeduldigen, unterschwelligen Angst dominiert: »Was Du heute kannst besorgen, das verschiebe nicht auf morgen!«

▷ Manchmal ist er ein *Bündel Nerven als Mensch verkleidet* und kann auf grelles Licht, alle möglichen Gerüche (Parfüm, Benzin, Tabak) und Lärm empfindlich sein.

▷ **Nux vomica** reagiert auf die gleichen Reize offensiv wie ein *menschliches Pulverfaß*.

Körperlich äußert sich dies bei beiden ähnlich, indem sie beide an Haut- und Schleimhaut*allergien* wie Heuschnupfen, Nahrungsmittelunverträglichkeiten oder Kontaktekzemen leiden. Beide *frieren* ungemein leicht. Beide sind *ständige Jammerer* und überarbeiten sich gern, beide trauen andern nichts zu und können selbst alles besser. Stets werden sie von ihrem Gefühl, etwas tun zu müssen, getrieben, sind *ständig in Eile* und können nichts zulassen.

▶ **Die Motive sind bei beiden jedoch stark verschieden:**
Nux vomica ist hitzig *offensiv*, **Arsenicum album** rastlos *defensiv*, was die beiden Mittel weiter voneinander entfernt, als es ihre symptomatische Ähnlichkeit vermuten läßt.
Den erwähnten Perfektionismus können auch **Natrium** oder **Sepia** entwickeln, wenn sie entsprechend motiviert sind. **Natrium** und **Arsenicum** jagen den Tauben nach, wobei **Natriums** hochfliegende Träume seinem Idealismus folgen, **Arsenicum** jedoch eher von seinen Existenzängsten, nicht genügend getan zu haben, getrieben wird.

E. Körperliche Gemeinsamkeiten

- **Natrium, Sepia** und **Arsenicum** haben eine *Verschlechterung* ihrer Symptome am *Meer*
- *Fieberblasen*, Akne und Gebärmuttersenkung sind charakteristische Beschwerden von **Natrium** und **Sepia**
- **Natrium** und **Arsenicum** (auch **Lycopodium**) sind *Diabetesmittel*
- **Natrium** und **Arsenicum** können an Schwerhörigkeit leiden und schwitzen leicht
- *Obst* und *Säuren* können ihre Symptome verschlechtern
- Eine brennende Zungenspitze kann bei beiden ein auffälliges Begleitsymptom ihrer Haupterkrankung sein
- Gegen Kälte und naßkaltes Wetter reagieren beide empfindlich.

Sexualität:

▷ **Sepia** wie **Natrium** kennen die Erschöpfung nach dem Geschlechtsverkehr, die Ursachen sind bei **Sepia** klar, bei **Natrium** könnten sie ähnlich sein.

Sepia besitzt keinen instinkthaften Sexualtrieb, was ihr den ehelichen Geschlechtsakt als institutionell erzwungen verleidet. Fällt diese »Normung« weg, bereitet ihr ein emotionelles Engagement Vergnügen. Im Ehealltag protestiert sie unbewußt mit Müdigkeit (siehe »**Sepia**«) und erscheint daher frigide.

▷ Im Gegensatz zu **Sepia** kann es sich bei der **Natrium**-Schwäche um echte körperliche Leistungsschwäche handeln. **Natrium** hat die Modalität, daß ihm jede *Anstrengung* seine Symptome *verschlechtert*. Daß manchmal trotzdem eine Protesthaltung dahintersteckt, ist gut möglich.

▷ Der **Arsenicum**- oder **Nux-vomica**-Mann neigt dazu, sich auch auf sexuellem Gebiet durch Leistung Liebe sichern zu wollen. Das kann die Häufigkeit, aber auch die »technische Qualität« des Vorgangs betreffen.

▷ **Lycopodium** bevorzugt ein geringes psychisches Engagement und ist daher zum Besuch von Bordellen prädisponiert.

▷ *Impotenz* ist bei **Lycopodium** vor allem in der Ehe möglich, weil er wechselnde, oberflächliche Beziehungen bevorzugt und die Verpflichtung der engen Beziehungen als hemmend empfindet. **Nux vomicas** Impotenz beruht hingegen mehr auf nervöser Erschöpfung.

1.1.7 Kleinere zwanghafte Mittel

1.1.7.1 Kalium carbonicum

Kaliumcarbonat
Der Kalium-carbonicum-Mensch befindet sich in einem beständigen Widerstreit mit sich selbst. Wegen seiner psychophysischen Schwäche fühlt er sich unfähig, allein auf sich gestellt für seine Interessen zu kämpfen. Er braucht die anderen oder eben wie **Thuja,** starre Regeln. Anders als Thuja nutzt er sie nicht als Tarnung sondern als Stützkorsett.
Er ist korrekt, aufrecht, ordentlich, **ganz genau.** Die Welt erlebt er als ordnungsgemäß oder ordnungswidrig. Er wagt es nicht, Gefühle zu zeigen, ist stets kontrolliert, unterdrückt die Emotionen, gibt niemals nach.

Fall 1: 68jährige Geschäftsfrau mit Asthma bronchiale nach Eheproblemen – Kalium carbonicum in reinster Form

Es handelte sich um eine achtundsechzigjährige Geschäftsfrau. Im Alter von 42 Jahren hatte sie nach Eheproblemen Asthma bronchiale bekommen, das ihr speziell um **3 Uhr nachts** böse Anfälle bescherte.
Sie bezeichnete ihre Ehe als Scheinehe. Ihr Mann ging »eigene Wege«. Der Grund dafür, so vermutete sie, lag unter anderem auch in ihrem persönlichen Ehrgeiz. Sie gab zu, nicht in der Lage zu sein, allzuviele Gefühle zu zeigen. Ihrem Mann, mit dem sie nach wie vor zusammenlebte, schienen Streicheleinheiten abgegangen zu sein.
Wenn sie auf ihr Leben zurückblickte, sie hatte in einer Firma als Sekretärin begonnen, so kam sie sich immer verkannt und ausgenützt vor. »Ich bin eben vom Vater extrem pflichtbewußt erzogen worden«, hatte sie mir erklärt. Ihre Arbeitseinstellung war übergenau gewesen, weshalb man ihr auch die meiste Arbeit aufgebürdet hatte: »Ich war das beste Pferd im Stall und mußte immer am meisten leisten.«
Sie war strenge Vegetarierin und litt unter der herausfordernden Art ihres Schwiegersohns, der passionierter Hobby-Jäger war. Ihre Erscheinung war von einer geradezu *schrulligen Starre*. Auf Provokationen reagierte sie mit innerlichem Zittern, äußerlich ließ sie sich nichts anmerken. In ihrem Geschäft vermied sie es peinlichst, ihre Kunden bemerken zu lassen, daß sie mitunter schwere Atemnot litt.
Ein bemerkenswertes Symptom, das ich weder bei KENT, BARTHEL noch im »Synthesis«-Repertorium gefunden hatte, war ihre **Schreibangst.** In Anwesenheit Fremder schaffte sie nicht mal ihre Unterschrift. Auffällig war noch, daß es ihr zu Hause meist schlechter ging als im Geschäft.

Körperliche Anfälligkeiten waren:
Eine Neigung zu Polypen (Nase und Gebärmutter). Ihre Zähne mußte sie mit Salz putzen, da sie auf den Geruch von Zahnpasta mit Hustenreiz reagierte. Die Haare gingen ihr büschelweise aus. Nach der Geburt ihrer Tochter hatte sie Eiweiß im Harn gehabt. Auf Wein bekam sie Nasenrinnen. Kleinere Symptome waren wassersüchtige Knöchelschwellungen und erweiterte Kapillaren im Gesicht.
Der Fall ist so gelagert, daß man eigentlich nichts mehr hinzuzufügen bräuchte. Sie war **Kalium carbonicum** in einer Reinform, wie ich es seither nie mehr erlebt habe. Ich glaube, sie hatte auch ein im Magen empfundenes Stechen nach Aufregungen erwähnt, was ebenfalls typisch für Kalium carbonicum wäre. Dennoch gab's keinen Erfolg. Ich habe in der Ebene von **Nux vomica, Sepia** und **Tuberculinum** herumgesucht, stets hatte ich **Kalium carbonicum** erwogen, aber mich nie entschließen können. Heute könnte ich mir alle Haare ausreißen.

G. VITHOULKAS nennt Kalium carbonicum »stoisch, klaglos, dogmatisch, ›ganz genau‹«. Äußerlich wirkt es gefühlsarm, verstandesbestimmt – innerlich ist es empfindsam. Zeigen wird das dieser Menschentyp niemals.
Er will sich **nicht fallen lassen,** stets alles kontrollieren.

Mitunter weigert er sich sogar, seine Krankheit zu akzeptieren.
Die oben erwähnte Schreibangst wäre daher mit Furcht vor Fehlern in Gegenwart Fremder zu erklären. Diese Rubrik gibt es im SYNTHESIS-Repertorium allerdings nicht. Am ehesten würde Mangel an Selbstvertrauen passen, welches **Barium carbonicum** im vierten und **Kalium carbonicum** neben vielen anderen nur im zweiten Grade hat.
▶ Eine sehr viel charakteristischere Angst dieses Typs ist die **Furcht vor dem Alleinsein**.
Er hat sie vor allem im Bett und sie scheint der wesentliche Grund seiner Unterdrückungsneigung zu sein. Im Innersten ist er nämlich reizbar und aggressiv, seine Verlassensangst unterdrückt dies jedoch und beschert ihm so seine Depressionen, seine Schüchternheit, seine Unzufriedenheit mit sich und der Umgebung und eine zwischen Depression und Erregung wechselnde Gemütsverfassung. Da er sich nicht offen zu widersetzen getraut, schluckt er seine Aggressionen hinunter. Das macht ihn ungeduldig (er arbeitet rasch) und ständig erregt. Er haßt seine Abhängigkeit, rebelliert aber nicht offen, sondern durch Eigensinn und Starrheit.
In seinen Alpträumen ruft er um Hilfe oder glaubt unter einem Stein zu liegen.

Bei *Kindern* kann diese Angst dazu führen, daß sie andauernd jammern und verlangen, getragen zu werden.
Die bekannten *Ödeme* dieses Typs beruhen auf seiner **Nierenschwäche.** Es handelt sich üblicherweise um Schwellungen über den inneren Augenwinkeln. Neben der Lunge sind auch Leber und Herz gefährdet. Es scheint sich dabei um Entsorgungsprobleme von Toxinen zu handeln. So wie dieser Typ alle Emotionen in sich begräbt, so scheint er auch alle **Stoffwechselabfälle** in seinem Inneren abzulagern. Das führt dazu, daß er für deformierende **Arthroseprozesse** besonders anfällig ist.

ZENTRALMOTIVE

- **Kalium carbonicums** zwanghaftes Regelwerk ist ein **Korsett,** mit dem er seine Schwäche, auf andere angewiesen zu sein, auszugleichen versucht.
- Die andere (spätere?) Alternative ist Schlucken seiner Aggressionen, aus Angst verlassen zu werden.
- **Stichworte:** Schema als Korsett (vergleiche **Thuja**). Unterdrückung aus Angst.

Wir werden einem ähnlichen Phänomen bei **Staphisagria** wiederbegegnen: der **Verdrängung** (siehe S. 171). **Staphisagria** reagiert darauf mit wachsender Empfindsamkeit, **Kalium carbonicum** mit *wachsender Starre*, **Nux vomica** dagegen mit autoaggressiven Erkrankungen (Allergien).

KÖRPERSYMPTOME

Wie schon oben bemerkt, sind die **Nieren** und die **Lunge** spezielle *Schwachstellen* dieses Typs. Der trockene Husten oder die asthmatischen Anfälle sind sehr belastend und stellen sich häufig um ungefähr **drei Uhr morgens** ein.
▷ Herz- und Leberdegenerationen mit heftigen **stechenden** oder **schneidenden Schmerzen.**
▶ Als Schlüsselsymptom gelten seine Magenbeschwerden mit saurem Aufstoßen, Übelkeit und der im **Magen** empfundenen **Angst.**
▶ Besonders bemerkenswert ist noch die **Zugluftempfindlichkeit** dieser Menschen und ihr Hang zu Süßigkeiten.
▷ VITHOULKAS beschreibt Ausschläge im Bereich der Finger- und Zehennägel. Das Jucken und die Schmerzen bessern sich in kaltem Wasser.
Sie werden sich nun fragen, was ein ungelöster Fall in einem Fachbuch zu suchen hat. Die Antwort lautet: Es geht hier primär nicht um den Erfolg, sondern die Denkweise, die zum Erfolg führt.

1.1.8 Die Gruppe der Kohlenstoffderivate

Die Analyse der Programminhalte der nun folgenden Homöopathika ergab, daß keines als zwanghaftes Mittel in Frage kommt:
- Das Konstitutionsmittel **Graphites** steht der kindlichen Mittelgruppe (siehe S. 158 ff.) und hier vor allem **Calcium carbonicum** nahe.
- **Petroleum** ist ein Konstitutionsmittel mit starken Bezügen zu **Graphites**.
- Die Bedeutung von **Carbo vegetabilis** scheint primär akute Schwächezustände zu betreffen (siehe »emotionale Mittel« S. 235 ff.).

1.1.8.1 Carbo vegetabilis

Holzkohle
▷ **Carbo vegetabilis** ist häufig in der Folge eines körperlichen Schocks angezeigt.
Blutkreislauf und Stoffwechsel sind träge. Das kann aber auch die Folge einer Lungenentzündung oder einer akuten Erkrankung (Grippe) sein. Die Ermüdung hält an, der Organismus verfällt in einen Zustand der **Trägheit** und der Kälte (Atem, Nase, Gesicht, Extremitäten).
▷ Bekannt ist sein Bedürfnis, angefächelt zu werden, was seine Atemnot lindert. Das kann ein Ventilator oder der Fahrtwind sein.
▷ *Geistig* ist Carbo ebenfalls **träge**, entschlußlos, lustlos und rasch entmutigt. Er kann sich zu nichts aufraffen, Zusammenhänge werden nur langsam verstanden, wie bei einem traumatischen Unfall kann es zu vorübergehenden *Gedächtnisverlusten* kommen.
▷ Völlige freudlose Gleichgültigkeit oder ein starres ateriosklerotisches Denken mit fixen Ideen (Furcht vor Gespenstern, Licht muß nachts brennen bleiben; Furcht vor Unfällen) sind möglich.
▷ Er ist häufig **übergewichtig** bei fahler Erscheinung. Hände und Füße sind immer eiskalt, nachts jedoch überhitzt er und schwitzt, wobei vor allem die Extremitäten betroffen sind.
▷ Soll er sich **konzentrieren**, bekommt er gerne einen dumpfen **Schmerz im Hinterkopf**. Zu seinen Absonderlichkeiten gehört, daß dieser Schmerz auch beim Tragen einer **engen Mütze** erscheint.

> Seine Ursachen und Schwächeerscheinungen weisen es primär als Mitglied der **emotionalen Mittel** aus. Diese regeln bewußte wie unbewußte Reaktionen des Körpers auf äußere Reize (siehe S. 235 ff.).

▷ Sein **stagnierender Kreislauf** verursacht eine Blaufärbung der Haut sowie eisige Kälte. Die Verschlimmerung seiner Beschwerden, z. B.

Asthma, Kopfschmerzen, beim **Hinlegen** dürfte ebenfalls davon herrühren. Sein Husten verschlimmert sich durch Bewegung (**Calcium carbonicum**), kalte Getränke und kalte Luft.
Wie **Lachesis** schreckt er aus dem Schlaf. Auch seine oberen Atemwege sind empfindlich, durch viel Reden kann er heiser werden oder seine Stimme verlieren (abends).
▷ Das *Akutstadium* wird man in einer ambulanten Praxis nicht erleben. Es ist ein kollapsartiger Zustand mit Dyspnoe, kalten Extremitäten, kalter Zunge, kalter Nase. Der Betroffene ähnelt schon mehr einer Leiche. Erschöpfendes Erbrechen oder eine Pneumonie kann dies verursachen.
▶ Ein herausragendes Symptom sind seine **Blähungen**, die sich durch Aufstoßen bessern.
▷ Geschmacklich neigt er zu Süßem und Salzigem, Kaffee liebt er, obwohl er seine Beschwerden nicht bessert. Fleisch, Fett und Butter lehnt er ab, Milch verursacht Blähungen, auch Alkohol verträgt er schlecht.
▷ Wie bei venösen Problematikern häufig, neigt er zu passivem **Nasenbluten** (Bücken, Pressen, spontan in der Nacht) und zu gangränösen Geschwüren. Kleine Besenreiser in der Nasenwangenfalte und auf den Wangen sind charakteristisch.

1.1.8.2 Graphites

Reißblei
▷ Wie **Carbo vegetabilis** ist der **Graphites**-Mensch träge. Im Unterschied zu ersterem handelt es sich nun aber primär um ein *Konstitutionsmittel*. Es sind dicke, fröstelige, erkältliche Menschen mit einer Neigung zu **Müdigkeit, Hautproblemen, Drüsenschwellungen** und **Verstopfung**.
▷ Der Graphites-Mensch neigt zur Schwere des Körpers wie auch des Geistes. Es ist eine gewisse **Schwerfälligkeit** in seinem Kopf. Er vergißt jüngere Alltäglichkeiten, behält aber länger zurückliegende recht gut.
▷ Diese **Stumpfheit** betrifft vor allem auch seine Entschlußfreudigkeit. Wie **Pulsatilla** schwankt er in einem Geschäft bezüglich der Kaufentscheidung, Pulsatilla ist wankelmütig, Graphites **plagt die Entscheidung**.
▷ Das **Schwarzsehen des Kommenden**, also die Sorgen von morgen, hat er mit **Causticum** gemein.
▷ Ein weiteres Problem ist seine **Antriebslosigkeit**.
Es fehlt die Kraft, seiner Pflicht nachzugehen; erst wenn sich der Tag neigt, diese Pflicht also schwindet, fühlt er sich erleichtert.

▶ Ein seltsames Symptom dieses schwerfälligen Menschen ist die Verschlechterung seiner Depressionen durch **Musik**. Wenn er Musik hört, folgen unweigerlich Tränen.

Auf **körperlicher Ebene** fällt vor allem die
- *gestörte Narbenbildung* nach Operationen auf.
- **Nägelverdickungen** und Deformationen sowie **Schwielenbildung** sind ebenfalls häufig.
- Haut: Wenn Graphites **Hautausschläge** hat, sind sie immer **feucht** mit **dickflüssigen Absonderungen**. Sie sind gelblich, honigartig. Wenn sie eintrocknen, entstehen gelbe **Krusten**, die immer dicker werden.
  Eine besonders gefährdete Stelle liegt hinter den Ohren. Ellenbeuge, Kniekehle und Haargrenze können ebenfalls betroffen sein.
  Die Haut ist trocken, rauh und verträgt Waschen und Kälte schlecht: neigt zum Aufspringen. Es sind blutige **Risse**, die zum Nässen neigen. Juckende Ausschläge verschlimmern sich in Bettwärme.
  Herpes und Herpes zoster können chronische Formen annehmen.
  Die Unterdrückung von Hautausschlägen kann sehr leicht zu Asthma, Kopfschmerzen oder Zwölffingerdarmproblemen führen.
- Magenschmerzen werden **durch Essen gebessert**.
- Hartnäckige **Verstopfung** mit harten, großen **Knollen**, die durch Schleimfäden verbunden sind (**Hydrastis**).
- Mittelohrentzündungen mit **Trommelfelldurchbrüchen** und reizenden Ohrsekreten.
- Schnupfen mit verkrusteten Nasenlöchern.
- Auffallend ist auch eine Neigung zu tauben Extremitäten, wobei eine Linksseitigkeit vorherrscht.
- Seine Essensabneigung betrifft **Salz, Süßigkeiten** und **Fisch**.
- Eine polare Neigung verschiedener Graphites-Menschen zu verstärkten geistigen oder körperlichen Symptomen ist wahrscheinlich.

1.1.8.3 Petroleum

Steinöl

Petroleum ist ein *seltenes Mittel*. Seine psychischen Symptome,
▶ Verschlimmerung durch seelische Erregung und langanhaltenden Verdruß,
▶ Sehstörung (Weitsichtigkeit) durch Niedergeschlagenheit
sind wenig auffällig und besitzen nur im Verbund mit den körperlichen Relevanz.
Im Gegensatz zu **Graphites** handelt es sich um **magere Menschen**, die wohl bei gutem Appetit sind, aber dennoch nicht zunehmen (**Natrium**).

Sie haben **dauernd Hunger**, kaum ist der Teller leer, regt sich schon wieder die Eßlust.
▷ Auf der psychischen Ebene teilen sie mit **Graphites** die **Unentschlossenheit**, ansonsten sind sie aber **reizbar** und streitbar. Ihre heftigen Reaktionen können zu Gewalttaten, ja Tötungsimpulsen führen.
▷ Sie fürchten größere Menschenmengen oder überfüllte Zimmer.
Wie **Carbo vegetabilis** halte ich für **Petroleum** als den **emotionalen Mitteln** nahestehend (siehe S. 235 ff.).
▶ Die körperlichen Symptome betreffen vor allem die *Haut* und den *Darm*.
- Wie bei **Graphites** zeigen sich feuchte, jedoch dünnflüssige Ausschläge, **Risse, Fissuren**, Schrunden an und zwischen den Fingern. Augen- und rissige Augenlidentzündungen. Ekzeme der männlichen und weiblichen Genitalien. **Krusten** können sich wie bei **Graphites** bilden. Im **Winter** und bei Kontakt mit **Wasser** wird alles **schlechter**. Der **Juckreiz** meldet sich wie der **Durchfall** nur **tagsüber**, in der Nacht hat er – im Gegensatz zu **Sulfur** oder **Psorinum** – Ruhe.
- Die **Augenlider** und **-winkel** können jucken und entzündlich sein. Bei **Graphites** betrifft es die äußeren, bei **Petroleum** die inneren Winkel.
- Wie bei **Graphites** kann seine **Nase** bei Schnupfen **verkrustet** sein und auch das Trommelfell bei Ohrentzündungen durchbrechen.
- Hörstörungen wegen entzündlichem Verschluß der Eustachischen Röhre.
- Auch die Verbesserung der **Magenbeschwerden durch Essen** hat es mit **Graphites** gemeinsam.
- Anstatt verstopft wie **Graphites** zu sein, leidet **Petroleum** an **Durchfällen**, die aber seinen Appetit nur noch zusätzlich steigern.
- Kohlehydrate, insbesondere aber **Kohl** werden schlecht vertragen.
- Auf **Auto-** oder **Bootfahrten reagiert er mit Schwindel, Übelkeit** und Hinterkopfschmerzen.
- Diesen Hinterkopfschmerz bekommt er seltsamerweise auch dann, wenn er sich konzentrieren muß (Schulkopfschmerz). Schmerzen vom Hinterkopf (auch **Carbo vegetabilis** und **Graphites**) über den Scheitel zur Stirn.
- Drüsenbeschwerden, vor allem aber Vergrößerung der Ohrspeicheldrüse.
- Stinkende Schweiße vor allem der Füße und Achselhöhlen.
- Empfindlichkeit gegen Wetterwechsel. **Winterverschlechterung.**
- Überempfindlichkeit des Gehör- (**schreckhaft**), Tast- und Geruchsvermögens.

2. Kommunikative Mittel
Das ICH und die ANDEREN

2.1 Die Gruppe der »Hysterischen« (Nach RIEMANN)

Die Hysterie entspricht einer zentrifugalen Kraft. Das ist die nach außen wirkende Kraft der Rotation, die der zentripetalen Anziehungskraft entgegengesetzt ist. Sie nimmt mit der Höhe der Umdrehungszahl zu.
▷ Der **Hysterische** lebt von Augenblick zu Augenblick, die Zukunft ist offen, das Neue wird bejaht, nichts ist verbindlich, die Ordnung der Welt nimmt er nicht ernst. Der Hysteriker entzieht sich der Logik durch die eigene Logik.

Er kann Versuchungen schwer widerstehen, leiht sich das Geld und setzt sich über Schulden, Verpflichtungen mit einer Vogel-Strauß-Politik hinweg, indem er leere Versprechungen macht oder sich woanders Geld ausleiht, um Zeit zu gewinnen. Es wird schon wieder alles ins Lot kommen.

> Am liebsten möchte der Hysteriker immer Kind bleiben, allerdings nicht, um sich anzulehnen (**Pulsatilla,** S. 159 ff.), sondern um der Verantwortung zu entgehen (**Phosphorus**).

Er ist intensiv, leidenschaftlich fordernd, liebt die Liebe mehr als den Partner, den er gerne als Spiegel der eigenen Unwiderstehlichkeit nutzt. Der *Zwanghafte* kämpft um die Sache, der *Kommunikative* um seine Person, sein Selbstwertgefühl und braucht daher Publikum, vor dem er sich produzieren kann. Das macht sie zu talentierten Verkäufern. Der *Hysterische* ist stärker im Impulse setzen und etwas in Gang bringen als in der Ausdauer und geduldigen Durchführung. Hysterie ist die Waffe der Frau gegen das zwanghafte Patriarchat. Sie ist irrational, unlogisch, undurchschaubar. Der Mann ist demgegenüber mit seiner Logik auf verlorenem Posten.

2.1.1 Lachesis – Teekessel oder Vulkan

Der Mensch, dem **Lachesis** (Gift der Buschmeisterschlange) hilft:
Lachesis reagiert auf dem Boden seiner besonderen emotionalen Gestimmtheit. Das heißt, sein Handlungsmoment ist *triebhaft*.
▷ Seine Angst ist die Angst vor sich selbst, vor den instinktiven Kräften des Urtriebs, die unter der gesellschaftlichen Konvention unerloschen fortwirken.

▷ **Lachesis** ringt also um emotionale Kontrolle, kennt seine Bedürfnisse, sein Begehren und weiß, daß sie zugunsten der Familie, der Gruppe zurückgestellt werden müssen.
▶ Lachesis ist eines der spektakulärsten Mittelbilder, geht es doch um die Zähmung des Urtriebs zugunsten sozialer Moral.

Dies schafft ihm ein starkes Bewußtsein um die Grenze dessen, was noch erlaubt ist. »Das Vermögen, schaden zu können, erweckt die Lust, schaden zu wollen«, sagt LESSING.

DENIS DIDEROT interpretiert dieses Moment im Sinne FREUDS: Überließe man den kleinen Wilden (er meint damit den heranwachsenden Jüngling) sich selbst, so daß er sich seine Unvernunft bewahrte und eines Tages mit ihr die heftige Leidenschaft eines Dreißigjährigen vereinte, er würde seinem Vater den Hals umdrehen und mit seiner Mutter schlafen.

Es ist das Schicksal des **Lachesis**-Menschen, seine vulkanische Vitalität kanalisieren zu müssen.

Diese **Lachesis-Problematik** kann in kritischen Situationen jeden Menschen betreffen. Massenpsychosen, die Urtriebe **enthemmen** und das Verbotene erlaubt erscheinen lassen, könnten solche Auslöser sein. Ein Beispiel ist die *Lynchjustiz*, bei der aus dem Schutz der Menge heraus selbst »Weiber zu Hyänen« werden.

Wenn die Tiefenpsychologen behaupten, daß sich die Umgangsweise mit der eigenen sexuellen Triebhaftigkeit während der frühen Entwicklungsphase eines Menschen entscheidet, so stimmt dies mit der homöopathischen Sicht nur zum Teil überein.

Es deckt sich da nicht, wo das angeborene triebhafte Verhalten ein Wörtchen mitzureden hat, wie sich jemand in einer bestimmten Situation verhält.

Es deckt sich, wo es um gesellschaftliche Fragen geht, die sich schon ab den frühkindlichen Entwicklungsphasen stellen. Sie betreffen die Konvention, also das, was üblich ist, was man darf oder nicht darf. Daß sich eine zwanghafte Konstitution wie zum Beispiel **Arsenicum** diesen Regeln sehr viel leichter unterwirft als eine kommunikative wie eben **Lachesis**, steht für die Homöopathie außer Frage.

Die im Inneren von Lachesis wallende Energie läßt sich nicht leicht erheben, zumal der Homöopath stets damit rechnen muß, Gefühle zu verletzen. Es ist wohl eine Minderheit, die von einer Unterstellung der Triebhaftigkeit nicht irritiert wäre.

In der täglichen Praxis spielt das »Vulkanische« meist keine Rolle.

▷ In ihrer milden Art und ihrer emotionalen Empfindlichkeit glich die Mehrzahl meiner Fälle eher der lyrischen Variante von **Phosphorus** (siehe unten). Auch die typische Redelust braucht nicht vorhanden zu sein.

Fall 1: Behandlung einer ganzen Familie

Eine blonde Frau über dreißig von fröhlichem, quicklebendigem Wesen war an der Spitze ihrer Familie eingerückt. Ihr Mann war zwar ebenfalls mit von der Partie, hielt sich aber bedeckt. Vorne waltete seine emsige Hausfrau, deren asthmatisches Kind der eigentliche Grund ihres Kommens war. Da sie nun aber schon alle hier waren, gings flugs vom einen zum anderen weiter, sie selber litt unter Heuschnupfen mit brennenden Augen, wobei sie links mehr litt, ja sogar Schmerzen hatte. Sie bezeichnete sich selber als vehement, blind aufbrausend, mitunter aber doch meist rasch wieder beruhigt. Vor der Regel pflegte sich ihre Laune zu verschlechtern, mit Einsetzen der Blutung war es damit wieder vorbei (SYNTH., S. 1688). Besonders in ihrer Belastungszeit konnte es beim Essen passieren, daß sie nichts schlucken konnte (SYNTH., S. 652) und Erstickungsgefühle (SYNTH., S. 643) bekam. Hitze vertrug sie schlecht [SYNTH., S. 1788 (21)], bei der Geburt ihres letzten Kindes war die Blutung schwer zu stillen gewesen (**Phosphorus**).

An diesem Fall bot sich kein sonderlich auffälliges Symptom an. Der Heuschnupfen ist in der Homöopathie wie alle Krankheitsnamen nur Name und war in diesem Fall samt Modalitäten uninteressant. Ganz anders hingegen die körperlich-psychischen Allgemeinsymptome, auf sie sich die Auswahl letztendlich auch stützte.

Da sie auch *Gewitterangst* hatte, wurde mit

Phosphorus D12 und D30

begonnen. Das Mittel bewährte sich gut, erst als sich seine Wirksamkeit minderte, wechselten wir mit noch besserem Resultat zu

Lachesis D30.

Der Fall ist von besonderem Interesse, weil sich auch bei ihrem Mann **Lachesis** als wirksam herausstellte. Als Erstmittel gegen seine Migräneneigung war **Sepia** versucht worden, zum einen wegen seiner Halsengesymptome, vor allem aber, weil er mit seiner dunklen Erscheinung und seiner ruhigen Art so ganz anders als seine Frau auftrat, die bei jeder Sitzung eine ganze Liste von Fragen präsentierte und auch mit Anrufen nicht geizte. Daß ihr kleiner Asthmatiker auf **Phosphorus** gut reagierte, sei der Vollständigkeit halber erwähnt. Bei der Besprechung von **Phosphorus** wird diese verwandtschaftliche Nähe gesonderte Beachtung finden.

Wir hatten auch später noch häufig Kontakt, sei's, weil sie selber oder irgendein Kind ein Problem hatte, immer wieder erwies sich die **Phos-**

phorus-Lachesis-Gruppe, bei ihrem Sohn zuletzt **Arsenicum**, als hilfreich.

ARBEITSEINSTELLUNG, PFLICHT
ENERGIE AUS DEM ATOMREAKTOR

▶ Lachesis schöpft seine Kräfte aus der Sublimation seiner triebhaften Energie.
Wie ein Atomreaktor liefert sie ihm Tag und Nacht Strom, und wie die Menschheit die Nuklearkräfte, so fürchtet **Lachesis** die Quelle seines eigenen Antriebs. Ihre Leistungskraft scheint unzerstörbar, keinem anderen Konstitutionstyp genügt so wenig Schlaf, nur wenige (**Arsenicum, Sulfur, Nux vomica**) können eine derartige Arbeitswut entwickeln. Seine Kreativität ist wie die Kraft der Atome chaotisch, originell, unsystematisch.

Am Höhepunkt der Auseinandersetzung zwischen General Motors und dem VW-Konzern verlautbarte FERDINAND PIËCH, der Generaldirektor von VW und Enkel von FERDINAND PORSCHE, vor laufender Kamera seine Sicht der Vorfälle um die angebliche Werkspionage.

Wenn sich VW an jemandem orientiere, meinte er, so sei dies gewiß der Marktführer und nicht Opel (der viertgrößte europäische Autohersteller).

Die Art und Weise der Betonung, der Hohn, mit dem er den Namen Opel aussprach, war bemerkenswert: nach dem nur flüchtig betonten »O« ließ er die Silbe »-pel« ins Bodenlose stürzen. Ich denke, er traf den Gegner zusätzlich, es schien, als hätte er dem L am liebsten noch ein R vorgelagert, um Opel als »Operl« auf mikroskopische Größe zu verniedlichen.

Diese Form des beißenden, wortgewaltigen Hasses ist **Lachesis**. Ich getraue mich natürlich nicht zu behaupten, daß FERDINAND PIËCH ein **Lachesis**-Mensch ist, aber dieses enorme Energiepotential, mit dem er seine Position anstrebte und nun auch hervorragend ausfüllt, wäre **Lachesis** ohne Wenn und Aber zuzutrauen.

Der obige Vergleich der Lachesis-Kraftquelle mit einem Reaktor erklärt auch sehr gut seine *Wärmeempfindlichkeit*. Jemand wie er, der Hitze abgibt, kann keine von außen ertragen, ohne zu überhitzen. Es ist logisch, daß ihm die *Sonnenwärme*, der *Föhn* und *warme Bäder* nicht nur nicht gut tun, sondern sogar alle Symptome verschlechtern. Wie das Atomkraftwerk braucht Lachesis Kühlung, seine Energien sind nicht abschaltbar, er kommt auch im Schlaf nicht zur Ruhe, sondern wacht mit Kopfschmerzen, Husten- oder Asthmaanfällen auf.

Vielleicht liegt auch darin der Grund, weshalb **Lachesis** den kreislauf-

anregenden (kühlenden?) Kaffee gut verträgt, während ihm der wärmende Alkohol schadet.
Das **Lachesis**-Wesen ist nicht so schlangenhaft, wie es sein Ausgangsstoff, der aus den Zähnen der Giftschlange Lachesis (Buschmeister) stammt, rückschließen läßt. Ich sehe **Lachesis** als die wesenhafte Entsprechung vulkanischer Energie. Seine kaum zu bändigenden Kräfte äußern sich in mannigfaltigen *Sprechweisen*, die wie ein **Abreagieren** unbändiger innerer Energien erscheinen:
Der **Lachesis**-Mensch kann sowohl treffenden Wortbiß wie eine überhastige Sprechweise zeigen, im Extremfall Stammeln und **Stottern**. Die Bandbreite seines Umgangs mit Sprache umfaßt unvollendete Sätze wie auch ein hohes Sprachgefühl, sprudelnde Geschwätzigkeit oder eine aggressive Wortkargheit, die sich in wenigen schneidenden Sätzen Luft macht.

▶ Wie der Vulkan seinen Überdruck durch Eruptionen nach außen entlädt, so gilt für das Lachesis-Temperament, daß **Ausscheiden befreiend** wirkt.

Körperlich:
- Regelblutung
- Schleimauswurf
- Schwitzen u. a.

Psychisch:
- emotionales Sprechen

Sein Engagement für oder gegen religiöse oder politische Bewegungen und Ideale ist Ventil, ist Ringen um Kontrolle seiner Sexualenergie, der Urkraft, die sich in seinem Handeln entlädt.
Versagen diese positiv sublimatorischen Ventile, äußert sich seine Triebhaftigkeit in Boshaftigkeit, Stolz, Kritik, Neid und Eifersucht.
Er **projiziert** seine eigenen aggressiven Impulse nach außen. Seine eigene Feindseligkeit oder Untreue macht ihn glauben, von Feinden umgeben zu sein oder betrogen zu werden. Er weiß um die Absurdität seiner Gedanken, seiner Unterstellungen, aber er kann sie nicht zügeln, weil sich sein Denken aus den eigenen Vorstellungen speist.
Richtet er seine Kräfte auf Arbeit, Machtgewinn und Besitz, erscheint diese Aggressivität wieder, diesmal als **Neid** auf die Karriere, die Leistung, die Zufriedenheit anderer.

▷ Aber wie auf **Sepia** das Joch der Pflicht lastet, so lastet auf **Lachesis** das Joch des Wissens um die Problematik seiner Gedanken, sein **Gewissen**. Also kämpft er gegen sich an. Dieses Kanalisieren- und Selbstbeherrschen-Müssen läßt ihn meinen, *nicht sein eigentliches Leben* zu leben oder unter der Kontrolle einer höheren Kraft zu stehen. Diese Kraft, so meint er, läge wie spaltbares Material im Dunkel seines Unterbewußtseins. Er fürchtet sie, begehrt sie, er bezähmt sie, bis seine Gegenkräfte erschöpft sind. Mit dem GAU des Reaktors bricht auch der Stromkreis zusammen, sein Immunsystem spielt verrückt, in völliger Abgeschlagen-

heit und Apathie befangen, ist er nicht mehr in der Lage, Leistung zu bringen. Von Wahnvorstellungen umwölkt, glaubt er, von fremden Mächten erwählt zu sein oder viele Verbrechen begangen zu haben.
▶ Eine berühmte Merkwürdigkeit ist die **Lachesis-typische Halsenge**. Mitunter kann er nicht die leiseste Beengung vertragen. **Sepia** und **Chamomilla** wollen nicht müssen, **Lachesis** darf nicht, was er will. Die **Sepia**-Halsenge geht auf das Nicht-schlucken-können eines Zwangs zurück, die **Lachesis**-Halsenge resultiert aus der Kraft, die es ihn kostet, seine *Triebenergien unten zu halten*. Dieses verzichtende Unten-Halten schnürt **Lachesis** den Hals ab, er ringt mit seiner animalischen Urkraft, die wie ein Dämon heraufdrängt und sich als sein »wahres« Ich ausleben möchte.

Es ist bezeichnend, daß **Lachesis** im Falle einer Halsentzündung das Leerschlucken mehr schmerzt als das Schlucken von festen Speisen. **Lachesis** spürt nicht, daß seine Kräfte der **Selbstkontrolle** genauso zu seinem Ich gehören, weil es die **Kräfte seines Bewußtseins sind**. Sein Verhalten ist letztendlich das Resultat des Sieges oder der Niederlage einer der beiden gegensätzlichen Kräfte.

Ganz Österreich war über einen Mordfall erschüttert, der sich im Frühjahr 1994 im salzburgischen Hallein ereignete. Ein vierzehnjähriger Junge hatte grundlos seine sechzehnjährige Schwester im Schlafe erstochen.

Das oben Gesagte verdeutlicht die homöopathische Interpretation solcher psychopathologischen Fälle. Ein **Lachesis**-Mord setzt das Spiel mit dem Gedanken voraus: »Das Vermögen, schaden zu können, erweckt die Lust, schaden zu wollen.«

Ich erinnere an das massenpsychotische Verhalten der Besatzung eines russischen Frachters, das sich 1993 im Atlantik abgespielt haben soll: Sie hatten auf dem Weg von Afrika nach Europa blinde Passagiere, es waren Schwarze, die im Frachtraum versteckt gewesen waren, entdeckt und einfach über Bord geworfen. Es spielt keine Rolle, ob der eine Überlebende, der sich versteckt halten konnte, möglicherweise gelogen hat, die Geschichte demonstriert vorzüglich das Schwanken zwischen der Möglichkeit und der tatsächlichen Tat, das einen echten **Lachesis**-Mord auszeichnet.

Gegenüberstellung mitteltypischer Tötungsimpulse:
- Die Verlustangst oder Verachtung **Platins** könnte ebenfalls Quelle solcher Tötungsimpulse sein.
- Beim **Mercurius-solubilis**-Menschen ist es, ähnlich **Lachesis**, jedoch affekthaft: er kann aufgrund gestörter Kontrollmechanismen auch geringe Impulse nicht mehr beherrschen. Seine Gewalttätigkeiten, sein Zertrümmern von Gegenständen erfolgen auf kleine Anlässe hin.
- **Nux vomica** wiederum verliert im blinden Affekt (Jähzorn) die Kontrolle, könnte aber auch aus Rache oder Besitzgier kühl und pedantisch den Tod seines Gegners planen.

- **Natrium chloratum** folgt vielleicht seinem Rechtsideal. Er ist Brutus, der Cäsar ersticht, um die Demokratie zu retten, oder Judas, der Jesus verrät, weil dieser nicht dem erwarteten Messiasbild entspricht.
- Der mitfühlende **Causticum**-Mensch agiert dagegen in krampfhafter Verblendung.
- **Arsenicum** treibt seine Existenzangst, seine Angst um Verlust einer Zugehörigkeit zu einer ideologischen Gruppe. Der Mord kann ihm befohlen sein oder die Umstände machen ihn glauben, daß er zum Töten verpflichtet sei. Der Krieg, aber auch der organisierte Mord an den Juden und anderen Völkern sind drastische Beispiele.

KONFLIKTVERHALTEN EMOTIONAL AUFGELADEN

Vital, pulsierend, emotional und sexuell aufgeladen, ähnelt der **Lachesis**-Mensch **Phosphorus**, der wie er von seinen Gefühlen besessen ist.
Während aber **Phosphorus** die Widersprüche des Lebens unterhalten, ist sich **Lachesis** ihrer Problematik bewußt. **Lachesis** weiß, wer er ist, weiß, wenn er lügt, **Phosphorus** blendet und glaubt sich im äußersten Fall selbst. Während **Phosphorus** sich aus purer Geltungssucht schlimmer Taten und Sünden bezichtigt, die er gar nicht begangen hat, tut es **Lachesis** aus dem Bewußtsein seiner eigenen, unbegrenzt scheinenden Möglichkeiten.
▷ Die aggressive Lachesis-Variante scheut keine Konflikte.
Im Streitfall zieht sich ein **Pulsatilla**-Mensch weinend zurück, behält jedoch seine Meinung, **Lachesis** schlägt verletzend zurück, **entlädt** seine überschäumenden Emotionen, rachsüchtig spricht er aus, was zerstört, vernichtet.
Sein *hysterischer Haß* entspringt einer Triebkraft. VITHOULKAS nennt sie *Überreizung,* sie beherrscht seine Leidenschaft, seine Eifersucht, ein Sieg über sie ist im Affekt mitunter unmöglich. So sucht er im Glauben, im Ideal sein Ventil, ist dogmatisch, rigide, bigott oder ein glühender Atheist. Seine Emotionalität, seine Sexualität sublimieren sich so in einem Engagement für ein Weltbild. Seine Festigkeit verleiht ihm das Talent jener Propheten, die glauben, die Schwächen der Menschen zu kennen, weil sie die eigenen kennen.
▷ **Die stille Variante der Lachesis-Typologie leidet.**
Es scheint, als ob sich ihre innere Hitze verzehrend gegen sie selber richtete und Auseinandersetzungen und Kummer sich in körperlichen Symptomen äußerten.

Empfindsamkeit, Ängste:
Lachesis hat keine Angst vor der Welt, **Lachesis** fürchtet sein Selbst, seine zerstörerischen Energien. Das kann so weit gehen, daß er sich seiner schämt, sich mitunter verabscheut und um sein Seelenheil bangt. Wenn er den Erfolg fürchtet, so nicht wie der **Calcium**-Typ aus Angst vor möglichen Verpflichtungen, sondern aus Angst, das Maß, den Boden unter den Füßen zu verlieren. Umgekehrt kann er eifersüchtig auf den Erfolg eines anderen sein und deutliche Impulse verspüren, diesen fremden Erfolg oder den, der ihn hatte, zu vernichten.

DAS LACHESIS-KIND

Das **Lachesis**-Kind ist auf psychischer Ebene schwer zu erkennen, weil Kinder ihre Triebe naturgemäß ungehemmter ausleben als Erwachsene. Kaum ein temperamentvolles Kind wird in der Lage sein, seine Wutanfälle wirklich zu bezähmen. Das Wechselspiel zwischen Trieb und Kontrolle ist noch nicht Stand seiner Entwicklung.
So kann auch ein **Phosphorus**-Kind hysterische Anfälle haben, die es ebenfalls nicht bezähmen kann. Ideale Auskünfte, wie »Irgendetwas in mir macht, daß ich böse bin, eine böse innere Macht gibt mir Befehle oder hat mich verzaubert«, wird man kaum zu hören bekommen. Daß sie Spielgefährten eifersüchtig in Besitz nehmen und andere nicht mitspielen lassen, ist ebenfalls vielen Kindertypologien eigen. Negative psychische Symptome wie: überlegt sich gehässige Methoden, die Eltern zu ärgern, Tierquälerei, tut das Böse (stehlen u. a.), um zu sehen, ob es damit durchkommt, aber auch Positiva, wie Faszination an moralischen Problemen, sind gar nicht oder schwer zu erfragen.
▷ Meist entscheiden auch hier körperliche Symptome die Gabe. Das sind die charakteristische *Halsenge, Nasenbluten, starkes Bluten* aus kleinen *Verletzungen* (auch **Phosphorus**), *schlechte Hitzeverträglichkeit, allergische Disposition, Linksseitigkeit* aller Probleme, *Verschlechterung beim Aufwachen.*

Fall 2: Zehnjähriger Junge litt an spastischer Bronchitis

Dieses charakteristische **Halsengesymptom** (SYNTH., S. 672) zeigte auch ein zehnjähriger Junge. Er litt an spastischer Bronchitis mit gehäuften Anfällen während der Nacht und beim Niederlegen (BOERICKE, S. 302/ SYNTH., S. 1044). Er war von hitzigem Temperament, da ihm auch körperlich immer warm war, vertrug er Hitze schlecht (SYNTH., S. 1044). Die pralle Sonne bereitete ihm Kopfschmerzen (SYNTH., S. 318), einmal hatte er sogar einen Sonnenstich erlitten. Seine Haut war empfindlich und neigte zu Juckreiz, ohne daß ein Ausschlag sichtbar wurde. Im Sommer schuppte er leicht auf den Füßen. Als Neugeborener hatte er eine starke Gelbsucht gehabt, vor vier Jahren war er an einem linksseitigen Leistenbruch [SYNTH., S. 750 (21)] operiert worden. Wenn er krank war, bildeten sich häufig rote Flecken auf seinem Augenweiß, die wohl von geplatzten Äderchen stammten.

Dies ist wieder ein Fall der klassischen Vorgangsweise. Das auffälligste Symptom war seine Bronchitis, deren Modalitäten gute Hinweise lieferten. Die sonderlichen Symptome und deren Modalitäten wie auch die allgemeinen körperlichen rundeten das Bild ab.

Von vorne herein standen **Lachesis** und **Sulfur** zur Disposition. Wegen des Leistenbruchs, seiner Hitzeempfindlichkeit und den abschälenden Fußsohlen wurde mit **Sulfur** begonnen. Die Nachtanfälle verringerten sich zwar, morgens nach dem Aufwachen aber war der Husten immer noch stark, so daß ein Absetzen der Sprays nicht möglich war. Dies gelang schrittweise nach dem Wechsel auf **Lachesis**, das auch bis zum Kurende beibehalten wurde.

Auffällig kann auch ein frühreifes, altkluges Verhalten und vor allem seine Gesprächigkeit oder sein bereits reifer Umgang mit Sprache sein.

Wie beim Erwachsenen kann sich seine Gedankenschnelle, die den Worten vorauseilt, in *Stottern*, Silbenverschlucken und anderen Sprachstörungen äußern (**Causticum**: bei Erregung, **Mercurius**: kindliches Stottern).

ZENTRALMOTIVE

▷ Je nach Trieblage ähnelt Lachesis einem *Vulkan* oder einem unauffälligen *Teekessel*.

▷ Lachesis hat die schwere Aufgabe, seine Triebkräfte mit dem *Bewußtsein* zu kanalisieren (sublimieren). Er schafft es durch die Vorgabe eines Ideals, der *Moral*.

Sie bewirkt seine klare Sicht seiner selbst, seinen »Mangel« an Selbsttäuschung und seine Angst vor sich selber. **Lachesis** kennt sein Begehren und weiß, daß es zugunsten der Familie, der Gruppe zurückgestellt werden muß.

▷ Lachesis weiß um die Bedürfnisse der Gemeinschaft, deren Funktionieren seiner triebhaften Aufgeladenheit entgegensteht.

Er weiß auch um den Augenblickserfolg der Lüge, daß also ein harmonisches Zusammensein mit anderen nur auf der Grundlage des Leben-und-Leben-Lassens funktionieren kann.

▶ **Soziales Handeln als Voraussetzung der Gruppenbildung**
▶ **Lachesis gibt vor: »Erlaubt ist, was moralisch ist!«**
▶ **Stichwort: Gewissen leitet Trieb.**

Lachesis verkündet also nicht einfach: »Erlaubt ist, was nicht triebhaft ist«. Ihm ist sehr bewußt, daß der Trieb einen biologischen Sinn hat.
▷ Es geht ihm um die Frage, *wann* diesem Trieb freie Bahn zu gewähren ist und *wann nicht*.
▷ So wie **Natrium chloratum** zeigt, daß das Prinzip biologische Wurzeln hat, so zeigt dies **Lachesis** von der *Moral*, indem er sie sich als ideale Vorstellung bewußter *Triebbemeisterung* vorgibt.
▷ So wie **Sepia** Schwierigkeiten mit der Pflicht hat (Neigung gegen das »Wissen, zu müssen«), so ringt **Lachesis** mit seiner Moral, was auch ihm Halsengesymptome beschert. Gerade deshalb aber ist der Lachesis-Konflikt auch einer des *Schönen und Guten*, der Kunst.
▷ Daß es wie **Natrium** letztlich keine objektiven, für alle und alle Zeiten gültigen Regeln aufstellen kann, beruht auf der egozentrischen Konzeption der Menschen. Darüber mehr bei der Besprechung **Sulfurs**.

Der legendäre Rasputin
Das Chaos, in das **Lachesis** durch diese schwankende Vorgabe gestürzt wird, offenbart sich drastisch am Schicksal Rasputins, des russischen Bettelmönchs, dessen dämonische Persönlichkeit Anfang unseres Jahrhunderts die Moskauer Zarenfamilie beherrschte. Er war ein einfacher Bauer. Der **Lachesis-Konflikt** wird in seiner zweischichtigen Persönlichkeit deutlich: zum einen vom Alkohol und vom Sex besessen, zum anderen spirituell begabt und fanatisch religiös. Seine Formel, daß sündige sexuelle Handlungen und späte Reue den Gläubigen Gott erst wirklich nähern, bringt die Sache auf den spezifischen Punkt: Es ist die **Lachesis-Interpretation** des Spruches: »Aus Schaden wird man klug.« Demnach müßte mir der, dem ich schade, dankbar sein, weil kein Schaden ohne Nutzen ist.
Auch als Wunderheiler und religiöse Kultfigur behielt Rasputin seine Ausschweifungen bei. Es scheint allerdings ziemlich gesichert, daß er mit der Zarin kein Verhältnis hatte. Geld war für ihn keine Triebfeder, hatte er es, bewies er dies durch seine Großzügigkeit. Er ahnte den für Rußland und vor allem für die Zarenfamilie verheerenden Ausgang des ersten Weltkrieges und auch seinen eigenen Tod voraus.

POLARITÄTEN, VERSCHIEDENHEITEN
DER KAMPF MIT DER URKRAFT

Der Ausgang des Kampfes mit seiner »Urkraft« bestimmt das Wesen, die Moral von Lachesis.
Wenn es ihm gegeben ist, seine Kräfte in den Dienst sozialer Aufgaben zu **sublimieren**, ist er *liebenswürdig* und *großzügig* wie keiner. Sein

Engagement ist als eine Art **Ausscheidung** zu sehen, als Abreagieren seiner triebhaften Impulse. Wie kein anderes Mittelbild erreicht er hohe Beständigkeit und vornehme Denkungsart, wie kein anderer ist er in der Lage, seine eigenen Interessen hintanzustellen. **Lachesis** ist die Krankenschwester, der Arzt oder die aufopfernd die Schwiegermutter pflegende Gattin, die ihren nervenzermürbenden Dienst auch über längere Zeit wohlwollend und gelassen annehmen.

Unterliegt sein Bewußtsein seinen dunklen Affekten, siegen Eifersucht, Bosheit und Haß oder, wenn sie nicht nach außen gelangen, er sie quasi **nicht ausscheiden** (projizieren) kann, **Selbstzerstörung**. Der äußerlich sanfte Mensch verstummt völlig, in sich zurückgezogen nimmt er alles hin, kein Wort, kein Vorwurf, nichts dringt mehr nach außen. Es ist die Teekessel-Variante ohne Ventil. Er wirkt äußerlich ruhig, im Innern aber leidet er und ist alles andere als ausgeglichen. Ich bin dieser Variante erst einmal begegnet, es handelte sich um einen Fall von Angina pectoris mit dumpfen drückenden Schmerzen unter dem Brustbein.

Das sein Temperament **auslebende Lachesis** sucht die Grenze seiner Triebe, bis zu der sein Tun weder ihm noch anderen schadet. Das kann zu einem hohen Bewußtsein in moralischen Fragen und einem starken Bewußtsein für die andere, dunkle Möglichkeit führen, aber auch zu der zynisch kecken Selbstentschuldigung, daß eben kein Schaden ohne Nutzen sei.

Die bei den zwanghaften Typologien so nützliche Frage nach der emotionalen Trieblage (Gestimmtheit), ob er Herr seines Inhalts oder sein Inhalt sein Herr ist, wird bei Lachesis geradezu überhöht.

Lachesis schwankt situationsbedingt, fühlt, zu allem fähig zu sein, und sieht mit wachem Sinn, daß Kontrolle notwendig ist. Sein moralisches Gewissen bedenkt neben seinem egoistischen Urtrieb auch das Interesse anderer.

▷ **Lachesis** vollzieht die Loslösung von der reinen Triebbezogenheit, indem sein Bewußtsein die aufsteigenden *Emotionen erfolgreich kanalisiert.*

▷ **Lachesis** ist der Erfinder des *moralischen Gewissens,* wie Sepia die Entdeckerin der Pflicht und des *pflichthaften Gewissens* ist.

Lachesis fürchtet die Schwierigkeit seiner Aufgabe und lebt daher im Gefühl, ständig in Gefahr zu sein, ja schuldig zu sein für seine Gedanken, für das, was er anstellen könnte. Dieser polare Zustand zwischen Mißtrauen und Vertrauen, kleinlicher Eifersucht und vornehmer Denkungsart, zwischen rücksichtslosem Egoismus und großartiger Hingabe, sein Schwanken zwischen Liebe und Haß ist seine Last. Sie macht es möglich, daß er von dem einen Zustand in den anderen fällt. Auch die **Phosphorus**-Typologie ist nicht statisch, kippt aus ihrem Überschwang in Niedergeschlagenheit, fängt sich aber genauso rasch, es bedarf schon eines Schicksalsschlags oder einer schweren Erkrankung, daß sie in eine andauernde Depression fällt. **Lachesis** schwankt in allen Schicksalsphasen, immer sind beide Seiten präsent, also ein Wechsel aus Maßlosigkeit in Zurückhaltung möglich.

Wie oben schon angedeutet, existiert neben der sich auslebenden Lachesis-Variante auch eine stille, in sich verschlossene.

Daß die innere Situation dieses Menschen nicht spannungsfrei ist, ist wohl nach all dem Gesagten klar. Es ist dieses Nicht-abreagieren-Können seines inneren Drucks, das ihm diese große Empfindsamkeit schafft.

Leistungsdruck, gesellschaftliche oder andere Zwänge engen ihn ein. Er spürt seine Energien, aber er kann sie nicht herauslassen. Das führt zum Gefühl, von der Gesellschaft oder von anderen erdrückt zu werden. Das weckt seine aggressiven Impulse, die er als Eifersucht und in Unterstellungen nach außen projiziert. Der echte oder scheinbare Erfolg von Kollegen, der Anspruch eines Geschwisterteils nach Elternliebe, die Angst vor dem Verlust eines Spielkameraden oder Sexualpartners erregen ihn emotional. Er sieht den Raum, den er für seine Selbstverwirklichung, Sublimationen, Abreaktionen, Entladungen zu brauchen vermeint, gefährdet.

Solche Patienten neigen zu *Migräne, Bluthochdruck, Herz-* und *Nierenbeschwerden* (Steine, vor allem linksseitig), bei Frauen können sich *Tumore* und *Zysten* entwickeln.

E. CANDEGABE kommt in seiner Lachesis-Analyse zu fast deckungsgleichen Resultaten: Er stellt die Projektion in den Mittelpunkt. Damit sind die sinnlichen, aggressiven Triebimpulse gemeint, die Lachesis fürchtet und daher auf die Umgebung projiziert, weil er sie sich selber nicht zugesteht. Das kann zu *Verfolgungswahn* führen, weil er die anderen seiner eigenen Aggressivität für fähig hält, oder ihn glauben lassen, er stünde unter der Gewalt einer höheren Macht, eines bösartigen Wesens, das ihm Befehle erteilt. Auch das oben vertretene moralische Handlungsmotiv definiert er ganz ähnlich:

▷ Es ist, als hätte er zwei Willen. Er steht im Zwiespalt zwischen seinem Moralgefühl und dem unheilvollen höheren Befehl.

Daß dieser »höhere« Befehl von innen aus seiner eruptiven Trieblage kommt und wie schwierig es für ihn manchmal ist, sie zu bändigen, geht aus den bisherigen Ausführungen wohl klar hervor.

KÖRPERSYMPTOME

Die zentralen Schwächen des Lachesis-Menschen sind:
▷ Blutkreislauf
▷ Herz
▷ Nieren
▷ Hormonelle Regelung der Geschlechtszyklen

Aus deren Fehlfunktion erklären sich seine Hitzewallungen, Blutungen, Stauungen (Hämorrhoiden, Krampfadern), Bluthochdruck und Nierenprobleme.

Alle **Ausscheidungsvorgänge**, seien es Schleim, Ausfluß, Nasenbluten, Stuhlgang, **bessern** körperliche wie psychische Symptome. So können unterdrückte Absonderungen wie eine ausbleibende Regel zu Migräne, Asthma, Schnupfen, Depressionen u. a. führen, die mit Eintritt der Blutung sogleich wieder verschwinden.

▷ **Linksseitigkeit** der Beschwerden, bsplw. **Mandelentzündungen** oder **Trigeminusneuralgie**. Lachesis ist somit ein »Linksmittel«. Wie zum Trotz bevorzugt aber sein Ischiasleiden die rechte Seite.

Die **Engeempfindlichkeit** im **Halsbereich** hat auch entsprechende Hals- und Rachensymptome: Angina, Kloßgefühl, haftender Schleim.

▷ Sehr charakteristisch ist die bei Halsentzündungen eigentlich paradoxe Empfindlichkeit auf heiße Getränke und Leerschlucken.

▷ Sehr typisch für **Lachesis** ist, daß es in seine **Beschwerden hineinschläft**, es also mit Atemnot, Migräne, Schnupfen u. a. erwacht.

Kreislaufprobleme betreffen bevorzugt den **venösen Bereich**, was die **dunklen Blutungen** und die blauroten oder **blauen Hautverfärbungen** erklärt.

Fall 3: 35jährige, mollige Asthmapatientin

Sie war Mitte dreißig, blond, mollig, mit großen, blauen Augen, hysterisch zerbrechlicher Aura. Ihr Asthma hatte nach dem Tod ihres Vaters vor zweieinhalb Jahren schleichend begonnen. **Nachts wachte sie mit Atemnot** auf (SYNTH., S. 1011) und mußte dann **aufstehen**. Solange sie herumging, ging es ihr besser, kaum aber legte sie sich hin, wurde es wieder schlechter. **Kurz vor dem Einschlafen** hatte sie manchmal den Eindruck, als ob ihre **Atmung aussetzte** [SYNTH., S. 1011 (21)].

Psychisch war sie sehr instabil, sie kannte Prüfungsangst, Streß konnte ihr Atemprobleme bereiten, ihr Geruchssinn war sehr fein, und auch gegen Geräusche, vor allem entfernte Stimmen, war sie überempfindlich. Lifte benutzte sie kaum, da sie Platzangst bekam, und auch das Mitfahren im Auto war für sie stets problematisch. Enge Kleider oder

Gürtel mochte sie nicht, da sie um die **Körpermitte druckempfindlich** [BOERICKE, S. 301 (3)] war. Mit engen Krägen ging es ihr ähnlich, wenn's aber mal sein mußte, konnte sie sie auch schließen. Mit Entschlüssen oder dem Arbeitsplatzwechsel tat sie sich schwer. Sie war stets angewiesen auf ihre vertraute Umgebung, schwitzte bei veränderten Situationen oder fühlte sich bei Anwesenheit Fremder eingeengt [SYNTH., S. 54 (21)], woraus oft Asthmabeschwerden entstanden.
Warme Bäder und Hitze mußte sie meiden (SYNTH., S. 1628). Nach dem Essen ging es ihr gelegentlich schlechter, wobei neben der Atmung auch Zwerchfellkrämpfe auffällig waren. Kaffee machte ihr nichts, der Genuß von **Alkohol** (SYNTH., S. 1758) war ihr nur in geringen Mengen möglich. Wegen angeblich chronischer Blinddarmreizung, sie vertrug Fett generell schlecht und hatte damals dauernde Schmerzen im rechten Unterleib, war ihr vor einigen Jahren der Appendix (Wurmfortsatz) entfernt worden. Dennoch war die Frage offen geblieben, ob nicht eher die Galle dafür verantwortlich gewesen war. Sie neigte auch zu Nasenpolypen und war bereits einmal einer Polypenoperation unterzogen worden. Unmittelbar vor und eine Woche während der Regel pflegte sich ihr Asthma zu verschlechtern. Beim Surfen hatte sie sich einmal eine **rechtsseitige Ischiasentzündung** (SYNTH., S. 1310) geholt. Ihre Haut war bis auf einige kleine weiße Flecken unauffällig, als Kind hatte sie mal einen Nesselausschlag auf Ribiseln (Johannisbeeren) bekommen, weshalb sie sie seither vermied.
Die emotionale Empfindlichkeit und vor allem die Erscheinung dieser Frau ließ kaum an **Lachesis** denken, sonst aber eigentlich alles. Daß wir mit **Pulsatilla** begannen, beruhte zum anderen auf dem Vorurteil, daß sie äußerlich mehr dem **Pulsatilla**-Typus entsprach. Das stellte sich sogleich als Fehler heraus, ihr Zustand verschlechterte sich, sie brauchte mehr Hübe ihres atemwegserweiternden Sprays als zuvor, so daß wir nach drei Tagen zu **Lachesis** wechselten. Der Erfolg war so durchschlagend, daß sie allmählich alle Sprays absetzen konnte.

IDEALTYPUS

Die Beschreibung als dunkeläugig, dunkelhaarig, gelblich fahlem Gesicht, das bei akuten Zuständen purpurfarbig oder bläulich wird, ist in der Praxis von geringer Bedeutung. Ich habe das Lachesis-Bild unter anderen auch bei molligen, empfindsamen Blondinen festgestellt.

2.1.1.1 Die Lachesis-Gruppe

Mit der Besprechung der möglichen Verwandten treffen wir auf das zentrale Thema der Kommunikativen, die Eingrenzung des emotionalen Ich-Anspruchs mit Hilfe eines *Gewissens*.

A. Stramonium

Stechapfel
Dieses Mittel beeindruckt durch unkontrollierte Heftigkeit.
▶ **Lachesis kann** ein *Vulkan* sein, **Stramonium ist** das *Erdbeben*.
Die homöopathische Literatur stellt leider seine Delirien in den Vordergrund, wodurch der Eindruck eines emotionalen Mittels (siehe S. 235ff.) entsteht.
Er beißt, zerreißt, schreit und flucht. Seine Zerstörungswut kann sich sogar gegen ihn selber richten. Hohes Fieber, hysterische Krämpfe, Delirien, Unfähigkeit, im Dunklen zu schlafen, Angst im Tunnel.
Bei CANDEGABE findet man auch seine konstitutionellen Inhalte. Seine unkontrollierte Aggressivität entspringt seinen Minderwertigkeitsgefühlen. Er hält sich für einen Abfallhaufen, glaubt sich ungeliebt und verlassen. Dies führt zu seiner extremen Dunkelangst, in seiner Unsicherheit verträgt er keinen Widerspruch. So schwankt er zwischen Schlagen und Küssen, aggressivem Verhalten und inständigem Um-Verzeihung-bitten. Er hat Angst, verlassen zu werden, will alle manipulieren, nett mit ihm zu sein, um seinen Kontrollverlusten vorzubeugen.
Viel mehr als Lachesis, der mit seinem Gewissen um Kontrolle ringt, ist der Stramonium-Mensch Opfer seiner sexuell-aggressiven Erregung.
VITHOULKAS sagt, Ursache sei das unkontrollierte Hervorbrechen des Unbewußten. Beim gesunden Menschen wird das Unbewußte – von der Evolution her gesehen das Animalische, Instinkthafte – durch die höhergestellten Gehirnfunktionen unter strenger Kontrolle gehalten, nämlich durch Gewissen, soziale und kulturelle Pflichten, moralische und religiöse Werte.
Übertragen auf mein homöopathisches Modell, ist der Sitz des animalischen Instinkts im Ich-Zentrum. Auch bei Tieren kann ein soziales Leben nur durch Eindämmung dieses Ur-Ichs entstehen, Gewissen und Pflichtbewußtsein sind vom Entstehungsalter daher jüngeren Datums.
Auslöser der Stramonium-Geisteskrankheit können ein plötzlicher Schock, sehr große Furcht, eine Kopfverletzung oder eine fieberhafte Gehirnhautentzündung (nach fortgeleiteter Mittelohrentzündung) sein.

> Die Zusammenhänge ähneln denen von **Belladonna** (siehe S. 238). Durch eine plötzliche Entladung seiner zentralen »Überhitzung« kommt es zu einer Löschung der Inhalte der sozialen Ebene.

▶ **Stramonium** ist demnach ein *emotionales Mittel* (siehe 5. Gruppe, S. 235 ff.) mit überschießender Reizantwort und zugleich auch ein konstitutionelles Mittel.

▶ Herausragende Symptome der Ankündigung sind *Furcht vor Dunkelheit* und *Furcht vor großen Wasserflächen*.

Die Wasserangst ist so stark, daß selbst der Anblick oder das Hören von Wasser die Phobie auslösen kann. Abneigung gegen Wassertrinken. Sehr auffällig ist das Gefühl, zu ersticken, wenn Wasser über den Kopf gegossen wird.

▷ **Stramonium** ruft auch unwillkürliche, unkontrollierte Zustände des Nervensystems, z. B. spastische oder unfreiwillige Bewegungen oder Stottern (nach Schock) hervor.

Empfindung, wie wenn die Extremitäten vom Körper getrennt wären. Schlundkrämpfe, die ein Schlucken unmöglich machen, Aufschreien im Schlaf. Fiebersymptome, Delirien und Hundefurcht ähnlich **Belladonna** (Fiebermittel). Sexuelle Überreizung.

B. Platinum

Welche Probleme es einem Individuum bereiten kann, den enormen Druck seiner sexuellen Energien im Zaume zu halten, zeigt sich bei **Platin** noch dramatischer als bei **Lachesis**.

▷ Im Unterschied zu diesem befindet sich **Platins** exzessives Verlangen in **keinem Gewissenskonflikt**, sondern in dem zwischen romantischem Anspruch (**Ideal**) und **Wirklichkeit**.

Es herrscht **keine Kluft** zwischen der moralischen Ebene und jener ihrer sexuellen Triebkraft. Platins Auflehnung geht nach außen gegen die Welt, die nicht imstande ist, ihre Ansprüche zu befriedigen. Sie bestraft sie daher mit **Verachtung**.

Das entfernt diesen Typ, dem überwiegend Frauen angehören, vom kommunikativen **Lachesis**. Dennoch zeigte die extreme Wechselhaftigkeit ihres Gemütszustands, der grundlos zwischen überzogener Fröhlichkeit, Zorn, Depression und Tränen schwanken kann, ihren **hysterischen Hintergrund** auf.

Die **Platin-Frau** empfindet sich anders, aber im Gegensatz zu **Lachesis** kämpft sie nicht mit ihrem Gewissen, sondern mit der Welt: Zwangsläufig gerät ihre romantische Vorstellung einer idealen Partnerschaft wie auch ihre Hingabebereitschaft in *Konflikt mit der Wirklichkeit*. Enttäuschungen ihrer Phantasie führen zu häufigen Trennungen.

Schließlich brechen ihre Romantik und ihr Idealismus ein und werden entweder durch **Triebhaftigkeit** oder **Hochmut** ersetzt.
▶ Ist sie nun empfindsam und feinfühlig, wird sie diese Zurückweisung intellektuell beantworten. Ohne Verbitterung zieht sie sich zurück und blickt von einer überhöhten Ich-Vorstellung auf die Welt mit arroganter Verachtung hinab. Diese äußert sie auch verbal, die Menschen sind ihrer nicht würdig, die Welt nicht wert, Kinder zu haben.
▶ Ist sie unsensibel, wird sich ihre Frustration hemmungslos ausleben.

Auf diese Weise entstehen Platins polare Varianten:
▷ Dominiert die körperliche Ebene über die geistige, wird sich Platin seiner Sexualität voll und ganz ausliefern, was je nach Krankheitsstadium hemmungslos nymphomane, ja exhibitionistische Erscheinungen bis zur Geisteskrankheit zur Folge haben kann.
▷ Dominiert die geistige, kommt es zu **Platins** berüchtigtem Hochmut. Ihre Sexualität sublimiert sich in **Hochmut** und wird umso geringer, je mehr sie sich dem **Größenwahn** nähert. Sie will wie Schneewittchens Stiefmutter die Beste und Schönste sein und reagiert eifersüchtig, wenn jemand klüger oder schöner ist. Sie bildet sich ein, von besonderer Herkunft zu sein. Je mehr sie sich aufbläht, desto mehr nähern sich ihre Ansprüche der Geisteskrankheit (Herrin der Welt).

Weitere Symptome der geistigen Ebene:
▷ Starkes sexuelles Verlangen schon in jungen Jahren (7jährige).
▷ Sie kriegt jede Krankheit, von der sie hört (**Phosphorus, Causticum**).
▷ Übertriebene Sorge um den Ehemann (VITHOULKAS). Die Frau wartet, von Befürchtungen (Verlassensangst?) geplagt, bis spät in die Nacht, weil sie denkt, ihm könnte etwas zugestoßen sein.
▷ Angeborene Homosexualität (**Pulsatilla**).
▷ Tötungsimpulse beim Anblick von Messern. Mord aus Verachtung.

Körperliche Platin-Symptome:
▷ Ein Gefühl der Enge und **Einschnürung** von Körperteilen (**Anacardium**).
▷ **Taubheitsgefühle:** Gesichtslähmungen mit taubem Gefühl, Kopftaubheit (auch **Lachesis**), Lippentaubheit.
▷ Die Körpertemperatur ist allgemein kühl.
▷ **Symptomenwechsel** zwischen **körperlichen** und **geistigen** Symptomen. Er vollzieht sich alternierend, wenn das eine erscheint, hört das andere auf.
▷ Reise-Verstopfung, Müdigkeit. Verschlechterung aller Symptome im Stehen und Sitzen.

▷ Eßvorlieben: Verlangen nach Eiscreme und Süßigkeiten, Abneigung gegen Fett, Salz, Milch;
▷ **Ovarialzysten**.

| IDEALTYPUS |

VITHOULKAS beschreibt sie als elegante Erscheinung mit dunkler Brille, dicken, sinnlichen Lippen und einer Aura von Sexualität. Die dunkle Brille hat den Zweck des Verbergens. Obwohl sie ohnehin gut aussieht, will sie makellos erscheinen. Dies kann sich im Extremfall zur Angst vor Menschen steigern, weil sie nicht mehr gesehen werden will. Es ist auch der Grund, weshalb sie dunkle Räume und zugezogene Vorhänge bevorzugt. Umgekehrt kann nach einem sonnigen Spaziergang die Rückkehr in ihr als düster empfundenes Heim Ablehnungs- und Überheblichkeitssymptome hervorrufen (HAHNEMANN).
Im Wesen energisch, ist sie empfindlich gegenüber Kritik, dennoch verliert sie kaum die Kontrolle, ist wenig zornig und nicht rasch verärgert. Auffallend ist ihre **Überpünktlichkeit**.

C. Conium

Gefleckter Schierling
▷ Coniums sexuelle Bezüge sind denen der bisherigen Mittel entgegengesetzt. Sein Inhalt ist nicht Auseinandersetzung, sondern Ohnmacht und Frustration. Dies schließt es aus dem Kreis der Hysterischen aus und rückt es in die Nähe der Schwächemittel (siehe S. 244).
Der Verlust eines Sexualpartners, der Verlust materiellen Besitzes, lange Krankheit oder Drogenkonsum können Conium-Symptome erzeugen.
▶ Von allen Verursachern scheint die **Unterdrückung des Sexualtriebes** der bedeutendste zu sein. Conium ist daher ein Erwachsenen- und Altersmittel.
▷ Seine Einstellung ist materialistisch, hart; sein Sexualtrieb ist stark, bleibt aber auf die Ehe beschränkt.
Stirbt nun der Ehepartner, ist er wie gelähmt. Er fängt an zu zittern und fühlt sich unfähig, irgendwelchen Verpflichtungen nachzukommen. In der Folge kann sich ein **bösartiger Tumor** in den **Geschlechtsorganen** oder der **weiblichen Brust** entwickeln.
Auch **materielle Verluste** und Katastrophen können Krebstumoren in diesen Bereichen erzeugen. Die Reaktion erfolgt unmittelbar, meist innerhalb von zwei bis drei Monaten.
Coniums körperliche Erscheinungen haben durch den Tod des griechi-

schen Philosophen SOKRATES, der wegen angeblicher Gotteslästerung mit dem Schierlingsbecher hingerichtet wurde, Berühmtheit erlangt.
▷ So zeigt **Conium aufsteigende Lähmungserscheinungen**, die im Endstadium ein Versagen des Atemzentrums herbeiführen.
Die schleichende Herabsetzung der geistigen wie körperlichen Funktionen des Nervensystems haben ihm den Titel *Schildkröte* eingetragen.
▶ Tatsächlich ist die **Langsamkeit** des Menschen, dem **Conium** hilft, sehr auffällig, ebenso seine allgemeine **Schwäche**, sein **Zittern**, seine **Schwindel-Erscheinungen** beim **Drehen oder Schütteln des Kopfes**, beim Umdrehen im Bett oder Aufstehen.
Conium will allein sein, obwohl er die Einsamkeit fürchtet. Aber wegen seiner emotionalen und intellektuellen Schwäche fühlt er sich emotionalen Beziehungen nicht gewachsen. Unfähig zu geistiger Anstrengung läßt er Aufgaben und Geschäfte liegen, sitzt übellaunig und gleichgültig in der Ecke seines Zimmers und will weder angesprochen oder gar getröstet werden.
Wie **Natrium chloratum** hat er Schwierigkeiten mit der Toilette in Gegenwart Fremder.
Allmähliche Lähmung der Emotionen bis zur völligen Gleichgültigkeit: »Ich möchte weinen, aber ich kann nicht.« Bei **Ignatia, Natrium chloratum** oder **Causticum** ist die Ursache übergroßer Schmerz, bei **Conium** *Lähmung*.
Wie schon erwähnt, lassen die sexuellen Bezüge der Conium-Situation einen Einfluß auf die Geschlechtsorgane erwarten. Die Brüste schwellen auf und werden hart vor der Regel. Meist sind Uterus oder Hoden vergrößert (Situation der Wechseljahre).

D. **Anacardium** (siehe Seite 233)

2.1.2 Phosphorus – Lampion oder Feuerwerk

Der Mensch, dem **Phosphorus** (Phosphor) hilft:
Zitat VOEGELI: »meist große, schlanke, oft etwas vornübergebeugte Menschen, sehr sensibel, rasch begeistert, aber ebenso schnell wieder enttäuscht (Strohfeuer)«.
▶ **Phosphorus** sprüht in strahlender Laune, seine Feuer sind Freudenfeuer, die er wie Beethovens Götterfunken verbreitet; könnte er sein, was er scheint, oder würde er wenigstens den Augenblick anhalten können, er wäre der König der Welt.
»Seid umschlungen Millionen, denkt nicht an die Alltagssorgen, denkt nicht an die Last des Morgens, laßt doch euer Sorgen fliegen, laßt uns

eines Inhalts sein, laßt uns wie ein Schwarm von Schwalben ein einig Volk von Brüdern sein.«

Man kennt ihn, man mag ihn, man ist ihm nicht lange böse. Er ist wie ein strahlendes Kind, dem man arglos verzeiht, ein Schauspieler, der uns in Zustimmung vereint. Wenn er die Tür öffnet, kommt Frohsinn herein, er bewundert uns reinen Herzens, mehr noch aber bewundert er sich, man fühlt, der große Wurf wird bald gelingen, seht, das Gute ist schon nah, segelt er uns froh entgegen auf den Wogen des Applaus.

»Aber leider, leider geht die Zeit, schreitet über fromme Worte, schert sich nicht um Harmonie, das Feuer, das zum Himmel lodert, verraucht als Wolkenphantasie.«

ARBEITSEINSTELLUNG, PFLICHT
SYMPATHIE IST ALLES

▶ Phosphorus in der klassischen Form ist der *überdrehte Schauspieler*, der sich gestenreich mitteilt.

Er freut sich mit den Fröhlichen und weint mit den Weinenden. Es ist ihm keinesfalls peinlich zu lügen, er blickt dem Belogenen gerade und aufrichtig ins Gesicht. Wenn er Zustimmung findet, glaubt er selbst, was er sagt, auch dann, wenn es widersprüchlich oder unsinnig ist. Denn wenn es alle glauben, muß es auch wahr sein:

▶ *Wahr ist, was gefällt.*

Das ist eine Variante von Phosphorus, und sie wäre sehr leicht zu erkennen, wenn es nicht eine andere gäbe, den stillen, lächelnden, der mit seiner zurückhaltenden Wesensart jedem das Gefühl gibt, wichtig zu sein, dessen *Sanftheit* alle Welt freundlich stimmt.

Was steckt nun Gemeinsames hinter diesen Verhaltensweisen?

Beide Naturelle sind glücklich und wollen ihr Umfeld für sich einnehmen, beide wollen etwas vom anderen:

▶ **Sympathie, Resonanz.**

Sanftheit, Fröhlichkeit, Aufmerksamkeit schaffen Sympathie, Harmonie. Wer nur glücklich ist, wenn es andere auch sind, der macht glücklich. Wenn ein Verkäufer verkaufen will, kommt es da nicht mehr auf ihn selbst als auf seine Ware an? Verkauft er nicht tatsächlich seine Person? **Phosphorus** ist der *geborene Verkäufer*, als Schauspieler wie auch als Vertreter einer Idee oder eines Produkts. Ihm gelingt es, das Bärenfell zu verkaufen, noch bevor der Bär erlegt ist.

▶ **»Ich will nur wollen, was alle wollen«**, lautet sein Wahlspruch.

▷ Als Verkäufer gelingt es ihm, fast jedem klar zu machen, daß er und seine Ware wesensgleich sind. Ihn zu mögen heißt, seine Ware zu mögen.

Phosphorus gelingt es, das Phosphorus-Typische in uns, unsere Zuversicht, unsere Träume zu wecken: Es wird ja alles wieder gut. Nur nicht den Mut verlieren. Man muß *positiv Denken.*
»Sehet die Vögel unter dem Himmel an, sie säen nicht, sie ernten nicht, die sammeln nicht in die Scheune, und euer himmlischer Vater ernährt sie doch« (Bergpredigt).
In der Konkurrenzsituation von Nestlingen oder im Rudel kann Sympathie der Eltern oder der Leittiere Nahrungs-, ja Rangvorteile schaffen.
Phosphorus ist eigentlich kein hilfloses Kind mehr, spielt aber diese Rolle und erreicht damit, was eben hilflose Kinder erreichen: **Sympathie**.

Unvergessen: MARYLIN MONROE
Ein brillantes Beispiel des **Phosphorus-Wesens** bot die Schauspielerin MARYLIN MONROE. Dünnhäutig auf dünnem Eis, himmelhoch jauchzend, zu Tode betrübt, kindlich naiv, exzessiv unzuverlässig, mit einer Aura aus Chaos und Charme, unfähig, sich oder ihre Bedürfnisse einer Ordnung zu unterwerfen, extrem abhängig von der Resonanz ihrer Erscheinung. Jemand wie sie brauchte nichts spielen, sie war sie. **Phosphorus** braucht nicht so tun, als ob er alle Menschen in seiner Umgebung glücklich sehen wollte, er will es wirklich und strahlt es auch aus. Wer aber nie »Nein« sagen kann, wird seine »Ja« nicht halten können.
Sein Spielen und vor allem sein Bedürfnis nach Harmonie sind Phosphorus wesensgemäß: Strenge Methodik oder Systeme lehnt er ab. Ihm liegt jede Arbeit, er leistet sie gerne, solange er sie *als Spiel* empfindet.
Phosphorus wechselt sprunghaft von einer Idee zur anderen, glaubt von jeder, daß sie die Antwort auf alle Übel sei. Zähigkeit, Konsequenz, Disziplin erschöpfen seine anfängliche Begeisterung rasch und zerstören auch seine gute Laune. Er will ja gerne der Beste sein, aber bitte, ohne sich anstrengen zu müssen (auch **Sulfur**). Das macht ihn unzuverlässig bei Verabredungen, auch sein Umgang mit Geld ist alles andere als solide, er ist eben ein Meister des Beginns, einer der motivieren und mitreißen kann, man spürt sein ehrliches Bemühen, aber sein geringes Durchhaltevermögen, seine versandende Energie läßt ihn Taten schuldig bleiben.
Daran und am Altwerden ist MARYLIN MONROE wohl gescheitert. Wenn **Lachesis** oder **Nux vomica** das Altwerden fürchten, dann weil sie Angst haben, etwas versäumt zu haben. **Lycopodium** oder **Arsenicum** fürchten, ihr Lebensziel nicht zu erreichen, **Phosphorus** aber hat die klassische Angst, *nicht mehr zu gefallen*, den Sex-Appeal zu verlieren. Trotz aller Spekulationen halte ich dies für einen der wesentlichsten Gründe für ihren umstrittenen Selbstmord (wenn's einer war ...?).
Ob Mann oder Frau, Aufgaben, die eine schnelle Auffassungsgabe und Inspiration benötigen, bewältigt **Phosphorus** mit Bravour. Sie sind durch

und durch *spontan* (Gegensatz zu **Arsenicum**) und wissen zu begeistern, zu blenden. Die Hand vertrauensvoll auf den Arm ihrer Gesprächspartner gelegt, sind sie Virtuosen der Ausrede und verstehen es hervorragend, sich verbal aus der Klemme zu ziehen.
Wie schon oben bemerkt, sind sie talentierte Verkäufer. Wissenschaftler selten, sie eignen sich nicht für strenge Methodik oder systematisches Denken, ihre starke Empfindsamkeit kann sie zum lyrischen Künstler befähigen, als Schauspieler sind sie sich selber ihr bestes Publikum.
▷ Phosphorus liebt Theatralik, Applaus und vor allem Aufmerksamkeit.

Um Mitgefühl zu erregen, können sie Gefahren heraufbeschwören, ja sie gehen ohne Umschweife bis zur Selbstbezichtigung oder Selbstmorddrohung, nur um sich in Szene zu setzen. Ihre Sensibilität reicht mitunter bis zu medialen oder telepathischen Fähigkeiten.
▶ Sie sind **Menschen des Augenblicks** und versuchen immer, aus ihren Gefühlen Wahrheit zu machen.

Aber Achtung:
Die Auffälligkeit des ausladenden Phosphorus verführt, den anderen, ruhigen, feinen zu vergessen. Seine Handlungsmotive sind die gleichen, sie sind nur nicht so spektakulär und daher schwerer zu diagnostizieren.

Fall 1: Bluthochdruck bei einer 55jährigen Patientin

Die fünfundfünfzigjährige Frau litt seit ihrem Wechsel vor einigen Jahren unter Bluthochdruck, der trotz Einnahme blutdrucksenkender Mittel nicht unter 160/100 fallen wollte. Vor dreißig Jahren, sie war gerade siebenundzwanzig und hatte drei Kinder, war sie an einer Sehnerventzündung des linken Auges erkrankt. Seither hatte sie einen schwarzen Fleck [SYNTH., S. 450 (21)] im Sehfeld, der sich bei Schlechtwetter vergrößerte. Schon als Kind hatte sie sehr unter migräneartigen Kopfschmerzen gelitten, die sie durch die Behandlung eines deutschen Heilpraktikers überwinden konnte. Zwanzig Jahre später, knapp vor dem Ausbruch der Sehnerventzündung, waren sie wiedergekehrt. Eine weitere Auffälligkeit war ihr empfindlicher Ischiasnerv, wobei die linke Seite bevorzugt war.
An beiden Füßen hatte sie bereits Krampfadernoperationen (SYNTH., S. 1268) vornehmen lassen. Sie hatten ihr vor allem vor der Regel Schmerzen bereitet, die mit ihrem Eintritt wieder abgeklungen waren (SYNTH., S. 1688). Vor dem Wechsel war mal ein Myom festgestellt worden, eine Operation hatte sich aber erübrigt, weil es danach wieder verschwunden war. In letzter Zeit litt sie unter ziehenden Beschwerden der linken Brust. Ein Hormonpflaster hatte den Schmerz zwar gebessert,

dafür hatte er sich jetzt auf die ganze linke Seite von der Achselhöhle herab verlagert.

Sie war von mildem Wesen, emotional etwas empfindlich, weinte leicht, mitunter auch vor Freude. Sie fuhr nicht gerne fort und war lieber daheim. Mitfahren im Auto war für sie problematisch, sie durfte während der Fahrt nichts tun, ja konnte nicht mal eine Wurstsemmel herrichten, weil sie vom Sehen nach unten schwindelte.

Ein eindeutiges Hauptsymptom war nicht auszumachen, also wurden die schwarzen Flecken im Gesichtsfeld und ihr Ischiasleiden (SYNTH., S. 1310) als vordringlich erachtet. Wir begannen mit

Sepia D30

und tatsächlich wurden ihre Ischiasschmerzen auch besser.

Nach der Steigerung der Potenz

Sepia D200

war jedoch der Erfolg vorbei. Also wurde, der Regel- und Wechselproblematik folgend,

Lachesis D30

gegeben. Das Resultat war zwar positiv, da aber im Phosphorus-Bild sehr viel markantere Augensymptome vorkommen und der Blutdruck unverändert hoch geblieben war, wurde nach einer Woche auf

Phosphorus D30

gewechselt. Nach etwas mehr als einem Monat und unter Verordnung von

Phosphorus D200

war das Ischiasproblem gelöst, auch die übrigen Symptome hatten sich gebessert, doch zeigte der Bluthochdruck noch keine Neigung, nach unten zu gehen. Daraufhin verschrieben wir

Belladonna D30

täglich.

Jetzt endlich reagierte auch der Bluthochdruck und die Behandlung konnte mit

Tuberculinum D200

abgeschlossen werden.

Einige Homöopathen könnten nun fragen, weshalb die Erbnosode **Tuberculinum** (Nosoden sind Mittel, die aus Krankheitsstoffen gewonnen wurden und häufig bei entsprechender familiärer Vorbelastung eingesetzt werden) nicht gleich zum Auftakt der Kur gegeben wurde. Es gibt weder davor noch danach einen logischen Grund, was diese Praxis generell in Frage stellt. Es war ein früher Fall, ich würde es jetzt nicht mehr so machen.

EMPFINDSAMKEIT, ÄNGSTE
NICHT GEFALLEN – EINSAM SEIN

Was charakterisiert das überschwengliche Harmoniebedürfnis von Phosphorus mehr, als daß er seine Ideen, seine Überzeugung nach seiner Umgebung wechselt?
▷ Er ist durch und durch *labil*, das zeigt sich am Strohfeuer seiner Begeisterung, seiner Kreislauflabilität und Wetterfühligkeit.

Viele Überdrehtheiten der Pubertät haben Phosphorus-Charakteristik und sprechen auch auf homöopathischen **Phosphor** an. Um Aufmerksamkeit zu erregen, ist dieser ich-bezogene Menschentyp zum Größenwahn wie zur offenen Selbstbezichtigung, ja Selbstmorddrohung bereit. Er will eben teilhaben an der Gemeinschaft, er will keinesfalls Außenseiter sein.

Das kann so weit gehen, daß er die Schmerzen des Freundes wie seine eigenen fühlt.

In dem Augenblick, in dem er es sagt, will er tatsächlich, daß alle glücklich sind. Seine Einstellung anderen und dem Leben gegenüber ist grundsätzlich positiv, er ist *ungezwungen* im Gespräch, Widersprüche unterhalten ihn, anstatt ihn zu irritieren, wenn ihn etwas ärgert, dann sicher nur kurz.
▷ Die, die er schätzt, sind für ihn die Größten und Besten, jede Liebe ist die erste und beste.

Nun zu seiner Schattenseite:
Läuft etwas nicht nach Wunsch, oder glaubt er beeindrucken zu müssen, greift er bedenkenlos zur Lüge und üblen Nachrede. Er ist grundsätzlich nicht so mitfühlend, wie er sich gibt. Wenn es seinem Auftritt gerade nützt, geht er gedankenlos über die Gefühle anderer hinweg. Er hat es auch nicht gern, jemandem verpflichtet zu sein, aber im Gegensatz zu **Arsenicum**, der sich beeilt, seine Schuld zu begleichen, vergißt er und will an seine Schuld auch höflichst nicht mehr erinnert werden.

Seine Leichtlebigkeit macht ihn abhängig von seiner Wirkung auf andere. Es scheint manchmal so, als ob er für viele da sein wollte, genauso aber will er, daß viele für ihn da sind.
▷ Sein Selbstverständnis, seine Identität bezieht er aus der Zustimmung seiner Umgebung, was ihn zu ihrem wandelnden Spiegelbild macht und vor allem im Alter zu Identitätskrisen führt.

Vor allem wenn er attraktiv ist, ist seine Angst vor dem Altwerden groß, sind doch Attraktivitätsverluste gleichzeitig Identitätsverluste.
▷ Diese Haltung zeigt sich auch paradox: **Phosphorus** kann hervorragend aussehen und dennoch schwer krank sein.

▶ Wenn man bedenkt, daß er stets Publikum braucht, wird seine *Angst vor der Einsamkeit* verständlich. Alleinsein wie auch die Dunkelheit scheint er unbewußt wie einen persönlichen Mißerfolg zu empfinden, der sein Selbstbild gefährdet.

Phosphorus gedeiht in der Sonne günstiger Voraussetzungen, tanzt auf schwankendem Boot. Kentert es oder schieben sich Wolken in sein Himmelblau, fällt er ins Gegenteil und zieht sich zurück. Seine Eigenliebe verhindert, daß er den Fehler bei sich sucht. **Lachesis** haßt und greift aus Eifersucht an, die **Phosphorus-Aggression** zeigt eine Tendenz, nach innen zu gehen. Jetzt kommt hinter dem überschäumenden, lauten Phosphor der Depressive zum Vorschein.

Traurig und erschöpft geht er nicht mehr unter die Leute und verfällt in apathische Gleichgültigkeit, spricht langsam und antwortet langsam auf Fragen.

Diese polare Erscheinung an einem Gesellschaftsmenschen wie ihm ist Zeichen eines psychischen Einbruchs, der auch auf Körperebene, z. B. in Form von Überempfindlichkeiten gegen Licht, Gerüche, Lärm oder durch Allergien deutliche Spuren hinterläßt.

Unerfreuliche wie erfreuliche *Gefühle* können ihn derart erregen, daß er Zittern, Schlafstörungen und Herzjagen bekommt oder gar ernstlich krank wird. Plötzliche Aufregungen können sogar eine Ohnmacht hervorrufen.

Fall 2: 30jähriger Asthmapatient

Der hochgewachsene, knapp dreißigjährige Mann hatte sich beruflich selbständig gemacht und prompt ein finanzielles Desaster erlitten. Schon als er zur Tür hereinkam, vermutete ich eine Phosphorus-Typologie. Sein dunkles Haar war rötlich unterlegt, seine helle Haut sommersprossig (SYNTH., S. 1610), seine Art vertrauensselig extravertiert. Das Asthma bronchiale, an dem er litt, hing wohl mit seinen Problemen zusammen, dennoch hatte er daran schon von seiner frühen Kinderzeit an bis hin zur Pubertät gelitten, wie überhaupt die Lunge sein Schwachpunkt war. Am Röntgenbild war einmal nachträglich eine Rippenfellentzündung festgestellt worden, die er akut nicht bemerkt hatte. Ohne Cortisonspray war eine Nachtruhe nicht möglich, aber auch tagsüber hatte er oft Atembeschwerden, vor allem beim Aufstehen, gleichgültig ob es in der Früh oder nach einem Mittagsschlaf war, ebenso bei herbstlichen Nebeln oder Frostluft. Ein weiteres Problem war seine allergische Neigung, wobei Pollen, Heustaub und Tierhaar schulmedizinisch diagnostiziert, eine Mückenstich- und Waschmittelempfindlichkeit sicher und einige Nahrungsmittelunverträglichkeiten zu vermuten waren. Obwohl er keine Polypen hatte, war seine Nase immer verstopft. Von Geburt an hatte er kein räumliches Sehvermögen, die Sehkraft

seines linken Auges war achtzig bis neunzig Prozent unter der Norm, mit vier Jahren war eine Schieloperation vorgenommen worden. Wenn er sein rechtes Auge schloß, sah er beim Öffnen fürs erste scharf, danach aber verschwammen die Konturen (SYNTH., S. 456).
Jede Aufregung pflegte sich ihm auf den Magen zu schlagen. Er konnte dann nichts mehr essen [SYNTH., S. 675 (21)]. Auf die Atemwegsmittel *Euphyllin* und *Theophyllin* reagierte er mit Erbrechen, Durchfall oder Verstopfung. In jüngeren Jahren hatte er sogar ein Zwölffingerdarmgeschwür gehabt. Wenn es ihm vom Magen her schlecht ging, neigte er auch zum Zahnfleischbluten.
Auch mit Ängsten war er reichlich belastet. Als Kind hatte er Gewitterangst (SYNTH., S. 68) gehabt, dichte Menschenansammlungen in einem Raum machten ihm Atembeschwerden, er konnte nirgendwo hinuntersehen, ja er ertrug es nicht einmal, wenn sich jemand auf eine Fensterbank setzte, seine Existenzangst nahm mitunter pathologische Formen an.
Alles, was hier aufgezählt wurde, ist **Phosphorus** typisch. Wir begannen auch sofort mit einer **D30** Potenz dieses Mittels. Innerhalb einer Woche halbierte er seinen Sprayverbrauch und auch seine Stimmung hob sich ganz wesentlich. Es war November und Nebelzeit, weshalb **Phosphorus** gegen **Hypericum** ausgetauscht wurde. Dies ermöglichte ihm, ohne Cortisonspray auszukommen. Anfang des folgenden Jahres beendete er die Kur, nahm aber **Phosphorus** regelmäßig weiter. Da einiges in seinem Wesen auch auf **Tuberculinum** hindeutete, nahm er eine Gabe **D200** mit auf den Weg. Mittlerweile verspreche ich mir von dieser »Abschlußpraxis« nichts mehr. Seither sind Jahre vergangen. Ich habe ihn nicht wiedergesehen und vermute, daß er aus irgendwelchen Gründen wieder bei der Schulmedizin gelandet ist. Daß er gesund ist, glaube ich nicht.

DAS PHOSPHORUS-KIND

Schon das Kleinkind zeigt alle die Eigenschaften, die den erwachsenen Phosphorus ausmachen. Seine Wutanfälle sind Theater, im Extremfall hysterisch, jedoch nie aggressiv. Es will nur tun, was gerade Spaß macht, und weist schon die charakteristische emotionale Beeindruckbarkeit auf: so reagiert es auf aufregende Wochenenden mit Krankheit oder mit Schlafstörungen und hysterischem nächtlichem Aufweinen.
Die Schauspielerei zählt ganz selbstverständlich zu seinen Talenten. Keiner sonst bringt beim Lügen diesen unschuldigen Augenaufschlag zustande. In der Schule zeigt es ein rasches Auffassungsvermögen und kann bei mangelhafter Vorbereitung gut improvisieren.

Fall 3: Dreijähriges Püppchen mit Lungen- und Atemwegsproblemen
Das dreijährige Mädchen war von puppenhaftem Äußeren mit ihrem Putto-Gesicht und den strahlenden, dunklen Augen unter dem Lockenkopf. Schon mit sechs Monaten hatte sie eine Lungenentzündung gehabt, wie überhaupt ihre Lungen von klein auf schwach gewesen waren. Kaum hatte sie sich verkühlt, waren ihre Atemwege gleich voll, rasselten und konnten sich nicht mehr befreien. Es war, als ob der Schleim immer stecken bliebe. Ihre bedeutendsten Hustenanfälle hatte sie abends beim Niederlegen [SYNTH., S. 1020 (21)] und unter Tage, wenn sie sich anstrengte.
Sie trank viel, kaltes Wasser machte ihr nichts (SYNTH., S. 1766), im Gegenteil, der Kakao durfte nicht allzu warm sein. Als Baby hatten sich schon mal ihre Tränengänge verlegt (SYNTH., S. 441), und auch jetzt hatte sie morgens ab und zu verklebte Augen. Wenn sie müde war, lutschte sie auch jetzt noch an den Fingern. Ihre Haut war eigentlich unauffällig, bloß auf Berührung mit einem goldenen Kettchen hatte sie mal einen Ausschlag gezeigt.
Ihr Leistungshusten (SYNTH., S. 1024), ihre mollige Statur, die verklebten Augen, ihre vermeintliche Empfindlichkeit gegen heiße Nahrung und anderes schienen einen **Calcium-carbonicum**-Fall zu umreißen. Ihre Haut jedoch war drall gespannt gewesen, nicht von der **Calcium**-spezifischen feuchtweichen, leicht schwammigen Art.
Die nächsten Tage machten die Fehldiagnose offensichtlich. Nichts war besser geworden. Bei einer spielerisch scherzhaften Unterhaltung zwischen Mutter und Kind zeigte das Mädchen ein ausgeprägt mimisches Talent. Es waren keine zufälligen Gesichter, welche Ausdrücke auch immer sie zeigte, man fühlte die komödiantische Absicht dahinter.
Also wurde **Phosphorus** gegeben. Mit verblüffendem Erfolg, wie sich schon am nächsten Tag herausstellte.

ZENTRALMOTIV

Die emotionale Empfindlichkeit von **Phosphorus** beruht auf seinem **Harmoniebedürfnis** mit seiner sozialen Umgebung, also der Familie, der Gruppe. Der ausladend hysterische wie auch der freundliche, schüchterne Phosphorus sind Inszenierungsvarianten des gleichen Stücks.
Phosphorus ist ein virtuoser Spieler auf dem Instrument kindlicher und anderer *vertrauensfördernder Verhaltensmuster* und sichert sich damit die Sympathien seiner Umgebung.
Phosphorus spürt wie kein anderer die Bedürfnisse der Gemeinschaft nach Harmonie, ja er ist die personifizierte Harmonie, die zeigt, daß es

bei der *Gruppenbildung* primär nicht um die Bewältigung von Sachzwängen **(Arsenicum, Nux vomica)** und das Abwägen individueller Vor- und Nachteile, sondern um *das Gefühl der Zusammengehörigkeit* geht. **Phosphorus** schafft Gemeinschaft durch Schaffung eines Gemeinschaftsgefühls, einer Resonanz. Daß Gefühle allein keine Dauerhaftigkeit garantieren, ist ihm unwesentlich. Er denkt noch nicht an den Verzicht, das Abtreten von Freiheit zugunsten der Gruppe. Die Gruppenresonanz und der Genuß ihrer Vorteile ist ihm vordringlich. Phosphorus ist daher spontan, ist ganz Freude über das Gelingen wie auch ganz Angst vor dem Scheitern seiner Mission.
▶ **Phosphorus gibt vor, »erlaubt ist, was gefällt«.**
▶ **Stichwort: Harmonie als Voraussetzung der Gruppenbildung.**
An dieser Stelle sei festgehalten, daß die Vorgabe von **Lachesis**, »erlaubt ist, was moralisch ist«, und die von **Phosphorus**, »erlaubt ist, was gefällt«, bzw. »was allen recht ist«, sehr leicht ineinander verschwimmen. Das liegt an der subjektiven Interpretation dessen, was moralisch ist.

POLARITÄTEN, VERSCHIEDENHEITEN

Sind an der **Nux-vomica**-Typologie speziell die negativen Charaktermerkmale berühmt, ist es bei **Phosphorus** umgekehrt. Beide verdienen es aber, wie alle anderen wertfrei betrachtet zu werden.
▶ *Ohne ein Gefühl der Resonanz* bei anderen wird **Phosphorus** *hilflos* und *depressiv*.
Hier liegt auch der Kipp-Punkt des Übergangs in den depressiven Aspekt seines Wesens, der am früher so überschwenglichen Menschen auftreten kann. Es ist sein Alter, sein hartes Schicksal oder eine schwere Krankheit, die aus einem ausladenden, sprühenden einen schweigsamen, deprimierten **Phosphorus** macht.
Darüber hinaus aber existiert noch jenes zweite Phosphorus-Bild des stillen, freundlichen Menschen, der allen hilfreich zur Seite steht und mit seinem sanften Wesen jede Feindseligkeit bannt. Es handelt sich dabei aber nur um eine Variante der gleichen Typologie, sein Schauspiel ist eben keine überschäumende Komödie, sondern ein lyrisches, zu Herzen gehendes Stück. Der Effekt und die Motivation sind im Grunde identisch.
Im Grunde sind beide Varianten *oberflächliche Naturelle*. Wenn ihre Selbstverliebtheit zufrieden gestellt ist, können sie durchaus verläßlich sein. Felsen, auf denen Kirchen gebaut werden könnten, sind sie im allgemeinen nicht. Ihre Zuvorkommenheit, ja Süße, ist gewöhnlich mehr Augenblicksschein als dauerhaftes Sein, weil sie sie wie die Sonne ihr Licht unbesehen jedermann angedeihen lassen.

Widersprüche, die daraus folgen, sind ihnen unwichtig, wichtig ist für sie nur das strahlende Ich, *Sonne zu sein.* Auf Vorwürfe würden sie jedenfalls mit ehrlichem Entsetzen reagieren, weil sie bestimmt niemandem Schmerz zufügen wollten. Es allen Recht machen zu wollen, um beliebt zu sein, endet eben oft im genauen Gegenteil. Feste Grundsätze, die dies verhindern könnten, sind nicht Phosphorus' Stärke. Die Folgen sind Dissonanzen, die ihn seelisch und körperlich krank machen können.

Ob ein **Phosphorus** der schauspielerischen oder lyrischen Spezies angehört, ist eine Frage der energetischen Lage, ob er also sein Harmoniebedürfnis theatralisch auslebt oder es leise lächelnd zum Vortrag bringt.

▷ Eine interessante Polarität auf Körperebene ist, daß es *warmblütige* oder aber *fröstelige* Phosphorusvarianten gibt.

▷ Seine oft wechselnde Stimmung, die zwischen überdrehter Extravertiertheit und apathischen Zuständen von Müdigkeit, Trauer und Gleichgültigkeit schwanken kann, scheint ihre Ursache in seiner raschen Erschöpfbarkeit zu haben. In fortgeschrittenen Stadien kommt es zu einem körperlichen Verfall mit zunehmenden Lähmungserscheinungen, deliriösen Zuständen zwischen Lachen, Weinen und Lethargie.

Phosphorus hat jedoch anderen Konstitutionen, **Pulsatilla** ausgenommen, ein naturgemäßes *liebenswürdiges Wesen* voraus. Es verführt zwangsläufig zur Verharmlosung oder Fehleinschätzung seiner Person, kann er doch ungemein arrogant sich im Spiegel kleinster Erfolge aufplustern und mangels echter Substanz bösartig und eifersüchtig gegen Bessere sein.

▷ Er verspricht alles, hält nicht einmal das mindeste und ist gar noch ungehalten, wenn man ihn darauf anzusprechen wagt.

Unfähig zur Selbstkritik, gründet sich seine Angeberei auf seine Dummheit und seinen beschränkten Horizont. Seine Unverläßlichkeit ist gar nicht charmant sondern Gemeinheit. Dankbarkeit ist diesem Narziß sowieso fremd.

KÖRPERSYMPTOME

Gerade die kommunikativen Mittel demonstrieren auf wunderbare Weise, daß der Körper dasselbe Programm zur Steuerung psychischer wie körperlicher Funktionen benutzt. Seine emotionale Beeindruckbarkeit führt auf körperlicher Ebene zur *Überempfindlichkeit aller Sinne.*

▷ So kann **Phosphorus** extrem licht-, geruchs- (Parfüm, Tabak) und geräuschempfindlich sein. Er kann unter einer Kreislaufempfindlichkeit leiden, die ihn extrem wetterfühlig, zu einem *menschlichen Barometer,* macht.

▷ Ein weiterer Adressat seiner Empfindlichkeit ist der Magen-Darm-Trakt, der bei streßempfindlichen Menschen ja traditionell mitreagiert. **Phosphorus** kann an Gastritis und Magengeschwüren wie auch an einer Dickdarmentzündung (Colitis) erkranken.
▷ Seiner überschwenglichen, »auswuchernden« Art entspricht die Neigung zu *Nasen-* und *Darmpolypen*.
▷ Seine Blutgefäßwände sind brüchig, was Blutungen verursachen (Nasenbluten, Hämorrhoidalblutungen, Blutharnen, Enddarmblutungen, Blutspucken) oder verlängern (Monatsblutungen) kann.
▷ Eine seiner charakteristischsten Schwachstellen ist seine *Lunge*, was sich in seiner Anfälligkeit für Bronchitis (Grabeshusten, vor allem spätabends bis Mitternacht) und Lungenentzündungen äußert. Leber und Nieren können ebenfalls einbrechen, eine verschleppte Gelbsucht oder akute Hepatitis können **Phosphorus** anzeigen.

Gleichermaßen bedeutend ist seine *tuberkulöse Bereitschaft*, die nicht allein die Lungen, sondern sehr oft auch den *Knochenbau* schwächt. Als Beispiele seien Rachitis, Knochenbeschwerden beim wachsenden Kind, Kieferschmerzen, Knochensporn, Knochenauftreibungen, Knochentuberkulose genannt. Ich erinnere mich an eine sehr liebenswürdige Frau, deren Phosphorus-Typologie erst erkannt wurde, als sie von einem Schienbeinbruch erzählte, den sie durch einen harmlosen Fehltritt erlitten hatte.

Markante Phosphoruskennzeichen sind:
- starker Durst, besonders auf kalte Getränke,
- Verlangen nach Salz und Schokolade,
- Unfähigkeit, auf der linken Seite zu schlafen (wie **Lachesis** ist er auch ein Herz-Nieren-Problematiker),
- Taubheit der Fingerspitzen.

IDEALTYPUS

Sprühendes anziehendes Wesen mit leuchtenden blauen Augen, leichter Körperbau, gebeugte Haltung, schmale Brust. Die Gesichtshaut ist manchmal wie gespannt, leicht errötend, manchmal aber auch blaß und gedunsen. Das Haar ist fein, weich, glänzend, häufig rothaarig oder blond.

2.1.2.1 Die Phosphorus-Gruppe

Der weitaus wichtigsten Verwandten von **Phosphorus** werden wir erst in der nächsten Gruppe, den »Kindlichen«, begegnen: **Pulsatilla**.

A. Coffea tosta

Rohkaffee
Seine Fröhlichkeit, seine Erregbarkeit und Beeindruckbarkeit haben die gleichen Quellen wie die von **Phosphorus**. Wohl ist es ein kleines Mittel, seine inneren Gegebenheiten weisen es jedoch als echten Verwandten von **Phosphorus** aus. Ungewöhnlich agil, heiter und lebhaft, geht ihm alles zu langsam.
▷ Es besitzt ein über das Maß von **Phosphorus** *gesteigertes Harmoniebedürfnis*, das bis zu Selbstverleugnung reichen kann.

Coffea kann daher wie **Staphisagria** sehr unterdrückbar sein. Es sind eine ähnliche Unsicherheit und mangelnde Willenskraft, die es ihm nicht erlauben, den schon längst fälligen Bruch einer Beziehung zu vollziehen.
▶ Herausragend ist die **emotionale Empfindlichkeit Coffeas** nicht nur für **Kummer,** sondern auch für **Freude**: mögliche Reaktionen sind Kopfschmerzen, Händezittern, Erröten, nervöses Herzklopfen, Trockenheit oder ein Kloß im Hals, im Extremfall bekommt sie sogar Fieber, oder es geht gleich in die Hose.

Sein Gedankenzustrom läßt **Coffea** mitunter nicht einschlafen. Anregende Genußgifte wie Kaffee, Tee, Nikotin und Alkohol bekommen schlecht, angeblich verschlimmert auch Kamillentee alle Symptome.
▷ Wie bei **Phosphorus** ist alles gesteigert: Sehen, Hören, Riechen, Tasten und Denken. Später, im fortgeschrittenen Stadium, kehrt sich dies um, alles ist gelähmt oder erschlafft.
▷ Wie **Phosphorus** hat **Coffea** Durst auf kaltes Wasser und ein Verlangen nach Salz bzw. salzigem Essen.
▷ Wie **Phosphorus** hat es auch Hitze, Schwitzen und Brennen in Händen und Füßen. Sein geschlechtliches Verlangen ist ähnlich erhöht. Schwindel an hochgelegenen Orten ist bei beiden möglich.
▶ **Coffea-spezifisch** ist seine *Zahnneuralgie*, die sich durch heiße Getränke und Speisen verschlechtert und durch Eis im Munde verbessert. Auch Gesichts-, Arm- und Ischiasschmerzen sind möglich. Was seine Wehleidigkeit betrifft, kann es mit **Aconitum** und **Chamomilla** konkurrieren.

Die Sonne wird schlecht vertragen,
Schwitzen trotz kalter Haut.
Somit erscheint mir **Coffea** auch als mögliches *Mitglied der emotionalen Mittel*, deren Steuerungsaufgaben vornehmlich bewußte wie unbewußte

Reaktionen auf äußere und innere Reize betreffen (siehe 5. Gruppe, S. 235 ff.).

2.1.3 Übersicht und Zusammenfassung der »hysterischen« Hauptmittel

2.1.3.1 Die Zentralmotive der Hauptmittel

LACHESIS	
Motiv	Stichwort
»Erlaubt ist, was moralisch ist«	Gewissen leitet Trieb

PHOSPHORUS	
Motiv	Stichwort
»Erlaubt ist, was gefällt«	Harmonie als Voraussetzung der Gruppenbildung

2.1.3.2 Vergleichende Untersuchung – Verwandtschaftsbeziehungen

A. Verhalten

Wenn auch **Lachesis** auf Enttäuschungen sehr viel aggressiver reagiert und **Phosphorus** gegenüber äußeren Einflüssen sehr viel empfindlicher ist, stehen sich die beiden Mittel doch nahe. Der Übergang zwischen der moralischen Norm, die von einer Mehrheit als sittlich angesehen wird, und allgemeiner Zustimmung ist gleitend.

Das Verhalten von **Phosphorus** wie auch **Lachesis** ist jeweils leidenschaftlich vital und zeigt auch viele Gemeinsamkeiten. Ihre Kreativität ist originell, aber unsystematisch, beide zeigen eine beachtliche *Eigenliebe*, die sich bis zur geistigen Verwirrung steigern kann. Es besteht der Verdacht, daß auch ihre Motive ähnlich sind, daß also **Phosphorus** seine heraufzüngelnden Feuer zur Selbstdarstellung nutzt, während sie **Lachesis** in sozialem Sinne zu kanalisieren versucht. Beide neigen zur Selbstbezichtigung, manche sind hellsichtig bis hin zu telepathischen Fähigkeiten.

Lachesis wie **Phosphorus** schwanken zwischen Selbstsucht und Wohlwollen, Maßlosigkeit und Zurückhaltung, Arroganz und Bescheidenheit, Vertrauen und Zynismus, Liebe und Haß.

▷ Der Unterschied zwischen beiden liegt im Anspruch.
Die Leidenschaft und der Erotismus von **Lachesis** kann sehr viel verzehrender sein; wenn er eifersüchtig ist, ist er es auch mit deutlich aggressiverem Engagement als **Phosphorus**, der mehr zu verbalen, hysterischen Kontrollverlusten und theatralischen Selbstmorddrohungen neigt.
Körperlich ist beiden gemeinsam, daß sie trotz Krankheit gesund aussehen können, zu Blutungen neigen, daß ihre Beschwerden eher auf der linken Körperseite angesiedelt sind, daß beide Schlafstörungen haben.
Leidet Phosphorus vor allem unter seiner Gewitterangst und der Furcht vor dem Alleinsein, kennzeichnet Lachesis sein Verfolgungswahn. Beide können *blendende Lügner* sein. **Lachesis** ist sich darüber immer im klaren, **Phosphorus** nicht. **Phosphorus** neigt mitunter zur Arroganz und zum Größenwahn, **Lachesis** ist wegen seines permanenten inneren Ringens illusionslos bezüglich sich selbst. Aus den gleichen Gründen ist **Phosphorus** leichtgläubig, **Lachesis** aber stets mißtrauisch. Wie soll auch jemand, der sich selbst nicht vertraut, einem anderen vertrauen?
Wenn **Phosphorus** Angst vorm Alterwerden hat, so wegen seines Aussehens, **Lachesis** fürchtet vielmehr, etwas versäumt, sich also nicht ausgelebt zu haben. Manche **Phosphorus**-Menschen mögen die Sonne, andere nicht, **Lachesis** hält sie seiner inneren Hitze wegen nicht aus.

B. Die Sexualität

Der **Phosphorus-Erotismus** beruht auf seinem Hang, vielen gefallen zu wollen, seinen Wert bemißt er am *Applaus*.
Lachesis *geht zur Sache*, ist emotionaler und sexuell aufgeladener. Wie bei allen seinen Neigungen, so ist er auch auf diesem Gebiet intensiv und im Kampf mit sich selber. Das kann ihn zu einer überstarken Sexualität oder aber zur »sexapostelhaften« Ablehnung des gesamten Themas veranlassen. Kein anderes Mittel neigt so zur Sublimierung seiner Triebe wie **Lachesis**, so daß aus der Sicht der Homöopathie SIGMUND FREUD ein **Lachesis**-Mensch ist, der eine Psychologie des **Lachesis**-Menschen entworfen hat.

C. Lachesis und Ignatia

Die Lachesis-Typologie besitzt eine Gemeinsamkeit mit Ignatia (siehe zwanghafte Mittelbilder). Es ist das Ringen mit sich selber, ihrem eigentlichen Willen. Ignatia versucht den unverdaulichen Brocken, die Niederlage, mit aller Macht hinunterzuschlucken. Aber von unten herauf schießen Emotionen nach oben und verursachen ein würgendes Kloßgefühl im Hals (Globus hystericus). Brechen die Affekte durch, vermitteln sie ihr das betäubende Gefühl, daß irgendetwas mit ihr

geschieht, daß sie von einer fremden Gewalt erfaßt und getrieben würde, sie kennt sich selber nicht mehr und ist über ihr Verhalten entsetzt.
Auch der **Lachesis**-Mensch kennt diesen Kloß und dieses befremdliche Gefühl der Getriebenheit. Ursache ist seine aus dem Urgrund heraufdrängende Sexualenergie, die er durch Umleitung in ablenkende Beschäftigung (Sublimation) oder durch bewußte Unterdrückung zu lenken versucht. Seine mitunter enorme Arbeitswut, Kreativität, sein religiöser Eifer oder sein überzeugter Atheismus sind Beispiele für eine gelungene Sublimierung seines inneren Drucks, der sich genauso in wahnwitziger Leidenschaft, übertriebenem Besitzanspruch, Eifersucht und Verfolgungswahn entladen kann. Sie bewußt zu unterdrücken fordert ungeheure Selbstbeherrschung, die an das mühsame Hinabschlucken von **Ignatia** erinnert und im Krisenfall die **Lachesis-Enge** erzeugt.
Eine weitere Gemeinsamkeit ist ihre *Gesprächigkeit*, wobei auch beide gewisse Sprachschwierigkeiten haben können. So verschluckt **Lachesis** gerne Silben oder ganze Satzteile, während der zur Hastigkeit neigende **Ignatia**-Typ schneller denkt, als die Zunge folgen kann.

▷ Von einer Verwandtschaft der beiden Mittel kann man aber wegen der stark unterschiedlichen Motive (siehe »emotionale Mittel« S. 235 ff.: **Ignatia**) dennoch nicht sprechen.

3. Kindliche Mittelbilder – Das Ich und das Unvertraute

3.1 Die Gruppe der »Depressiven« (Nach RIEMANN)

▷ Er lebt in Abhängigkeit eines größeren Zentrums, er ähnelt dem Mond, der um die Erde kreist.

Der **Depressive** fürchtet, ein eigenständiges Ich zu werden, vermeidet also Eigenständigkeit, will dem Du so nahe wie möglich sein und es fest an sich binden: Dies versucht er mit Anlehnung und Anhänglichkeit, er erscheint wie ein Kind, ist hilflos und darf nicht verlassen werden, oder will den anderen verkindlichen, indem er ihn bemuttert und abhängig macht. Im Gegensatz zum Depressiven, der Menschen mißtraut, idealisiert er die Menschen, will sie gut haben und übersieht ihre Schattenseiten. Er ist beschaulich, still introvertiert, bescheiden, schüchtern in passiver Erwartungshaltung befangen. Diese Abhängigkeit von anderen birgt die Gefahr ausgenutzt oder betrogen zu werden. Die Folgen sind Hoffnungslosigkeit, Depression, Melancholie, am Ende stehen Selbstmord, Apathie oder Sucht.

Diese Beschreibung deckt sich gut mit dem Konstitutionsbild von **Pulsatilla**. Aus meinem homöopathischen Blickwinkel fasse ich aber **Pulsatilla** und die zusätzlich aufzuzählenden Hauptmittel, **Silicea** und **Calcium carbonicum** unter dem Übertitel, »die Kindlichen«, zusammen, weil es das meiner Meinung nach Entscheidende an ihrem Verhalten hervorhebt.

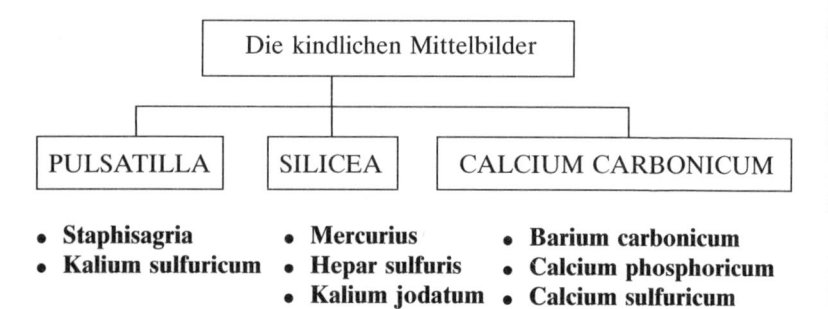

```
              Die kindlichen Mittelbilder
        ┌─────────────┬─────────────────┐
   PULSATILLA      SILICEA      CALCIUM CARBONICUM
```

- **Staphisagria**
- **Kalium sulfuricum**
- **Mercurius**
- **Hepar sulfuris**
- **Kalium jodatum**
- **Barium carbonicum**
- **Calcium phosphoricum**
- **Calcium sulfuricum**

3.1.1 Pulsatilla – empfindsame Topfpflanze

Der Mensch, dem **Pulsatilla** (Küchenschelle) hilft:
▷ **Pulsatilla** ist wie **Sepia** ein *Frauenmittel*.
Mehr haben sie allerdings nicht gemein, **Pulsatilla** ist im Gegensatz zu **Sepia** weich und kaum aggressiv. In der obigen Sichtweise eben ein *Paradebeispiel für Depressive*.
Dieses Bild ist homöopathischerseits um eine sehr wesentliche Eigenschaft zu ergänzen:

> Die Depressive scheint schwach. **Pulsatilla** ist aber **innerlich fest**. Die **Pulsatilla**-Gattin kämpft nicht offen gegen die aggressiven oder selbstsüchtigen Wesenszüge ihres Gatten, sie paßt sich ihnen geschmeidig an und manipuliert sie mittels sanftem, unmerklichem Druck. Sie weiß instinktiv, daß Hilfsbedürftigkeit Hilfe schafft. Darin zeigt sich ihre Nähe zum sulfurischen Egoismus.

Ihr stets freundliches Auftreten und ihr Bestreben, mit ihrem Umfeld zu harmonieren, finden sich in der **Phosphorus**-Typologie, mit der sie eine konstitutionelle Verwandtschaft verbindet.
▷ Im Gegensatz zu **Phosphorus**, der sich dem Augenblick hingeben kann, reichen **Pulsatillas** *Sicherheitsbedürfnisse in die Zukunft.*
▷ Ihr Verhalten sucht ebenfalls den Einklang mit der Umgebung, der Zweck ist aber nicht das »Gefallen«, sondern der *Schutz*.
Die Unterscheidung zwischen dem »lyrischen« **Phosphorus** und **Pulsatilla** ist meist nur anhand der *Körpersymptome* möglich.
Mit **Ignatia** hat sie manchmal ihre Art, sich scheinbar zu unterwerfen, und ihre weinerliche Hysterie gemeinsam. Was bei **Ignatia** jedoch »abgewürgter« Anspruch ist, ist bei **Pulsatilla** Methode:
▷ »Ich will«, jammert sie, »helft mir bitte, damit ich es schaffe!«
▷ **Silicea** lebt in einer kleinen, bescheidenen, aber eigenen Welt, **Pulsatilla** hat gar keine, sondern sucht sich irgendwo einzupassen.
An dieser Stelle sei noch einmal an die verschiedenen kindlichen Verhaltensweisen einiger Mittel erinnert:
- **Phosphorus** verhält sich kindlich, weil es Harmonie schafft, die Verantwortung des Erwachsen-Seins wird ins Schauspiel miteinbezogen. »Du kannst es! Hilf mir bitte!«
- **Ignatia** flüchtet sich in kindlichen Trotz, »was geht's dich an, daß ich dich liebe«?
- **Chamomilla**, ein mit **Sepia** eng verwandtes Mittel, ist der Geist der stets verneint, und **Pulsatilla** fürchtet die Verantwortlichkeit des Erwachsen-Seins und reicht sie daher vertrauensselig weiter.

Aber Achtung! Ihr zutrauliches Anlehnen gepaart mit ihrer Entschlußschwäche, alleine etwas zu unternehmen, will sie gelohnt haben. Ihr Anspruch auf Hilfe durch den oder die anderen kann zu einem Egoismus ausarten, den man in dieser Stärke nur noch bei **Sulfur** findet. Meist aber sind sie angenehme Menschen, die nirgends anecken und an die man sich gerne erinnert.

Fall 1: Liebenswürdige Pulsatilla-Seniorin mit Asthmabeschwerden

Obwohl die Tür offen war, klopfte sie vorher an. Der ungemein freundliche Tonfall ihres Grußes, ihr herzliches Lächeln signalisierten Vertrauen: **Pulsatilla!** Sie war um die siebzig, seit einer Grippe im Winter litt sie an Asthma, die zeitweilig eingenommenen Antibiotika linderten ihre Beschwerden nur vorübergehend. Liegen und Gehen verschlechterten ihren Zustand, auch die Nacht war zeitweise schlecht, beim Sitzen und in der frischen Luft ging es ihr noch am besten. Ihre Brust schmerzte sie etwa in der Mitte über dem Brustbein so stark, daß sie gar nicht hingreifen konnte [BOERICKE, S. 418 (3), SYNTH., S. 1067 (21)].

Mit dreiundvierzig Jahren wurde ihr wegen eines Geschwürs (Zyste?) ein Eierstock entfernt, mit fünfzig hatte sie eine Gallenoperation. Fett (SYNTH., S. 1761) und Obst, vor allem Äpfel, vertrug sie schlecht (SYNTH., S. 1758/1768). Gegen ihre Diabetes hatte sie Medikamente einzunehmen. Sie war wetterfühlig, reagierte mit Kopfschmerzen, die einmal rechts- einmal linksseitig auftraten [SYNTH., S. 1753 (21)].

Ihre Knie waren rheumatisch, ihre linke Schulter abgenutzt. Nach dem Wechsel waren ihre Knochen brüchig geworden, sie hatte sich im Abstand von vier Jahren einmal den rechten, dann den linken Oberschenkelhals gebrochen. Beim zweiten Bruch war es nach der Operation zu einer transfusionsbedingten Blutinfektion mit Gelbsucht gekommen.

Hier war es gleichgültig, ob man vorschriftsmäßig erhob oder nicht. Das Hauptsymptom, die Allgemeinsymptome, die psychischen wie körperlichen Symptome und Modalitäten, fast alles war **Pulsatilla**, und so sprach sie auch wunderbar an. Das Mittel wurde zu ihrem ständigen dienstbaren Geist.

ARBEITSEINSTELLUNG, PFLICHT
WILLIG ABER HILFSBEDÜRFTIG

Pulsatilla ist der liebe, junge Hund, der unter Kontrolle seiner Mutter die ersten Ausflüge macht und Kontakt zu den anderen Rudelmitgliedern aufnimmt. Er überläßt ganz bewußt den Großen die Verantwortung, weil er ja noch zu klein, zu unerfahren ist, sie selber zu tragen.
▷ Ich-Will, Aber-Ich-Schaff-Es-Nicht-Allein.

▷ **Pulsatilla** gefällt es, im Schatten anderer durchs Leben zu schreiten. Also verharrt er in dieser Abhängigkeit, indem er sie auf den Leitwolf oder im menschlichen Bereich aufs andere Geschlecht verlagert. Im Grunde weigert er sich, erwachsen zu werden.
▷ Manche **Pulsatilla**-Typen sind daher **notorisch unentschlossen**, brauchen also selbst in kleinen Dingen jemanden, der ihnen sagt, was sie tun sollen. Danach ist nicht gesagt, daß sie dem Ratschlag auch folgen.
▷ In Diskussionen sind sie sehr tolerant, lassen alle Gegenargumente lächelnd gelten und weichen dann doch nicht von ihrer Meinung ab.
▷ Im Beruf sind sie angenehm, offen für Vorschläge und Bedürfnisse ihrer Kollegen.
▷ Die Kehrseite dieser Methodik heißt Selbstsucht. **Jammern füllt Kammern**, die negative **Pulsatilla** erwartet, daß andere für sie sorgen, ist eifersüchtig und besitzergreifend. Aus diesem Grund sind Furcht und Haßgefühle gegenüber Frauen pulsatillaspezifisch.

Sie ist das Mädchen mit dem unschuldigen Augenaufschlag, das in der Schule die Hausaufgabe nicht hat, weil zu Hause das Häschen niest, das zu nichts und niemandem steht, sich also in piepsendem Jammertone um alles herumredet, was ihr gerade nicht in den Kram paßt. Sie ist im Extremfall die Frau, die sich weigert, ihrem Beruf nachzugehen und mitzuverdienen. Im Grunde will sie heiraten und Kinder haben und braucht daher jemand, der ihr größtmögliche Sicherheit bietet.

Wenn man die Weltgeschichte nach Pulsatilla durchforstet, tut man sich schwer. Die Großen sind meist kantig hervorstechende Menschen, Pulsatilla ist angepaßt weich. Am ehesten entspricht ihr die blonde Prinzessin, die von Drachen, schwarzen Rittern und Seeräubern geraubt und zur Erleichterung des bereits zusammenbrechenden Publikums im letzten Moment gerettet wird. Sie bedankt sich beim Helden mit Küssen und Kindern, aber dies hatte sie eigentlich auch mit dem schwarzen Ritter ins Auge gefaßt.

Tatsache ist auch, daß in dieser Situation nicht nur die Prinzessin sondern auch wir, das Publikum, **Pulsatilla** sind. Wir wollen diesen harmonischen Schlußakkord und würden dem Autor keinen Ausritt verzeihen. Die Prinzessin hat den Muskelmann zu heiraten und nicht etwa den schmalbrüstigen Minnesänger, dem sie eigentlich ihre mediale Präsenz verdankt.

Entsprach MAHATMA GANDHI Pulsatilla?

Eine **Pulsatilla-Ähnlichkeit** historischen Formats meine ich dennoch ausmachen zu können: MAHATMA GANDHI hatte vieles an sich, das optisch und menschlich diesem Konstitutionsbild entspricht. In einem

Land, in dem sogar Bauern an den Schwellen ihrer Geldverleiher hungern, um Aufschub für ihre Schulden zu erhalten, mußte der passive Widerstand nicht entdeckt werden, sein breiter Einsatz als nationalpolitisches Mittel ist jedoch GANDHIs Leistung. Darüber hinaus demonstriert diese Methodik trefflich die scheinbare Schwäche und die tatsächliche innere Stärke des Pulsatilla-Menschen. Eine wohl nur dieser konfliktdämpfenden Konstitution zuzutrauende Leistung war das Zurückhalten des enormen Haßpotentials zwischen Hindus und Moslems, bis die gemeinsam von England eingeforderte Unabhängigkeit durchgesetzt war. Danach kostete sie ihm das Leben.

KONFLIKTVERHALTEN
TOLERANZ UND TRÄNEN

Pulsatilla kritisiert wenig, ist **tolerant** und gegenüber allem und kann auch Ärger gut wegstecken. Empfänglich für Gefühle anderer weiß sie Zuneigung zu zeigen. Macht sie einen Fehler, versucht sie ihn wieder gut zu machen und entschuldigt sich aufrichtig. Sie vermeidet jeden Streit, verstehen heißt für sie vergeben, sie ist niemals selbstgerecht und verbittert und nimmt sogar fremde Schuld auf sich, um eine harmonische Stimmung herzustellen. Sie tut dies ihrer Natur gemäß. Sie ist, um sich wohl zu fühlen, auf die Stimmung der anderen angewiesen (auch **Phosphorus**).
Die Kehrseite ist ihre *labile Stimmungslage*, die sehr leicht in die Verdrießlichkeit umschlagen kann. Aber so schnell sie auch beleidigt ist, Aggressivität ist ihr nicht gegeben. Wenn die Dinge nicht so laufen wie sie will, läßt sie lieber **Tränen** fließen, ist mürrisch, schlecht gelaunt, unzufrieden, wegen Kleinigkeiten verärgert, hoffnungslos, melancholisch und argwöhnisch, im Extremfall fürchtet sie sich sogar vor allen Menschen oder kriegt einen hysterischen Weinkrampf. Auf jeden Fall aber hofft sie, daß andere ihr helfen können, und ist nicht geneigt, allzuviel zur Lösung ihrer Probleme beizutragen.

EMPFINDSAMKEIT, ÄNGSTE

Die Pulsatilla-Typologie hat, wie schon oben bemerkt, *infantile Charakterzüge*. Es ist, als ob sie bewußt nicht erwachsen werden wollte. Sie wehrt sich, das schützende Elternhaus zu verlassen.
Es ist ihre Angst vor der Zukunft, dem Erwachsen-Werden, die ihr gerade in der *Pubertät psychische* und auch *körperliche* Schwierigkeiten

wie Kopfschmerzen, Allergien, Menstruations- oder Blasenbeschwerden bereiten können.
▷ Beschwerden, die bei einem Menschen in der Pubertät begonnen haben, könnten daher in seiner Pulsatilla-Eigenart begründet sein.
In besonders ausgeprägten Fällen weigert er sich unbewußt, zu wachsen, was sich mitunter in Angst oder Schwindelerscheinungen beim Nach-Oben-Sehen äußert. Diese umgekehrte Höhenangst erklärt C. R. COULTER mit Pulsatillas Ablehnung von Unabhängigkeit und Freiheit. Dem ist hinzuzufügen, daß sich diese Problematik in oder nach den Wechseljahren wieder einstellen kann, indem der Erwachsene sein Heim nicht mehr verlassen will.
▷ Ihre **Angst vor dem Alleinsein** wie auch vor dem Verlassen-Werden entspringen ebenfalls kindlichen Verhaltensmustern. Pulsatilla braucht eben andere Menschen, Ideologien, Religionen, um sich bei ihnen anzulehnen.
Sie hat daher auch Angst, falsch verstanden zu werden, oder etwas zu tun, was ihre Harmonie mit anderen verletzen könnte. Es ist ganz logisch, daß sie Streitigkeiten innerhalb der Familie nicht nur meidet sondern auch fürchtet. Nur noch der **Calcium**-Typ pflegt die Familienbande durch derart häufige Treffen wie sie. Offensichtlich vermittelt ihr auch die Dunkelheit ein Gefühl der Verlassenheit, weshalb sie Angst vor ihr hat.
▷ Die *Platzangst*, unter der **Pulsatilla** manchmal leidet, könnte sich in ihrer Angst vor dem Ausgeschlossen-Sein erklären.
Mir sind einige Pulsatilla-Frauen begegnet, denen es vor allem darauf ankam, daß die Tür von der Küche zum Wohnzimmer nicht geschlossen wurde. Eine andere fürchtete Tunnels, weil sie Angst hatte, nicht mehr herauszukommen. In beiden Fällen war also die räumliche Enge – nicht der primäre – der Grund.
▷ Erwachsen verlagert **Pulsatilla** seine kindliche Abhängigkeit auf den andersgeschlechtlichen Partner. Ihr Sicherheitsbedürfnis ist nur noch mit dem Arsenicums vergleichbar. **Arsenicum** geht dagegen mit Aktivitäten an, **Pulsatilla** zieht es vor, jemand anderen dagegen angehen zu lassen.
▷ **Pulsatilla** kann aus »**Mitgefühl**« krank werden, ihre **Hypochondrie** schielt dabei nach denen, die sie lieben, auf daß sie ihr Bedürfnis nach Pflege und Zuwendung stillen.
Sie jammert nach Maß. Das kann bedeuten, daß sie die Fragen des Therapeuten nach dem Motto, »wie hätten Sie's denn gerne?«, beantwortet. Es kann sie aber auch dazu verführen, eventuelle Therapieerfolge zu verschleiern, weil sie befürchtet, seine Aufmerksamkeit zu verlieren. Das oben genannte Mitgefühl gilt also in einem besonderen Ausmaß ihr selber und kann sich unter Jammern und Weinen zu selbstmitleidigem Lebensüberdruß und Selbstmorddrohungen steigern.

▷ Ihr veränderliches, leicht beeinflußbares Wesen fördert rasche *Stimmungswechsel*. Hier zeigt sich auch ihre **hysterische Seite**: Sie ist leicht zu beleidigen, weil sie in allem Zurückweisung vermutet.
Lacht oder spottet jemand über sie, so gibt ihr dies das Gefühl, ausgeschlossen zu sein. Dies kann sich in ihr zu einem ständigen Argwohn steigern, nämlich daß hinter ihrem Rücken über sie gelacht würde.
Bei allem, was sie berührt, Kummer oder Freude, Weinen und Lachen, vergießt sie mühelos Tränen. Geburt, Wechseljahre und andere starke Erregungen können körperliche Symptome, wie zum Beispiel **Bluthochdruck** (auch **Staphisagria, Ignatia, Nux vomica** und **Natrium**) auslösen.

DAS PULSATILLA-KIND
FOLGSAMER ROCKZIPFEL

Wie nicht anders zu erwarten ist das Pulsatilla-Kind *folgsam*, gut zu haben und *ausgesprochen einnehmend*. Sein Talent, Zuneigung zu zeigen, sein oft puppenhaftes Äußeres macht es zum Liebling der Familie und nicht nur der. Sie vermeidet jeden Streit, rauft nicht, beschützt kleinere Kinder und besitzt oft einen hohen Gerechtigkeitssinn, wenn es ums Teilen geht. In ihrer sulfurischen Variante ist sie allerdings eifersüchtig, besitzergreifend, neidisch und habsüchtig bis zur Gier.
Pulsatilla-Buben erscheinen in ihrer Fürsorglichkeit, ihrer Rücksichtnahme auf Kleinere und ihrer geringen Aggressivität mädchenhaft.
▷ Die Kehrseite ihres Anlehnungsbedürfnisses ist ihr Talent, ihre Umwelt mit Tränen zu manipulieren und ihre manchmal arge Anhänglichkeit an die Mutter. Das Kind kann sich derart an ihren Rockzipfel hängen, daß es schon weint, wenn es nur abgesetzt und nicht getragen wird (**Kalium carbonicum, Causticum**). Dies wird vor allem bei Besuchen in fremder Umgebung auffällig.
Natürlich will es auch ständig bemuttert werden und zeigt sich dafür auch dankbar. Hier zeigt sich schon die typische Forderung, gehegt zu werden. Schon als Kind mag sich **Pulsatilla** nicht entscheiden, will bald das eine dann das andere, später wird daraus *Entschlußschwäche*. Es überläßt Entscheidungen lieber anderen und lehnt es ab, Verantwortung zu übernehmen.
▷ **Pulsatilla** ist auch nicht allzu belastbar. **Schulkopfschmerzen** sind möglich (auch bei **Natrium chloratum**).
Wie schon oben bemerkt, ist die *Pubertätszeit* für **Pulsatilla** besonders kritisch, da sie sich scheut, sich vom Elternhaus zu lösen. Ist also der Beginn einer chronischen Krankheit auf die Pubertätszeit zurückzuführen, ist an Pulsatilla zu denken.

ZENTRALMOTIVE

Der **Pulsatilla**-Mensch überläßt ganz bewußt den Erwachsenen die Verantwortung, weil er ja noch zu »klein«, zu »unerfahren« ist, sie selber zu tragen. Es ist, als hätte er diese Rolle als bequeme Methode entdeckt, im Schatten anderer durchs Leben zu schreiten.
▶ **Pulsatilla weigert sich erwachsen zu werden, um der Verantwortung des Erwachsen-Seins zu entgehen.**
▶ **Stichwort: Topfpflanze. Anpassung als Voraussetzung der Gruppenbildung.**
Diese Eigenart macht **Pulsatilla** auch für Revierkonflikte anfällig. Obwohl es wie bei **Nux vomica** eine Verlustangst ist, fürchtet **Pulsatilla** nicht den Verlust des Reviers sondern den *Verlust der Geborgenheit*.

POLARITÄT, VERSCHIEDENHEITEN

Pulsatilla kann durchaus widerspenstig, streitsüchtig und eigensinnig sein. Meist hat das keine Dauer und begründet sich in ihrer Launenhaftigkeit.
Es gibt aber eine Variante Pulsatillas, die reserviert und in sich gekehrt ist. Sie erzählt ihre Sorgen nicht und will wie **Natrium** mit ihrem Kummer allein sein. Wie bei Natrium ist die Ursache auch Kummer, allerdings genügt nicht ein einzelnes Ereignis, es muß schon eine anhaltende Folge von Kränkungen sein, die sie aus Furcht vor Einsamkeit in Kauf genommen hat und die sie nun böse und nachtragend gemacht haben.
Wir werden diesem Motiv bei einer nahen Verwandten Pulsatillas, **Staphisagria**, wiederbegegnen.
Der lyrische **Phosphorus**-Typ und die offene, ihr Bedürfnis froh auslebende **Pulsatilla** sind in ihrer psychischen Eigenart kaum zu unterscheiden. In der homöopathischen Erhebung spielt das keine Rolle, weil ja ohnehin das hervorstechendste Symptom und alle Randmodalitäten zu berücksichtigen sind. In ihrer psychischen Charakteristik sind beide Menschen, die sich in zurückhaltender Manier klug *anzupassen* wissen, oder ängstliche Mäuschen, die sich bescheiden in ihr Schicksal fügen.
Beide können Negativvarianten entwickeln, die mit unterschiedlichem Temperament jammernd angelaufen kommen, wenn sie Hilfe brauchen, sich sonst aber tunlichst bedeckt halten.
In pathologischer Überspitzung kann es zu extremen Verhaltensstörungen kommen. Im Falle **Pulsatillas** sind es zum Beispiel Menschen, die im Alter nicht mehr das Haus verlassen wollen oder als Kleinkind schon zu weinen beginnen, wenn es die Mutter vom Arm nimmt.

▷ Bei all dem wundert es nicht, daß **Pulsatilla** auch für dogmatische Ideologien anfällig ist. **Sie fügt sich in alles.** Strenge Vorgaben ersparen ihr die Mühen eigenständigen Denkens. Je nach Ideologie kann sie dann eine asiatische Lächlerin oder aber grimmige Puritanerin sein.
Die Abhängigkeit vom Elternhaus pflegt sich nach der Kindheit aufs andere Geschlecht zu verlagern. Auch hier können Enttäuschungen zu polaren Erscheinungen führen, indem sie eine krankhafte Furcht vorm anderen Geschlecht oder eine von Einbildungen beherrschte Eifersucht entwickelt.

SEXUALITÄT

Pulsatilla nutzt mittels ihres Anpassungstalents die emotionale Gestimmtheit der anderen. Übertragen auf die Situation des Erwachsen-Seins kommt damit die *Sexualität* ins Spiel, die eine *Domäne der Kommunikativen* ist.

Sexuelle Kontakte setzen im Normalfall Vertrauensbildung voraus. Die Liebenswürdigkeit **Pulsatillas** oder auch **Phosphorus'** schafft beste Voraussetzungen dafür.
▶ Pulsatilla kann großes sexuelles Verlangen haben, mehr als Phosphor, der mehr zu sexuellen Phantasien neigt, ist sie an körperlicher Sexualität interessiert.

KÖRPERSYMPTOME

Die **Wechselhaftigkeit** ihrer Stimmungen, sie kann innerhalb weniger Minuten von strahlender Lebhaftigkeit in stumpfe Erschöpfung sinken, äußert sich auch in der Wechselhaftigkeit ihrer Symptome, zum Beispiel Schmerzen, die von Gelenk zu Gelenk, von einem Körperteil, einer Körperseite zur anderen wandern.
▷ Diese **Wanderbeschwerden** charakterisieren oft ihre *gichtig-rheumatischen* Erscheinungen.
▷ Ihr **instabiler Kreislauf**
läßt sie häufig erröten, Stimmungsschwankungen können ihren Blutdruck erhöhen oder Herzklopfen verursachen. Außerdem kann sie wie **Sulfur** zum **Hitzeüberlaufen** einzelner Körperteile mit gelegentlicher Fleckenbildung oder überhaupt zu Hitzewallungen neigen. Hervortretende Venen und **Krampfadern** sind ebenfalls möglich.

▷ Geheizte, stickige Räume, **warmes Wetter** und **Sonne verschlechtern** ihre Symptome während sie von frischer, kühler Luft gebessert werden. Im Tagesablauf treten ihre Beschwerden besonders abends und morgens hervor.
Viele chronische Beschwerden des Erwachsenenalters, wie chronische Kopfschmerzen (besonders rechtsseitige), Blasenentzündungen, Allergien und Menstruationsschmerzen haben ihren **Beginn in der Pubertätszeit**.

▷ Zwei auffällige Begleitsymptome, die ich wohl bei **Lachesis** nicht aber bei **Pulsatilla** beobachtet habe, ist eine *zu große Zunge* oder das Gefühl, daß sie *verbrüht* wäre.
Eine Verwandtschaft der beiden Mittel schließe ich dennoch aus. Weitere Gefühls- oder Als-Ob-Symptome sind Trommelfellschmerzen beim Niesen (als ob es platzte), Rachenbeschwerden als ob zäher Schleim den Gaumen verklebte, Kopfschmerzen als ob der Kopf in einen Schraubstock eingeklemmt würde.

Charakteristische Frauenkrankheiten der **Pulsatilla**-Typologie:
- Beschwerden während der Schwangerschaft, den Wehen, während und vor der Regel
- Blasenentzündung, **Blasenschwäche** mit unwillkürlichem Urinabgang (Inkontinenz) beim Husten, Niesen, Lachen, Laufen – ganz allgemein viele Probleme des Harntraktes
- Brustentzündungen beim Stillen.

Fall 2: Schmerzhafter Husten einer 55jährigen Patientin, seit der letzten Schwangerschaft

Ein Fall, der neben der typischen Wesensart auch typische auf eine Schwangerschaft rückführbare Beschwerden aufwies, war der einer etwas übergewichtigen fünfundfünfzigjährigen Frau, die eigentlich wegen ihres schmerzenden Hustens gekommen war. Wie bei **Pulsatilla** oft, war auch sie durch weiche, fließende Gesichtsformen, sanft geschwungene Lippen und große Augen charakterisiert. Seit ihrer zweiten Schwangerschaft schieden ihre Nieren nicht mehr ausreichend aus, was zu Wasserstaus in ihren Beinen, vor allem im Knöchelbereich führte. Zusätzlich hatten sich Nierensteine gebildet. Sie war nachtblind und litt seit ihrer Kinderzeit an einer ständigen, brennenden Bindehautentzündung (SYNTH., S. 410/411/429). Ihr trockener Husten bereitete ihr Kopf- und beidseitige Rippenschmerzen, er steigerte sich im Liegen (SYNTH., S. 1040) bis zum Erbrechen (SYNTH., S. 694/695), so daß sie sich aufsitzen mußte. Im Freien ging es ihr noch am besten (SYNTH., S. 1041). Darüber hinaus litt sie seit fünf Jahren an einer Bauchspeicheldrüsenentzündung

(Pankreatitis), die wohl für ihre Fett- und Fleischempfindlichkeit verantwortlich war [SYNTH., S. 1761 (21)].
Sie war emotional empfindlich, zitterte innerlich von einer unbestimmbaren Erregung. Einer ihrer besonderen Beschwerden waren Krämpfe vor allem des Leistenbereichs, die sie in allen Situationen, ob gehen, sitzen, liegen, arbeiten oder stricken, befallen konnten.
Pulsatilla war ohne Zweifel ihr Mittel.
Die Modalitäten ihres Hauptsymptoms, des Hustens, paßten exakt: Trockener Husten abends und nachts, muß sich aufrichten im Bett zur Erleichterung; Druck auf der Brust und starke Schmerzhaftigkeit (nach BOERICKE). Die Mehrzahl der körperlichen Symptome waren leicht **Pulsatilla** zuzuordnen, so daß es nicht überraschte, daß es ihren Allgemeinzustand sogleich überzeugend besserte. Auf ihre Krämpfe, gegen die sie **Magnesium** einnahm, hatte es allerdings keinen Einfluß. Der Versuch, **Nux vomica** in niedriger Potenz symptomatisch einzusetzen, schlug fehl.

▷ Charakteristische Krankheiten des *männlichen* **Pulsatilla** sind Beschwerden der **Prostata**, der Samenstränge und der Hoden. In seiner Anfälligkeit des Harntrakts gleicht er der **Pulsatilla-Frau**.

▷ **Dickdarmentzündungen** erfolgen häufig auf nervöser Grundlage und sind daher bei **Pulsatilla** als auch anderen »nervösen« Typen wie **Phosphorus, Ignatia, Nux vomica** und **Staphisagria** anzutreffen.

▷ **Pulsatilla** lehnt **Obst** oder **fette Nahrung** sehr oft ab und verträgt sie auch schlecht. Auffällig sind zudem die dicklichgelben, reichlichen, milden Absonderungen bei Schleimhautentzündungen der Augen, der Nase wie der Ohren.

VERWANDTSCHAFTEN
ÄHNLICHKEITEN

Um das *Einvernehmen* mit ihrer Umwelt nicht zu stören und wohl auch aus berechnendem Sicherheitsbedürfnis, vermeidet **Pulsatilla** eigene Entscheidungen und überläßt so alle Verantwortung anderen. **Phosphorus** wiederum sucht seine Bestätigung, die Richtigkeit seiner Entscheidung in der Zustimmung seiner Umgebung.

Beide bezwecken letztlich **Vorteile** durch **Anpassung**.

Die Ähnlichkeit beider Charaktere zeigt sich auch in ihren *Ängsten*. **Pulsatilla** hat Angst davor, daß sie jede Äußerung von Selbständigkeit von den anderen isoliert. Je mehr sie sich von ihnen unterscheidet, desto

weniger Gemeinsamkeit existiert. Also vermeidet sie Auseinandersetzungen.
Dem **Phosphorus**-Wesen fällt das Anders-Sein nicht schwer, solange man ihm dafür applaudiert, er also die Zustimmung der Gruppe erntet.
Beide fürchten die *Dunkelheit* oder die *Einsamkeit*, weil sie sich von ihrer vertrauten Umwelt abgeschnitten fühlen, beide können Schwindel beim Nach-Oben-Sehen haben. Wenn ihr Partner krank wird, können sie sehr rasch ähnliche Symptome entwickeln, wobei weniger Mitgefühl als *hypochondrische Konkurrenz* um die Pflege dahintersteckt.
▷ Die Lebenseinstellung beider ist meist glücklich und positiv.
Beide sind ungezwungen im Gespräch und Meister im Zeigen von Zuneigung. Während sich **Phosphorus** von den Widersprüchen des Lebens nicht irritieren läßt, ja sie mitunter sogar unterhaltsam findet, versucht die fürsorgliche **Pulsatilla** die sie negativ betreffenden Handlungen und Ereignisse zu verstehen und so zu vergeben.
▷ Beide können *emotional leiden*, also von Erfreulichem wie Unerfreulichem krank werden, beide sind in ihrem Jammer mitunter *hysterisch*, **Phosphorus** auch in der Freude.
Beide können gut mit anderen leiden oder weinen, wobei **Phosphorus** die Schmerzen eines Freundes spüren kann, als wären es seine eigenen (auch **Arsenicum**: bei beiden ist es Angst, ähnlich krank zu werden). Beider Klagen und Weinen bezweckt die Erregung von Aufmerksamkeit und Mitgefühl der anderen, wobei **Phosphorus** die größere Theatralik an den Tag legen, mitunter sogar mit einem Selbstmord drohen kann.
▷ Auf körperlicher Ebene zeigen beide eine gewisse Anfälligkeit für *Leber* und *Gallenprobleme*. Beide verbindet auch ihr labiler Kreislauf, wobei seine Wetterfühligkeit **Phosphorus** zum *menschlichen Barometer* macht. Die *Dickdarmempfindlichkeit* beider wurde schon oben erwähnt (Colitis).
▷ Eher *symptomatische Ähnlichkeit* verbinden **Pulsatilla** mit **Ignatia.** **Ignatia** ist vor allem ein Mittel für **frischen** seelischen Schmerz. Auslöser sind Verlustkonflikte, wobei es bei **Pulsatilla** im Gegensatz zu **Nux vomica** oder **Sulfur** nicht der Verlust von Revierbesitz sondern der Verlust von Revierzugehörigkeit ist.
Zurück zu **Ignatias** Gemeinsamkeiten mit **Pulsatilla**:
Beide haben die Wechselhaftigkeit aller Symptome, umherwandernde Schmerzen und rasche Stimmungsschwankungen. Beide haben auch eine kindlich hilfsbedürftige Ausstrahlung, können weinen vor Freude aber auch vor Ärger und Aufregung krank werden. Im Unglück neigen sie beide zum Jammern und Weinen, wobei sich **Ignatia** durch sein Seufzen besonders hervortut. Je nach Laune können sie ziemlich leicht

hysterisch werden, wenn irgendetwas mißlingt, wobei die hysterischen Qualitäten **Ignatias** seine Beziehung zu **Nux vomica** unterstreichen.
Während sich die belastete **Pulsatilla** an jemanden anlehnen möchte, ist **Ignatia** fordernd. Gerade in der Tatsache, daß sie manchmal auch undankbar jenen gegenüber ist, die ihr zu helfen versuchen, zeigt sich der verhohlene Anspruch. Sie besitzt nicht die Geschmeidigkeit und innere Stärke von **Pulsatilla**, sie ist nicht eins mit sich selbst, sie wagt es bloß nicht, ihre tatsächliche Aggression zu zeigen.

Pulsatilla ist redselig, mitteilsam, **Ignatia** ist es auch, jedoch aggressiver. Sie stellt unentwegt Fragen, ohne die Antworten abzuwarten hastet sie weiter, unterbricht man sie, kriegt sie einen hysterischen Anfall. Während **Pulsatilla** Trost liebt, lehnt ihn **Ignatia** ab.

Auf körperlicher Ebene leiden sie beide an Blasenschwäche mit gelegentlicher Inkontinenz (siehe die Körpersymptome **Pulsatillas**). Auch der Bluthochdruck bei Aufregungen ist ihnen gemeinsam. Beide lieben frische Luft und frieren doch leicht. Während Pulsatilla in geschlossenen Räumen zu echter Platzangst neigt, reagiert **Ignatia** auf menschenüberfüllte Räume mit einem Bedürfnis nach frischer Luft.
Die **Pulsatilla-** wie auch **Ignatia**-Frau kann an Hormonungleichgewichten leiden. Sehr oft scheuen sie beide die Sonnenhitze.

IDEALTYPUS

Sanft, hübsch, blondes oder hellbraunes Haar, wohlgeformt mollig oder nervös und blutarm.

3.1.1.1 Die Pulsatilla-Gruppe

A. Staphisagria

Stephanskörner

▷ **Staphisagrias** Psychogramm deckt sich in wichtigen Bereichen mit **Natrium** und **Pulsatilla**, so daß ich annehme, daß die drei Programme auf der Klaviatur menschlichen Verhaltens nebeneinander liegen.
Mit **Pulsatilla** gemeinsam hat **Staphisagria** die Zartheit und Empfindsamkeit. Wie **Natrium** will **Staphisagria** jedoch ihre Betroffenheit verbergen. Wo **Pulsatilla** weinen würde, *schluckt* **Staphisagria**. Alle Emotionalität stockt in ihr, sie fängt an zu *zittern* (auch **Pulsatilla**), obwohl sie vielleicht platzt vor Wut, stellt sie ihr Gegenüber nicht zur Rede sondern tut so, als ob nichts vorgefallen wäre. Im Gespräch gibt sie sich ruhig manchmal sogar lebensfroh. Sie drängt sich nicht auf und will niemanden mit ihren Problemen belasten (**Natrium**).
In einer anderen Weise als beim prinzipientreuen **Natrium** kann auch **Staphisagrias** Wut schließlich ausbrechen und sich in einer verbalen, mitunter sogar gewalttätigen Attacke entladen. Dies ist aber weniger als heilsame Katharsis zu werten, sondern meist Ausdruck einer durch wiederholte Verletzungen total übersteigerten Empfindsamkeit.

KONFLIKTVERHALTEN
DEMUT UND GEBORGENHEIT

▷ Der **Staphisagria**-Mensch verläßt krank, zitternd und erschöpft den Ort der Auseinandersetzung. Der Konflikt beherrscht sein Denken, er kann sich nicht konzentrieren und nicht mehr schlafen.
Wenn er aber der Person, die ihn verletzt hatte, wieder begegnet, verspürt er trotz seines Unmuts Respekt und Unsicherheit. Befangen versucht er den Konflikt gütlich zu regeln, indem er den Verursacher seines Schmerzes durch sein Verhalten beschwichtigt. **Staphisagria** spricht den Konflikt nicht aus, sondern trachtet ihn zu *neutralisieren*, indem er gute Miene zum bösen Spiel macht.
Diese Ergebenheit beruht nicht auf der Annahme der eigenen Machtlosigkeit oder Ohnmacht als Folge einer Abhängigkeit von einem Vorgesetzten oder dem Arbeitsplatz (**Anacardium**).
▷ Der zart besaitete **Staphisagria**-Mensch reagiert mit Sprachlosigkeit und Zittern, wie bei **Coffea** besteht ein **großes Verlangen nach Zustimmung**, das ihn letztlich wehrlos macht.
Der emotionale Kontrollverlust **Staphisagrias** erfolgt erst in fortgeschrit-

tenem Stadium. Lange Zeit stellen sie sich dem, der ihre Nachgiebigkeit und Sprachlosigkeit als Schwäche ausnutzt, nicht entgegen und leiden in stiller Entrüstung. Endlich aber ist der Punkt erreicht, an dem sie die immer unerträglicher werdenden Spannungen in einem dramatischen Wutaffekt entladen. Die friedfertige, scheue Natur verkündet plötzlich die Schuld des anderen, sie löst sich von ihrer verhaltenen Wut und nimmt verbal, im Extremfall auch handgreiflich Rache.

▷ Das Wesen der **Staphisagria-Problematik** liegt in der *Reinheit ihrer Gefühle*.

Wenn sie keine Verantwortung auf sich nehmen, so hat das keine Methode wie bei **Pulsatilla** sondern ist Ausdruck ihrer tief empfundenen Machtlosigkeit, ja *demütigen Sehnsucht nach Geborgenheit*.

Vergleicht man **Staphisagrias** *Liebeskummer* mit dem von **Ignatia** oder **Nux vomica**, so beruhigen sich letztere leichter. **Staphisagria** bleibt zutiefst irritiert, **grübelt über sexuelle Dinge**, hat Zwangsvorstellungen gesteigerter oder völlig abgekühlter Leidenschaft. Alle drei Mittelbilder schwanken zwischen Selbstverleugnung und rasender Eifersucht, wobei **Staphisagria** die Intensität von **Lachesis** erreicht.

Ihre große gefühlsmäßige Erregbarkeit läßt Staphisagria in lyrischen *Vorstellungen* über den möglichen Verlauf ihrer Beziehung schwelgen. Ihre romantische Erwartungshaltung an den Geliebten wird freilich sehr leicht enttäuscht. In dieser quälenden Phase der Spannung entwickeln sich körperliche Beschwerden.

»**Seit damals**«, sagt sie, »ist es mir nie wieder richtig gut gegangen!« (Auch **Sepia** und **Natrium** kennen dieses Never-Well-Since.)

Ihr sexuelles Bedürfnis ist weniger handfest als jenes von **Platin**. Ihre Neigung zur *Masturbation* ist Ventil ihrer leichten Erregbarkeit und ihrer romantischen Phantasie, die einer gleichzeitigen Scheu, sich einem anderen zu öffnen, gegenübersteht.

▷ Ein weiteres mögliches Gemütssymptom **Staphisagrias** ist ein übertriebener, ja geradezu *neurotischer* Ordnungstick.

▷ Wie **Pulsatilla** und **Natrium chloratum** kann **Staphisagria** Furcht vor hochgelegenen Plätzen haben.

DAS STAPHISAGRIA-KIND

Eine für **Natrium** charakteristische Situation, die des Kindes, das Eifersucht gegen ein angeblich bevorzugtes Geschwisterteil hegt, ist auch für **Staphisagria typisch** und wie **Natrium** lehnt es auch Trost ab und will nicht sagen, was es bedrückt. G. VITHOULKAS beschreibt einen Staphisagria-Fall, wo das erzwungene Umlernen-Müssen eines links schreibenden Kindes auf rechts, Aggressionen und schließlich auch eine Hemmung der geistigen Entwicklung eines Kindes verursachten.

KONFLIKTVERHALTEN

▷ Das **Staphisagria-Programm** dient der Bewältigung spezieller Konfliktsituationen.
In der ersten Phase versucht es den *Kampf zu vermeiden*. Sein Denken und Fühlen ist zwar völlig von seinem Ärger eingenommen, aber sein unterschwelliger Respekt bewegt es, sich mit seinem Gegner zu arrangieren. Wenn es mißlingt, ist der Mensch verletzt und reagiert mit *gesteigerter Empfindsamkeit*.
Wiederholt es sich wieder und wieder, steigert sich diese immer mehr, bis sie sich *schließlich aggressiv* entlädt.
Während der Aggressionsunterdrückung kann dieser innere Druck starke körperliche Symptome verursachen, seine Entladung ist dennoch keine heilsame Abreaktion (Katharsis). Die Empfindsamkeit und die körperlichen Beschwerden bleiben erhalten.

ZENTRALMOTIVE

Biologisch sollte das **Staphisagria-Programm** die gefühlsmäßigen Grundlagen sexueller Kontaktaufnahme beinhalten. VITHOULKAS bringt es mit dem Erwachsen-Werden in Zusammenhang, **der Entdeckung des anderen Geschlechts, der Zweisamkeit, der Scham**. Vergleicht man es mit Pulsatilla, so beinhaltet deren Anpassungsmethodik primär egoistische, während bei **Staphisagria** *sexuelle Hintergründe* erscheinen.
▶ **Wie Pulsatilla unterdrückt auch Staphisagria berechtigte Ansprüche seines Ichs, weil ihm soziale Geborgenheit wichtiger ist, der Unterschied liegt in der romantischen Erwartung.**
▶ **Stichwort: Folgen enttäuschter Erwartung.**
Im sozialen Alltag bescheidet sich **Pulsatilla** mit der Hordenzugehörigkeit, **Staphisagria** genügt dies nicht und ist wegen seiner Erwartungshaltung gefährdet. **Lycopodium** plädiert für den Ausgleich der Interessen, **Kalium carbonicum** unterdrückt stoisch bis zur inneren Starre.

KÖRPERSYMPTOME

▷ **Staphisagrias** *verhaltener Zorn* äußert sich als nervöses Schlucken beim Sprechen (Schlucken vor Ärger), innerem **Zittern** und stechenden, reißenden Herzbeschwerden.
Staphisagrias aber auch **Kalium carbonicums** (auch **Colocynthis'**) Konflikte zeigen starke körperliche Folgewirkungen. Man hat den Eindruck, daß diejenigen Hauptmittel, die an *Halsengesymptomen* leiden können, zum Beispiel **Ignatia, Lachesis, Sepia, Chamomilla** und **Nux vomica**, ihre Konflikte affekthaft abreagieren, weil sie weder kompromißfähig sind noch wirklich schlucken können. **Kalium carbonicum zeigt** weniger Empfindsamkeit nach außen, es zeigt kaum Wutausbrüche, schluckt und versteinert. **Staphisagria** schluckt und zeigt seine **Spasmen** in tieferen Regionen:

- **Staphisagria** reagiert auf **Erregung** wie **Ignatia, Phosphorus** oder **Natrium** mit direkten Beschwerden oder Verschlechterung bestehender: Hervorzuheben sind ein steigender **Blutdruck** (auch **Natrium**), **Schlaflosigkeit** wegen Gedankenzudrangs, Kopfschmerzen, **Reizblase, Prostataprobleme, Magenkoliken (Chamomilla, Colocynthis, Nux vomica), Dickdarmentzündungen**. Trigeminusneuralgien, Augenprobleme, rheumatische Gelenksbeschwerden wie Ischias oder Arthritis.
- **Leitsymptome** sind **Überempfindlichkeit** aller Sinne, des Tastsinns (Fingerspitzen) wie des Gehörs, des Geschmacks- und Geruchsinnes, und der schmerzhaften Stellen (Tumoren, Hämorrhoiden u. a.), wobei Berührung Krämpfe auslösen kann.
- Seine Hautausschläge können jucken, anschwellen und nässen und haben die besondere Eigenheit, **nach dem Kratzen** den **Ort zu wechseln**.
- Ein besonderes Charakteristikum dieser Typologie ist ihre Anfälligkeit im **Urogenitalbereich**. Die sexuelle Fixiertheit des **Staphisagria**-Liebeskummers äußert sich bei Frauen häufig in einer **Reizblase** (nach sexueller Frustration) mit vergeblichem Harndrang und Menstruationsbeschwerden. Wie bei Natrium kann der Regelfluß infolge von Kummer ausbleiben. Bei Männern werden vor allem **Prostatabeschwerden**, Geschwüre am Penis, Hodenverhärtung oder Rückbildung auffällig. Weitere mögliche Symptome dieses Bereiches sind: Warzen, Tumoren (Lipome), nässende Hautknötchen (Feigwarzen).
- *Augenlidrandentzündungen* (Gerstenkörner) mit zurückbleibenden körnigen Knötchen und dunkel werdende, abbröckelnde Zähne mit Zahnschmerzen und Zahnfleischbluten.

Auf symptomatischer Ebene findet das Mittel bei schlimmen Folgen von Gewebsverletzungen, Schnittwunden bzw. postoperativen Beschwerden

Verwendung. Man erkennt sehr deutlich die *psychosomatische Bedeutung* dieses Programms, das die schmerzlichen Nachwirkungen eines Schnittes auf psychischer wie auch körperlicher Ebene erzeugen und kontrollieren kann.

VERWANDTSCHAFTEN
ÄHNLICHKEITEN

Sowohl **Staphisagria** als auch **Natrium** *lehnen Trost ab*. Beide wollen ihre Erregung nicht zeigen, **unterdrücken stolz** ihre aufsteigende Wut, beide können mit körperlichen Beschwerden reagieren. **Natrium** zieht sich grollend zurück, **Staphisagria** versucht sich wie **Pulsatilla** mit dem Gegner selbst auf eigene Kosten zu arrangieren.

Neben ihrer Empfindsamkeit können **Staphisagria** und **Pulsatilla** ein großes sexuelles Verlangen, körperlich wie gefühlsmäßig, gemeinsam haben.

Fall 1: 35jähriger Asthmapatient illustriert die Verwandtschaft von Staphisagria und Pulsatilla

Ein Fall, der **Staphisagrias** Nahverhältnis zu **Pulsatilla** unterstreicht, ist der eines fünfunddreißigjährigen Mannes, der in ständigen privaten Turbulenzen lebend an Asthma bronchiale litt. Man konnte nicht sagen, daß dieses rein psychisch gewesen war, stammte er doch aus einer asthmatisch vorbelasteten Familie. Sein zentrales Problem war seine Beziehung zu Frauen. Sein starkes sexuelles Verlangen hatte sowohl seine Frau und nach der Scheidung auch seine Freundin überfordert. Die Konflikte entstanden aus seiner überempfindsamen Erwartungshaltung, die ungemein leicht zu enttäuschen war. Wie erst durch Zurückweisung! Die Folgen waren Eifersuchtsdramen, die sowohl ihn als auch seine Partnerin quälten, und Masturbation.

Vom Wesen her freundlich und weich mißtraute er dennoch jedem. Er betrachtete die Menschen unter dem Aspekt, was sie ihm tun könnten (SYNTH., S. 16). Dem widersprach, daß er lieber im Verkauf tätig war, um unter die Leute zu kommen. Alleine in einem Büro hätte er sich eingesperrt gefühlt, ja, alleine zu sein, war ihm prinzipiell eine Last. Sehr auffällig war, daß ihm alle Gegenstände kleiner erschienen, so als ob sie weiter entfernt wären [SYNTH., S. 219 (21)]. Wenn es ihm schlecht ging, war es auch mit seinem Spiegelbild so.

Körperliche Probleme waren:
Verstopfung mit Völlegefühl und weichem Stuhl (SYNTH., S. 830/831).
Bei lang anhaltender Verstopfung bekam er Eiterpusteln auf den Füßen.

Er litt unter großer Verkühlungsempfindlichkeit und trug daher in kritischen Situationen eine Haube, die unbedingt über die Ohren reichen mußte. Sein Halsschmerz begann links, griff dann nach rechts über und pflegte bis in die Ohren auszustrahlen.
Sein Asthma ging mit einem Schildgefühl auf der Brust einher [BOERICKE, S. 418 (3)].
Wegen der emotionalen Turbulenzen begannen wir mit
Natrium chloratum D30
welches ohne Wirkung blieb. Danach kam
Pulsatilla D200
und beseitigte sein Asthma. Wir wiederholten die Gaben in mehrwöchigem Abstand.
Damit war's aber nicht getan. In geradezu unglaublichen Sequenzen fühlte er sich von seiner Freundin schlecht behandelt, schluckte und schluckte, bis er es nicht mehr ertragen konnte. Sie stritten und verließen sich, sie oder er riefen sich dennoch wieder an, trafen einander und das Karussell begann sich erneut zu drehen.
Die Zeit **Staphisagrias D200** begann. Ich hatte den Eindruck, daß es immer wieder half, aber die zermürbenden Konflikte rissen nicht ab. Nach einer Trennung von ihr verfiel er in Depressionen voller romantischer Geborgenheitssehnsucht. So verlor ich ihn schließlich aus den Augen. Das Asthma war beseitigt, daß er inzwischen in seiner psychischen Problematik zur Ruhe gekommen sein könnte, bezweifle ich.
S. HAHNEMANN sagt in den »Chronischen Krankheiten«, daß bei andauerndem Konflikt einem Patienten nicht geholfen werden kann. Vielleicht hätte eine höhere Potenz als **D200** den Knoten mit einer Trennung gelöst.
Staphisagria entrüstet sich wie **Natrium** oder **Causticum** über *Ungerechtigkeiten*, beschränkt aber seine Erregung mehr auf den persönlichen Bereich, also seinen Arbeitsplatz, die eigene Familie oder nächsten Kollegen. Während **Natrium** gleich die ganze Welt verbessern will, bäckt **Staphisagria** kleinere Brötchen. **Natrium** ist wie ein englischer Butler unfähig, etwas aus seinem Inneren preiszugeben, und hält sich daher lieber ans Allgemeine, **Staphisagria** ist persönlicher und kann, wenn er Vertrauen faßt, seinen Schmerz artikulieren.
▷ **Natrium** vergißt nie, **Staphisagria** schluckt und verdrängt es.
Natrium liegt nachts im Bett und sinniert über die negative Bedeutung seiner Tageserlebnisse, **Staphisagria** schwelgt in romantisch sexuellen Vorstellungen und masturbiert, um schlafen zu können.
▷ Als besonders auffällige Gemeinsamkeit auf Körperebene sei **Natriums** und **Staphisagrias** *Erregungsbluthochdruck* und das Ausbleiben der Monatsblutung nach Aufregung nochmals erwähnt.

▷ Wie **Ignatia, Nux vomica** und **Natrium chloratum** so ist **Staphisagria** auch ein Mittel *enttäuschter Liebe*. **Causticum, Natrium chloratum** und **Ignatia** sind als Kummermittel allgemeiner.

IDEALTYPUS

Nicht eindeutig festgelegt.

B. Kalium sulfuricum

Kaliumsulfat

▷ Es hat durchwegs **pulsatillaähnliche Symptome**, ist **wärme-** und **hitzeempfindlich, besser** in der **Kälte,** schlimmer in Ruhe, besser bei **Bewegung, Fettes** wird schlecht vertragen.
Die Neigung zu Fettleibigkeit, wie sie für die meisten Kaliumtypen beschrieben wird, habe ich nicht beobachten können. Es heißt, daß **Pulsatillas** Beschwerden eher an der Oberfläche blieben, während die **Kalium sulfuricum** tiefer gingen (VERMEULEN).

▷ Von **Pulsatilla** unterscheidet es sich durch seinen brennenden Durst (Neigung zu kühlen Getränken) und vor allem mental.

▷ Der **Kalium sulfuricum**-Mensch ist leicht aufgebracht, eigensinnig und braucht viel länger, bis er Ärger weggesteckt hat.
Wie **Pulsatilla** hat er nachts Furcht, bei ihm fällt jedoch eine besondere Unruhe auf, das kleinste **Geräusch** kann ihn beim **Einschlafen aufschrecken** lassen. Er **redet im Schlaf** und ist voller unruhiger, ängstlicher Träume. So wacht er früh morgens unerholt auf, ist mürrisch und erschöpft. In seinem schlechten Schlaf könnten die Gründe liegen, weshalb er im Unterschied zu **Pulsatilla** nicht schnell von Begriff ist oder geistige Anstrengungen seine Beschwerden verschlimmern. Er ist immer in Eile, aufgeregt, ungeduldig und ungestüm, ständig anders gelaunt.

▷ Es ist nützlich bei katarrhalischen Entzündungen der Schleimhäute mit dickem, **gelben** oder grünlichem, zähem oder dünn-gelb-wäßrigen Eiter.

▷ Im Augenbereich sind es verklebte Augenlider, entzündete Bindehäute und Lider, Tränenfluß, Hornhauttrübung, nebliges Sehen. Augenanstrengung verschlechtert seine Symptome.

▷ Weiters hat er **Katarrhe** der **Eustachischen Röhre** und des **Mittelohrs**, mitunter von Ohrgeräuschen und/oder **vermindertem Hörvermögen** begleitet. Ohr- und Nasenpolypen.

▷ Trockenheit und Zusammenschnürungsgefühl des Schlundes, Gefühl eines Klumpens im Rachen. Ständige Notwendigkeit zu räuspern, Kitzeln im Kehlkopf, Heiserkeit, **gelbe Zungenbeläge**.
▷ Bronchitis mit Rasseln aber ohne Auswurf (besonders Kinder). Sein **Husten bessert** sich durch einen Schluck **kalten Wassers** (**Spongia, Causticum**) oder im Freien. Warme Getränke, Essen und Liegen verschlechtern.
▷ Eine besondere körperliche Schwachstelle ist der Aufbau seiner Epithelien, also der obersten Schicht der Haut und der Schleimhäute, die zu **gelben Abschilferungen** neigen. Wie bei **Sulfur** leidet er in der **Bettwärme** gerne an **Juckreiz**, er beginnt sich zu kratzen, die sonst trockene Haut wird feucht, beginnt zu brennen und sondert **gelbliche Schuppen** ab.

Der Kranke erkältet sich nach jeder Überhitzung, seine Symptome verschlechtern sich nach dem Essen. Abends kann er sich nicht hinlegen, **er muß umhergehen**, um sein Leiden zu lindern. So wie er selbst, so können auch seine rheumatischen *Schmerzen* in Knochen und Gliedern **umherwandern**.

▷ Alle seine Beschwerden entwickeln sich während der Ruhe, werden durch Bewegung gebessert und verschlimmern sich in warmen Räumen.
▷ Leberbeschwerden (**Gelbsucht**), Hämorrhoiden, chronische Blasenentzündung, Verhärtung der Hoden bei vermindertem Sexualtrieb.
▷ Seine Geschmacksvorliebe betrifft Süßigkeiten, Saures, kalte Nahrung und kalte Getränke.

3.1.2 Silicea – der Einsiedlerkrebs

Silicea und Calcium carbonicum

Silicea und **Calcium carbonicum** folgen *frühkindlichen Verhaltensmustern*.
Unter der naturgemäßen Voraussetzung, daß Babys und Kleinkinder in ihrem sinnlichen Reich eingeschlossen sind und ganz und gar im Gegenwärtigen ohne jede kritische Beschau ihrer selbst, ihrer Zukunft oder Vergangenheit, ihrer näheren oder weiteren Umgebung verharren, unterscheiden sie sich oft nur wenig in ihrer psychischen Eigenart.

»Manchmal schläft es lang und feste, tief versteckt in seinem Neste.
Manchmal mit vergnügtem Sinn duselt es so für sich hin.
Manchmal aber wird es böse, macht ein lautes Wehgetöse
und gibt keine Ruhe nicht, bis es was zu lutschen kriegt.
Sein Prinzip ist überhaupt, was beliebt ist auch erlaubt.
Denn der Mensch als Kreatur hat von Rücksicht keine Spur.«
W. Busch, »Knoppiade.«

Der Mensch, dem **Silicea** (Kieselsäure) hilft:

**ARBEITSEINSTELLUNG, PFLICHT
WENIG EHRGEIZ, WENIG ENTSCHLÜSSE**

Die **Silicea-Charakteristik** hat frühkindliche Wurzeln, fällt also schon in die Zeit vor der Geburt (Fetalzeit). Es handelt sich dabei um Entwicklungsstufen, die die ersten Bewegungen entdecken. **Silicea** hat gleichzeitig zu bedenken, daß er noch im Bauch der Mutter schwimmt, ein Aufrichten also unmöglich ist. Dieser vorgeburtliche Lebensabschnitt braucht daher auch zurückhaltende Eigenschaften wie, *sich nicht zuviel zuzutrauen*.
Silicea hat dies.
Übersetzt auf die Zeit danach bedeutet dies, daß das Kind oder der Erwachsene in Bereichen der Verantwortlichkeit eine Neigung zu rascher Resignation mit der Weigerung eines zweiten Versuchs zeigen kann.

Mangel an physischer wie moralischer Entschlossenheit.

▶ Wenn also **Pulsatilla** jede Verantwortung, auch die für sich selber, an andere delegiert, weicht **Silicea** zurück und ersetzt sie durch Ordnung im Kleinen, also enge moralische Prinzipien, Pedanterien und Intoleranz.

Das kann dazu führen, daß **Silicea** aus Unsicherheit berufliche Aufstiegsmöglichkeiten nicht wahrnimmt oder aus Angst vor dem Ungewissen tiefen Wassers *nicht schwimmen lernt.*

Hier liegt auch der entscheidende Unterschied zur Existenzangst und Ordnungsmanie **Arsenicums**. **Arsenicum** ist der Trockenschwimmer des Lebens, er simuliert also die Bewegungen im Trockenen und geht erst ins Tiefe, wenn er sie kann. **Silicea** spannt eine Schnur, bis zu der er sich reintraut. Beide sind pedantisch und prinzipientreu. **Arsenicum** ist es, um sich auf die Konfrontation vorzubereiten, **Silicea**, um sie zu vermeiden.

Wenn **Arsenicum** also das unruhige Rennpferd ist, ist **Silicea** der Einsiedlerkrebs. Die Haselmausvariante Arsenicum ähnelt allerdings Silicea, so daß körperliche Symptome entscheiden. **Siliceas** Revier ist die verlassene Schale einer Schnecke und der Bereich, den er von hier aus mit seinen tastenden Scheren erreicht.

▶ **Vorne schon erwachsen, ist er hinten noch ein Kind.**

Wie sich der daumenlutschende Embryo oder das neugeborene Kind nur durch die ersten Bewegungen seiner Hände erlebt, so neigt auch **Silicea** zum Rückzug auf sich und seine kleine Welt.

▶ Ein deutliches Indiz dafür ist seine Neigung, **Fingernägel zu kauen** (auch **Calcium carbonicum, Acidum nitricum, Sulfur** u. a.).

▶ Er besitzt nur **geringen Ehrgeiz**, neigt dazu sich zu unterschätzen und zu **versandender Energie**. Er rafft sich ungern zu einer neuen Tätigkeit auf, ist sie ihm jedoch einmal vertraut, neigt er zur **monomanen Fixiertheit** und investiert alle Energie, alle Konzentration in die Erledigung.

▶ Seine besondere Schwäche ist, sich auf emotionalem Gebiet als Person klar und deutlich zu stellen, wenn er zum Beispiel **als Ganzes moralisch gefordert** ist.

Dann weicht er aus. Er sagt nicht, »hier bin ich, hier stehe ich, ich kann nicht anders«, sondern »hier bin ich, hier steh ich, aber, wenn's dem Frieden dient, stell ich mich eben woanders hin« (**Magnesium chloratum**). Mit dieser Umgehungstaktik meidet **Silicea** zum einen die Überprüfung seines Standpunktes und damit ein mögliches Versagen, zum anderen verschafft es ihm die Genugtuung, dem Ausgleich gedient zu haben.

Silicea ist ein Blumenliebhaber, sie fordern ihn nicht. Er liebt das Land, die Natur, die Stadt ist ihm nicht geheuer. Er ist rundherum psychisch stabil und zu jener Art Insektenkunde berufen, um Mücken zu seien und Kamele zu schlucken.

Es wundert daher nicht, daß sich manchmal eine **Angst vor Nadeln** und spitzen Gegenständen findet. Mir ist dieses Symptom nur einmal begegnet.

Auch andere *fixe Ideen* sind bei ihm möglich. Er kann Sex für etwas Schlechtes halten oder zu engen religiösen Auslegungen neigen. In dieser Befindlichkeit ist er anfällig für *Sekten*.
Die **Silicea-Kleinlichkeit**, seine große Sorgfalt im Detail, kann ihm zu hoher beruflicher Qualifikation verhelfen. Dennoch hat er keinen großen Ehrgeiz und wenig unternehmerische Neigungen, liebt die Routine und sichere äußere Umstände.
Silicea kennt seine Grenzen. Findet er Umstände vor, die ihm ein ruhiges Dasein innerhalb dieser Einschränkung ermöglichen, liegt er gemütlich gebettet wie das Kind in der Wiege und kann zu einer säuglinghaft glücklichen Gestimmtheit finden.
An dieser Stelle erinnern wir uns an die Vor- und Nachwehen im Deutschen Fußballteam bei der Weltmeisterschaft 1994 in den USA. Vieles am deutschen Trainer, BERTI VOGTS, erinnerte dabei an **Silicea**. Zum ersten seine unzweifelhafte fachliche Qualität, er war schon als Spieler ein Aufpassertyp von Weltklasseformat. Allen Zweifeln zum Trotz kann man sich also sicher sein, daß er alles Wissen hat, praktisch wie theoretisch, das ein Trainer so drauf haben muß. Sein Problem und das vieler Sportler liegt nun aber nicht im Fach, sondern im Umgang mit den Medien. Wenn jedes geäußerte Wort, ja jeder Furz öffentlich wird, ist es schwer, nicht zu verkrampfen. Ich erinnere an sein Problem, verbale Stärke zeigen zu müssen. Das führte regelmäßig zu unglücklichen Bemerkungen wie, »jetzt spielen wir nicht gegen Luxemburg, Österreich oder die Türkei sondern gegen . . .«, oder bei der Pressekonferenz vor dem Länderspiel in Wien: »Wenn sich die Leute austoben wollen, dann sollen sie das zu Hause bei ihrer Frau und nicht im Stadion tun.«
Als sich dann während der WM disziplinäre und sportliche Probleme häuften, sollte er plötzlich den Spielern den Herrn zeigen. Das ist eine Rolle, die einem siliceaähnlichen Temperament wie seinem nicht liegt. Das Resultat waren, wie berichtet wurde, lange Monologe bei den Mannschaftssitzungen. Als dann schließlich ein Spieler aus disziplinären Gründen aus der Mannschaft flog, hatte man den Eindruck, nicht er, sondern sein Chef, der Präsident des Deutschen Fußballverbandes, hätte die Entscheidung getroffen. Einen Monat nach dem Ende der Weltmeisterschaft belegte er angeblich einen Rhetorik-Kurs.
Im eben geschilderten liegt für einen **Silicea** das *zentrale Problem*. Sehr überzeugend im Kleinen, wenig im Großen, ist sein Nest, sein Garten, sein Heim, sein Beruf das Kleine. Das Große ist das, was ihm darüber hinaus abverlangt wird, im vorliegenden Fall war's einfach Autorität auf persönlicher wie auf sprachlicher Ebene. Bei einem anderen könnten es moralische Fragen der Verantwortlichkeit sein. **Silicea** ist auch kein Macho. Wenn er sich aufplustert, ähnelt er eher einer Maus, die brüllt.

Fall 1: Chronische Kieferhöhlenbeschwerden bei 35jähriger Frau

Die Patientin litt seit vier Jahren an Kieferhöhlenbeschwerden, die in Belastungszeiten mit gewaltigen abendlichen Niesanfällen (SYNTH., S. 519) und Atemnot einhergingen. In diesen Phasen war sie dann auch ohne Geruchs- und Geschmacksinn (SYNTH., S. 511). Im Röntgenbild hatte sich links eine Zyste gezeigt, das linke Jochbein schmerzte ständig, im Akutfall waren allerdings beide Seiten betroffen. Zur Zeit des Kurbeginns hatte sich allabendlich ein Fließschnupfen (SYNTH., S. 528) eingestellt, manchmal hatte sich das glasige Sekret in der Nase gesammelt und war dann beim Vorbeugen plötzlich herausgeschwappt. Seit einer Mittelohrentzündung vor zehn Jahren waren ihre Gehörgänge immer feucht (SYNTH., S. 464), juckten [SYNTH., S. 478 (21)] und schuppten auch etwas ab.

Sie hatte schon zwei Knieoperationen hinter sich, in beiden Menisci waren Zysten entdeckt worden und neigte auch zu Sehnenscheidenentzündungen. Ihre Haut war trocken, die Fingernägel gespalten [BOERICKE, S. 282 (3)].

Vor vier Jahren war ihr nach einer Bauchspiegelung eröffnet worden, daß sie keine Kinder bekommen könnte. Dies und der Krebstod ihres Schwiegervaters vor sieben Jahren hatte sie hart getroffen. Bei Konflikten reagierte sie innerlich heftig, äußerlich ließ sie sich nichts anmerken.

Ihr Blutdruck war niedrig, einigemale war sie schon ohnmächtig geworden. Die Monatsblutungen verzögerten sich oft und gingen dann mit Krämpfen einher. An der frischen Luft besserten sich alle ihre Symptome, obwohl sie gegen Zugluft empfindlich war.

▷ Auf *Silicea*-Temperamente kann L. L. HAYS Auffassung, daß eine chronisch laufende Nase ein innerliches Weinen bedeutet, zutreffen. Erleichternd für die Mittelfindung war, daß dieses auffällige gußartige Nasenrinnen schon ein Jahr davor bei einem etwa fünfzigjährigen Mann gut auf **Silicea** angesprochen hatte. Deutlicher noch als im vorliegenden Fall waren die Gründe psychisch gewesen. Die Frau des Patienten war frigide, er hatte sie nicht einmal berühren dürfen, was ihm großen Kummer und ein vor allem nachts auftretendes Nasenfließen bereitet hatte.

Aus diesen und etlichen anderen Gründen, zum Beispiel der Zysten [BOERICKE, S. 357 (3), SYNTH., S. 1782 (21)], wurde mit
Silicea D30
begonnen. Die Kur gelang ab Beginn.

KONFLIKTVERHALTEN, GEMÜT
STUR UND STÖRRISCH

Silicea ist leicht einzuschüchtern und stellt sich emotionalen Verwicklungen sehr ungern. Seine Neigung, **Streit zu vermeiden**, kann sich bis zur Ängstlichkeit steigern, ja bewirken, daß ihn schon das geringste Wort zum Weinen bringt.

Eine andere Variante ist, **auf Stur zu schalten**, sich unbeeindruckt zu verkriechen, gleichgültig wie plausibel die Argumente des anderen sind. Auffällig ist der Wechsel von Reizbarkeit und Fügsamkeit.

Zum einen lehnt er den oder die anderen ab und zieht sich in einer Reaktion des »Von-Nichts-Mehr-Etwas-Wissen-Wollens« in sich zurück. Die einfachste Variante zeigt das **störrische Silicea-Kind** in der **Arztpraxis**, das sich durch nichts von seiner Ablehnung abbringen läßt.

Andererseits tritt er auf, als ob er sich für sein Da-Sein ständig entschuldigen müßte.

EMPFINDLICHKEIT, ÄNGSTE
DER EINSIEDLERKREBS

▷ Immer wieder stoßen wir auf dasselbe Motiv: Der **Silicea**-Mensch ist penibel im Vertrauten, ein fummeliger Einsiedlerkrebs, prinzipientreu, gewissenhaft.

Schwächlich im Unvertrauten **fürchtet er Schmutz und Bakterien**, mitunter auch Nadeln und spitze Gegenstände, an denen er sich verletzen könnte. Gerade letzteres erinnert an den weichhäutigen, kindlich gebliebenen Hinterleib des Einsiedlerkrebses. Daß er in seiner Schneckenschale selbstsicher und stur sein kann, beweist seine Panzerung.

▷ Er braucht sichere äußere Umstände. So als ob er schon den Bauch seiner Mutter ungern verlassen hätte, **hängt er an seiner vertrauten Umgebung**, seinem Heim, seiner Heimat und leidet arges **Heimweh**, wenn er für längere Zeit weg muß.

▷ Dieser psychischen Disposition entspricht seine **allergische Neigung** als Ausdruck seiner Empfindlichkeit gegen die Außenwelt.

▷ Allein-Sein verschlechtert alle seine Symptome.

▷ Alles, was ein Erwachsen-Sein fordert, widerspricht demnach seiner das Fremde ängstlich scheuenden Natur. Er fürchtet Herausforderungen, weil er sich geistig nicht für ausreichend gerüstet empfindet.

Er traut seinem Geist nichts zu und denkt, daß er versagen würde. Diese Angst zu versagen zeigt sich deutlich in seiner **Prüfungsangst**, Schulangst oder in seiner **Erwartungsangst** vor herannahenden Ereignissen. Sie führt auch dazu, daß er die Grenzen seines warmen Betts, seines trauten Heims, also die körperlichen wie psychischen Nestränder nicht überschreiten will.

Wenn er aber gezwungen ist, es trotzdem zu tun, gelingt ihm die Unternehmung meist ohne Probleme.

▷ Seine Furcht vor Veränderung ist Furcht vor dem Unbekannten und spiegelt sich in seiner **Angst vorm Fahren oder Fliegen**. Er will sich nicht stellen, seine geringe psychische Entschlossenheit kann ihn sogar Liebe und Sexualität fürchten lassen.

Diese Eigenheiten dürfen aber nicht dazu führen, ihn zu unterschätzen. Wie jede andere Typologie ist auch **Silicea** zur Genialität fähig.

Zum Beispiel Franz Schubert – *aus dem Leben eines Taugenichts?*

Ein herausragendes Beispiel ist Franz Schubert. Zum einen ein linkisch bebrillter Dickkopf von Vorstadtlehrer, seine einzige Freude und Welt der Heurige, am Erfolg gemessen ein »Taugenichts« tatsächlich aber der, der der Menschheit erklärte, was ein Lied ist. Wie die Brüder Grimm das Märchen zur Kunstform erhoben hatten, so hatte Schubert das Volkslied ebenbürtig neben die höchsten Tonschöpfungen gestellt. Friedell vergleicht ihn mit einer unscheinbaren grauen Ackerlerche, aus der niederen Erdfurche aufsteigend, für einen kurzen Sommer in die Welt gesandt, um zu singen. Das **Silicea**-typische an Schubert war seine **Monomanie im Kleinen**. Es klingt paradox, aber das für ihn Kleine war eben das »Liedermachen«, er hat ein halbes Tausend geschaffen. Das andere, die Konfrontation mit der Welt außerhalb seines Heurigenlebens schaffte er weniger gut. Was biedere, mit lebenspraktischem Hausverstand versehene Gemüter locker bewältigen, war für ihn das Große, an dem er tragisch scheiterte.

Als Onkel Nolte dies vernommen,
war ihm sein Herze sehr beklommen.
Doch als er nun genug geklagt:
»Oh!« – sprach er – »Ich hab's gleich gesagt:«
»Das Gute, dieser Satz steht fest,
ist stets das Böse, was man läßt!«
»Ei ja! – da bin ich wirklich froh!
Denn, gottseidank! Ich bin nicht so!!«

W. Busch: »Die fromme Helene.«

DAS SILICEA-KIND

Die im Vergleich zu **Calcium carbonicum** früher einsetzenden Stoffwechselaufgaben des **Silicea**-Programms (siehe auch Calcium carbonicum) weisen ihm eine tragende Rolle vor, möglicherweise auch bei der Geburt zu.
Passend zu der sogar im Erwachsenenalter halb »unreif« erscheinenden Typologie hat das **Silicea**-Kind ein kindlich-schwächliches Aussehen:
▶ **Großer Kopf, dürrer Körper mit vorgewölbtem Bauch, schlaffe Muskeln.**
▷ Es braucht logischerweise länger als andere, um laufen zu lernen, ist leicht gebaut, anämisch, hat **klare, fast durchscheinende Haut** und neigt zum **Kopfschwitzen im Schlaf**. Sein Haar bleibt bis ins Erwachsenenalter hell und seidig und verleiht ihm, wenn er ein rundes, zartes Gesicht hat, ein engelhaftes Aussehen.
▷ Seine Eigenschaften entsprechen den schon erwähnten Herausforderungsängsten. Es ist ein richtiger Nestling, kein Wunder, daß er zwischen Mutterleib und der Welt schwankend zum **Frieren** neigt.
▷ Ebenso unterschätzt es sich gerne, **gibt früh auf** und ist sogar von kleineren Geschwistern einzuschüchtern. Es bleibt am liebsten in vertrauter Umgebung, **schläft ungerne auswärts** und hat Heimweh. Seine Angst vor Unvertrautem erschwert ihm oder macht ihm das **Schwimmen-Lernen unmöglich**.
▷ Weil es fürchtet ausgelacht zu werden, mag es nicht Turnen und Radfahren, wenn andere zusehen, wie es überhaupt **öffentliche Auftritte scheut**. Im Extremfall will das Kleinkind nicht beachtet oder angesprochen werden. Später führt dies zu **Prüfungsängsten** oder einem schüchternen, zurückgezogenen Verhalten während der Unterrichtsstunde, wo es trotz guter Kenntnisse still bleibt.
Die sicherste aller Möglichkeiten ist eben die, im Hintergrund zu bleiben. Hinter allem steckt seine geringe Neigung, Stärke zu zeigen, selbst wenn es sie hat. Es bescheidet sich lieber aus Vorsicht, um keinen schlechten Eindruck zu machen. Sein *Stuhlgang* demonstriert dies auf charakteristische Weise: er ist verschämt wie das Kind, guckt heraus und schlüpft wieder zurück (*will ungeboren bleiben*).
Auf seine störrischen Qualitäten, die es bei einem Arztbesuch entwickeln kann, habe ich oben schon hingewiesen.
▷ In vertrauter Umgebung wächst das Silicea-Kind gesund und glücklich heran, ist lebhaft, unabhängig, braucht nicht ständig Aufmerksamkeit, ist arglos, naiv und fröhlich.

Fall 2: Junger Patient mit erheblichen Atemwegsproblemen

Er war ein stiller Junge mit schlankem, sommersprossigem Bubengesicht. Er war eigentlich wegen seines Hustens gekommen, aber sein gesamtes Hals-Nasen-Ohrensystem war anfällig, neben Nasenpolypen hatte er derart große Mandeln gehabt, daß er kaum Luft gekriegt hatte. Sie waren vor über einem Jahr operativ entfernt worden, den Winter darauf war jedoch eine Lungenentzündung aufgetreten. Immer, wenn es ihm schlecht ging, hatten sich auch die Lymphdrüsen hinter den Ohren vergrößert [COULTER II, S. 83 (6)].

Er war durch und durch ängstlich, kletterte nirgendwo hinauf, fürchtete sich jedes Jahr vor dem Radfahren (COULTER II, S. 109) und gab, wenn ihm etwas nicht gelingen wollte, sehr rasch auf. Zu Hause war er brav und half ohne Widerrede beim Aufräumen. Alleine konnte er sich schlecht beschäftigen. Wenn er allerdings bei spielenden Kindern mitmachen sollte, schaute er erst mal lange zu. Ein weiteres großes Problem war seine Blase. Kriegte er irgendwo kalte Füße, entleerte sie sich unwillkürlich ohne entzündet zu sein [SYNTH., S. 871 (21)]. Besonders auffällig zeigte sich dies bei Bewegung in der Kälte, also beim Wintersport, beim Schifahren wie auch beim Schlittenfahren, wobei er es selbst nicht bemerkte.

An einem seiner Schneidezähne fehlte ein Teil vom Zahnschmelz, am rechten Fußballen hatte er eine Dornwarze gehabt. Diese Warze, wie auch seine Blasenprobleme und der Umstand, daß ihm an Speck und Salzigem mehr als an Süßem lag, ließen uns mit **Causticum** beginnen. Der Husten sprach gut an, an seinem häufigen Harndrang, er ging jede Stunde, änderte sich jedoch nichts. Ein Versuch mit **Sulfur** brachte nichts ein, wir kehrten zu **Causticum** zurück und versuchten schließlich **Silicea**. Das Resultat war vergleichsweise das beste, so daß es beibehalten wurde. Ich muß allerdings einschränken, daß hier vielleicht höhere Potenzen nötig gewesen wären.

Ein Jahr später hatte sich in einem fast identischen Fall von spastischer Bronchitis und Bettnässen **Causticum** als Problemlöser erwiesen. Wir hatten mit **Calcium carbonicum** begonnen und waren danach auf täglich einmal

Causticum D30

übergegangen. Wie im ersten Fall war der Husten sehr bald kein Problem mehr gewesen, diesmal aber hatte die Potenz gereicht, um auch das andere zu lösen.

Diese beiden Fälle sollen zeigen, daß die Homöopathie immer die Lösung des ganzen Falles und nicht bloß des Hauptsymptoms zum Ziel hat.

ZENTRALMOTIVE

▷ **Silicea** zeichnet die Situation des Embryos wie des neugeborenen Babys. Seine Situation ist geborgen, seine Knochen sind weich, seine Zeit also noch nicht reif, um große Unternehmungen zu riskieren. In dieser Zeit entwickelt sich die Feinmotorik seiner Finger, was der zentralen Eigenheit Siliceas, stark im Vertrauten (häuslichen wie beruflichen Aufgaben) und schwächlich im Unvertrauen (Konfrontation mit der Welt, Risikobereitschaft, moralische Verantwortlichkeit) zu sein, bestens entspricht.

▶ **Silicea zieht um sich einen Strich und sagt: »das hier ist meine Grenze, die ich nicht überschreite«. Dies ermöglicht ihm ein ruhiges Dasein in vertrautem Rahmen.**

▶ **Stichwort: Einsiedlerkrebs. Vorne erwachsen, hinten noch Kind.**

POLARITÄT, VERSCHIEDENHEITEN

Silicea trägt, wie das Bild des Einsiedlerkrebses schon andeutet, seine polare Variante mit sich herum.

Seine Genauigkeit im Kleinen kann bei ihm, der nur scheinbar zum Energiemangel neigt, große Kräfte freisetzen, kann ihn seine mangelhafte Entschlossenheit überwinden und in monomaner Fixiertheit die einmal begonnene Tätigkeit mit großer Konzentration und Präzision beenden lassen.

▷ Dies zeigt sich auch in seinem **prinzipientreuen Festhalten** an einmal als richtig Erkanntem (Ortsfestigkeit).

Diese Eigenschaft läßt ihn verführerische Situationen, bspw. Bestechungsversuche oder Intrigen integer überstehen.

Ausgerechnet der entschlußschwache **Silicea**-Typ läßt sich dann nichts aufdrängen und folgt loyal seinen festen moralischen Grundsätzen.

▷ Typisch ist auch, daß er, der unmöglich etwas tun kann, weil er sich dazu nicht imstande fühlt, einmal zum Handeln gezwungen, sehr wohl etwas tun kann, ja darüber hinaus noch zur *Übertreibung* neigt.

So ist es gut möglich, daß der ansonst friedliche Mensch aufbraust, wenn ihm jemand sein Minirevier streitig macht. Dann wird auch der Einsiedlerkrebs zeigen, daß er Scheren hat. Im allgemeinen ist er eher zu friedlich und sollte nicht jedem Streit aus dem Weg gehen.

Ein Vergleich mit der vornehmlich pathologischen Sicht CANDEGABES ergibt sehr gute Übereinstimmungen. Seine Analysen stellt die **Minderwertigkeitsgefühle** voran.

▷ Danach unterstreicht er die Wechselhaftigkeit **Siliceas** zwischen eigensinniger Reizbarkeit und wehrloser Fügsamkeit. Seine Psyche ist von kindlicher **Sehnsucht (Heimweh!) nach der pränatalen Höhle des schützenden Mutterleibs** bestimmt.
Dies deckt sich mit der Rolle des Silicea-Programms während der menschlichen Entwicklung und paßt glänzend zum polaren Bilde des Einsiedlerkrebses.
Dem entspricht auch die polare Problematik jedes Menschen, nämlich dem Bedürfnis nach Abhängigkeit und dem Zwang nach Selbstbehauptung. Dieser Gegensatz personifiziert sich in **Silicea**. Er bereitet ihm böse Versagensängste, die auch Schüchternheit und Erwartungsspannungen zur Folge haben, und so begegnet er dieser Herausforderung mit seiner Gewissenhaftigkeit auch in den kleinsten Dingen und fallweiser Aggressivität.
Sehr interessant ist demnach die Neigung des von der Welt erschöpften, leistungsunfähigen **Silicea**-Typs, *sich zu ertränken*. CANDEGABE interpretiert dies als symbolischen Wunsch nach Rückkehr zum vorgeburtlichen Leben. Dem stehen geradezu polar **Siliceas** Angst vor der Tiefe, die ihn mitunter hindert, schwimmen zu lernen, und seine Angstträume von Überschwemmungen und tiefen Gewässern gegenüber.

Fall 2: Männlicher Patient mit Folgen einer schweren Hepatitis

Der Mann hatte bei einem Auslandsaufenthalt eine schwere hepatitische Gelbsucht bekommen, die nicht ganz ausgeheilt war. Davor hatte er schon an Gastritis und auch an der für Gastritis typischen Streßempfindlichkeit seines Magens gelitten. Neben einigen Körpersymptomen, er hatte als Kleinkind einen doppelseitigen Leistenbruch (SYNTH., S. 750) und vor vier Jahren einen Nabelbruch, deutete aber besonders sein Verhalten auf **Silicea** hin. Er pflegte Streit aus dem Weg zu gehen, war lärmempfindlich und liebte daher das Leise. Ordnung ging ihm über alles (SYNTH., S. 94), es durfte nichts verstreut herumliegen. Spontane Entschlüsse gab es bei ihm nicht, wenn er schon mal etwas angefangen hatte, brachte er es auch fertig, selbst wenn es länger dauerte oder große Geduld erforderte. So hatte er ein vielteiliges Puzzle in drei Nächten zusammengebaut. Wenn er nicht gestört wurde, handelte er so auch im Beruf. Es machte ihm nichts aus, wenn einmal ein anderer etwas besser machte, im Grunde ging es ihm nur darum, sich selber zu beweisen.
Eine Spritzenkur [SYNTH., S. 70 (21)] bei einem Arzt hatte ihn sehr beunruhigt, er fühlte sich aus dem Gleichgewicht, weshalb er sie abgebrochen hatte.
Es war in diesem Fall nicht möglich, ein Lebermittel zu finden, das die Symptome seiner verschleppten Gelbsucht wie auch die körperlichen

und psychischen Allgemeinsymptome befriedigend abgedeckt hätte. So wurden eben seine »Personalien« vorgezogen, und die waren eindeutig **Silicea**. Sein Problem mit der Spritzenkur war nicht unbedingt nur als Angst vor Nebenwirkungen zu sehen, sondern hätte auch **Siliceas** Angst vor Nadeln und spitzen Gegenständen sein können.
Unser Mann sprach jedenfalls auf
Silicea D12, D30
später **D200**
zufriedenstellend an. An dieser Stelle sei angemerkt, daß bei Problemen, denen schon organische Schäden zugrunde liegen, auch die Homöopathie keine raschen Wunder wirken kann wie zum Beispiel beim Asthma, das in vielen Fällen eine Krampfproblematik ohne organische Defekte ist. Seine Allgemeinbefindlichkeit besserte sich körperlich wie psychisch rasch, eine tiefergreifende Besserung wird allerdings einer längeren Zeitspanne bedürfen, bei der **Silicea D 30** sein ständiger Begleiter zu sein hat. Aus jetziger Sicht ist zu vermerken, daß von einer einmaligen Hochpotenz (**10** oder **50 M**) wohl eine bessere Tiefenwirksamkeit zu erwarten gewesen wäre.

KÖRPERLICHE SYMPTOME

▷ Seine Haut ist empfindlich, spröde, körnig rauh (Fingerspitzen und Wangen). Neben ihrer mangelnden Tendenz zur Selbstheilung zeigt sich eine Neigung zu **Fisteln**, zu Rissen an den Fingerspitzen, Nagelbettentzündungen, Warzen, Schwielen an Fußsohlen und Handflächen, Rissen an Lippen, Mundwinkeln, Nase und zwischen den Zehen.
▷ Weiters können harte Knoten, Wucherungen, Karbunkel, **Zysten**, Tumoren in der Brust und am Körper auftreten. Seine **Drüsen** an Hals, Nacken, Achselhöhlen, seine Ohrspeicheldrüsen, Milchdrüsen, Leistendrüsen, Talgdrüsen sind häufig geschwollen und hart.
Bei Brustentzündungen stillender Mütter, Abszessen an Zahnwurzeln, Gerstenkörnern, Furunkeln, Geschwüren, Eiterungen aller Art wird Silicea gerne symptomatisch als *homöopathisches Skalpell* verordnet. Sicherer ist, es ausschließlich **Silicea**-Menschen oder bei **Silicea**-Symptomen zu geben.
▶ **Silicea wird ein vorhandenes Abszeß öffnen, wo immer es ist.** Bei inneren Abszessen, die sich in eine Körperhöhle entleeren könnten, kann dies problematisch sein.
• Seine Knochen sind spröde, brüchig, kariös, es kommt zu kalkigen oder **arthritischen Ablagerungen** in den Gelenken. Seine Haare spalten sich, die Fingernägel sind groß, deformiert, gespalten, verkrüppelt, brüchig.

- Die Zähne haben mitunter eine mangelhafte Schmelzbildung oder sind zerbröselt.
- **Silicea** ist äußerst **zugluftempfindlich**, leidet an kalten Füßen.
- Wichtig sind seine **Schweißsymptome**:
  Widerlicher Geruch (frißt Socken auf) und
  Empfindlichkeit auf unterdrückende Maßnahmen: Deodorantien, Puder und ähnliches können Lungen-, Nieren- und andere Störungen auslösen.
- Schwellungen des Tränenkanals, heftiger Husten beim Niederlegen mit dickem klumpigen Auswurf, wie auch die Anwendung bei **Staublungen** sind weitere Einsatzmöglichkeiten dieses Mittels.
- Das Gefühl, daß eine Körperhälfte nicht mehr dazugehört (**Causticum**).
- Frösteln, trotzdem wird **kalte Nahrung bevorzugt**.
- Abneigung gegen Salz und Unverträglichkeit von Fett. Verlangen nach Eiern (**Calcium carb., Pulsatilla**).

> IDEALTYPUS

Schmächtig, blaß, fahl. Bei Kindern großer Kopf, Bauch plump und dick. Abnormale Kälteempfindlichkeit. Starkes Schwitzen.

3.1.2.1 Die Silicea-Gruppe

Wie in der Einleitung angekündigt, beschreibe ich an dieser Stelle ein metallisches Mittel: **Mercurius**. Die Frage einer direkten Verwandtschaft zu **Silicea** erübrigt sich, da die Metalle auch in der Homöopathie als ein eigenständiges System betrachtet werden. Ich bin mir allerdings sicher, daß **Mercurius** in das Feld der »Kindlichen Mittel« gehört.
In der homöopathischen Literatur liest man häufig, daß **Silicea** und **Mercurius** nicht direkt hintereinander gegeben würden sondern **Hepar sulfuris** dazwischengeschaltet werden sollte. Gut möglich, daß diese Inkompatibilität auf eine Art Konkurrenzsituation zweier ähnlicher Mittel zurückzuführen ist.

A. Mercurius solubilis

Quecksilber

▷ **Mercurius**, schreibt KENT, ist empfindlich gegen Hitze und Kälte. Die Bettwärme verschlimmert, Hitze verschlimmert, wenn er sich im Freien oder durch Abdecken abkühlt, wird der Zustand des Patienten erneut schlimmer. G. VITHOULKAS erklärt dieses Phänomen mit einer

▶ **mechanischen Instabilität**, die zu einem Mangel an Reaktionskraft führt. Bei der Besprechung der Miasmen (Kapitel VI, S. 270 ff.) werde ich auf dieses wichtige Phänomen zurückkommen, bekräftigt es doch meine Ansicht, daß das *syphilitische Miasma*, dessen Hauptvertreter Mercurius ist, die materielle Beschaffenheit des Körpers beschädigt.

▶ Fast jeder Reiz verschlimmert **Mercurius**: Hitze, Kälte, frische Luft, nasses Wetter, Wetterwechsel, Bettwärme, Schweiße, Anstrengung, verschiedene Speisen u. a.

Nur in einem engen Toleranzbereich fühlt er sich wohl. Man könnte ihn als lebenden **Thermostaten** bezeichnen: überschreitet oder unterschreitet die Raumtemperatur einen gewissen Toleranzbereich, geht es ihm jeweils schlechter.

Diese Instabilität ist emotional und geistig:
Weinen wechselt ab mit Lachen. Sind es bei **Ignatia** unkontrollierte Emotionen, ist es bei ihm **Instabilität**. Weinen und Lachen sind sich mechanisch ähnlich, also fällt er leicht von dem einen in den anderen Zustand. Für Mercurius ist es auch schwierig, die **aggressiven Impulse** (Tötungsimpulse), die ihn bei **Widerspruch** geradezu diktatorisch übermannen, zu bezähmen. Er fürchtet seine eigenen anarchischen Ausbrüche, was sich auch in Furcht beim Anblick von Messern oder offenen Fenstern (Selbstmordimpulse) äußern kann.

▷ Auf geistiger Ebene äußert sich diese »Materialschwäche« erst einmal als **Verlangsamung**.

Der Patient antwortet langsam, so als ob er einige Zeit brauchte, um sich zu orientieren. Tatsächlich ist sein **Geist träge** und schwer von Begriff. Vom inneren Antrieb her ist er dagegen wie Quecksilber: **Eilig und ruhelos.** Trotz aller Hast bringt er nichts voran, sein Geist bewältigt die Aufgabe nicht. Anfänglich tritt dies nur periodenweise bei trübem oder feuchtem Wetter auf.

Umgekehrt **Causticum**, der zu **stottern** beginnt, wenn er in Aufregung gerät, kann Mercurius nur über »große«, ihm naheliegende Themen oder Dinge reden. Wieder ist alles impulshaft. Vithoulkas sagt, wenn sie nicht mit ihrem ganzen Sein reden dürfen, können sie überhaupt nicht reden. **Stramoniums** Stottern nimmt dagegen von argen Schreckerlebnissen seinen Ausgang. Es ist so stark, daß sie nur Würgelaute von sich geben.

▷ Im zweiten Stadium fehlt **Mercurius** die Kraft, sich zu **konzentrieren**. Jeder zufällige Gedanke läßt ihn **abschweifen**.

Das steigert sich so weit, daß diese Gedanken zu **Impulsen** werden, die ausgeführt werden wollen. Das führt zu den bekannten **Mercurius-Symptomen**, zu **schlagen**, zu **zertrümmern** oder wegen einer unbedeutenden Kränkung einen **Mord** begehen zu wollen.

▷ Im dritten Stadium endet dies im **Verfolgungswahn**. Er fühlt sich so verletzlich, daß er jeden für seinen Gegner hält.

Es erinnert an die Gehirnerweichung (Paralyse) im dritten Stadium der Syphilis, was wiederum auf die schon angesprochene Materialproblematik hinweist.

KÖRPERLICHE SYMPTOME

Wie bei der Syphilis beginnen die Mercurius-Krankheitsprozesse auf der Haut und den Schleimhäuten und schreiten von hier über das Rückenmark zum Gehirn fort. Der Rückenmarksbefall führt zu einem **Handzittern,** das es dem Patienten schwer macht, etwas zu halten (Schwierigkeiten beim Essen und Schreiben). Wiederum ist es Instabilität: seinem reflektorischen Ausgleichsmechanismus gelingt es nicht, die Hand ruhig zu halten.

▶ Typisch ist die **nächtliche Verschlechterung der Symptome**: Knochenschmerzen, Entzündungen, Nervenbeschwerden, Furcht vor Geisteskrankheiten und Speichelfluß mit metallischem Geschmack und/oder üblem Mundgeruch. Ätzende Ausflüsse aus den Entzündungsherden. In der Nase führt dies zu häufigem **Niesen** und wunden Nasenlöchern, bei Urin zu **brennendem Urin** und häufigem Harndrang, wobei nur wenig abtröpfelt.

▶ Ebenfalls als häufig gilt **ständiges leichtes Schwitzen**, das Schwitzen verschlimmert jedoch die Symptome. Ähnlich wie die Schweißregulation ist auch die des Magens gestört, wobei jede Irritation mit einer übermäßigen **Speichelproduktion** (besonders nachts) verbunden ist.

▷ Eine fortgesetzte Abnahme des Körpergewichts kann ebenfalls im Einflußbereich von **Mercurius** sein.

▷ Halsanginen mit blauroter Schwellung und Neigung zu **ständigem Schlucken. Mercurius** neigt zu chronischen **Eiterungen** und Geschwüren (Gewebszerfall), die bei unterdrückenden Maßnahmen auf tiefere Ebenen abwandern.

▷ Im Zahnbereich kann dies zu **skorbutischem Zahnfleisch**, eitrigen Absonderungen rings um die Zähne, **Zahnfleischtaschen** und **ausfallenden Zähnen** führen. Bei Kindern kann es zu einem frühzeitigen Zahnverfall kommen.

▷ Die Zunge schwillt an und zeigt die Eindrücke der Zähne. Auf der Mundschleimhaut bilden sich **Aphthen**.

▷ **Augenkatarrhe** mit **Sehtrübung**, Lichtempfindlichkeit und einer scharfen, wund machenden Tränensekretion. Geschwüre und Entzündungen der Hornhaut.

POLARE VARIANTEN

Kent'sche Interpretation

KENT schreibt in seinen »Arzneimittelbildern« (**Kalium jodatum**: S. 461): »es gibt zwei Arten von **Mercur**-Patienten. Die einen sind ohne Ausnahme **frostig und kalt**, möchten sich immer am warmen Ofen aufhalten und können doch nicht warm werden. Wenn Mercurius ihr Leiden nicht wegnimmt, brauchen sie **Hepar sulfuris**. Die anderen klagen über zu **viel Wärme**, wollen immer unbedeckt und in ständiger Bewegung sein und sind äußerst ruhelos und unzufrieden, wenn sie sich ruhig verhalten müssen. Diese brauchen dann **Kalium jodatum**«.

Mercurius-Interpretation der Anthroposophen

Ich gebe zu, daß ich das kosmische Methaphernbeiwerk als zu allgemein empfinde. Das von mir verwendete Buch von A. SELAWRY zeigt jedenfalls, daß viele Analysen übereinstimmen und eine Auseinandersetzung rechtfertigen. Darüber hinaus beziehen sich meine Erfahrungen mit Mercurius fast ausschließlich auf kindlich-heitere Menschen, die psychisch mehr dem anthroposophischen Normtypus glichen und keine auffälligen Schweißmodalitäten hatten.

Merkur vermittelt demnach zwischen dem Salzhaften-Mineralischen und dem Sulfurisch-Verbrennlichen.

Merkurprozesse, das sind die vom Merkuriusprogramm gesteuerten Abläufe, wirken bevorzugt innerhalb der **Flüssigkeitsorganisation** des Körpers. Dabei gliedert sich der Merkurprozeß in einen oberen, kosmischen Merkurprozeß (Hochpotenzwirkung), dem vornehmlich Prozesse der **Wärmeorganisation** (entzündliche) unterstehen, und einen unteren **Quecksilber**-Substanzprozeß (Niedrigpotenzwirkung), der für chemische Abläufe und das Zellenleben (**Wuchern**) zuständig ist.

Vorherrschende terrestrische Quecksilberprozesse verursachen ungezügelte **Zellbildung, Wucherungen** und **Tumore**. Dieses Wuchern betrifft vor allem weiße Blutkörperchen, Lymphgewebe, Drüsen und Schleimhäute der Atemwege, des Verdauungs- und Urogenitaltraktes.

Der merkurielle Normtypus:
Dynamisch regsame Naturen, die in raschem Wechsel von Wissensinhalten, Eindrücken und Tätigkeiten leben. *Sanguinisch beschwingte* Menschen, schlanke, gelenkige Gliedmaßentypen. Der Merkur der griechischen Plastik. Sie gestikulieren fortwährend, ihr ganzes Wesen ist straff, ihr übersprudelnder Redefluß ist von Humor gewürzt. Sie brauchen Bewegungsfreiheit und meiden einschränkende Bindungen an Orte,

Personen und gleichförmige Pflichten. Sie verfolgen die Philosophie des Erfolgs, wollen etwas zustande bringen. Geschickt und wendig sind sie glänzende Schauspieler, selber nüchtern, erfassen sie rasch die Empfindungen anderer und sind so auch zu Täuschung und Betrug verleitet.

Der übermerkurielle Typus:
Er ist ein Unruhegeist, der vieles beginnt, ohne es je zu enden, ständig hastet und grundlos andere antreibt. Spindeldürrer, krankhaft quecksilbriger Neurastheniker.

Der Merkurmangeltyp:
Ihm mangelt dagegen ein Interesse für die Umwelt, für Menschen und Dinge. Sein schwacher, begriffsstutziger Intellekt hat wenig Neigung, neues Wissen anzueignen. Sein ungeselliges Gemüt vermag nicht, sich mitzuteilen oder Anteil zu nehmen. Es ist der Mercurius-Typ der klassischen Homöopathie, der an katarrhalischen Entzündungen aller Körperöffnungen leidet.
Die höheren kosmischen Merkurprozesse wirken lähmend auf diesen Überschwang ein und halten so das Zellenleben in einem sozial verträglichen Gleichgewicht: Unsere Erde würde wuchern unter fortwährender Lebensbildung (Karzinomen), wenn nicht diesem Wuchern der kosmische Merkurprozeß entgegengesetzt wäre.
Merkurprozeß-Störungen umfassen polare Symptome: einen Wechsel von Hitze und Frieren, Speichelfluß und zugleich Trockenheit des Rachens, Zusammenpressen, wie Auseinanderbersten des Kopfes, katarrhalische Entzündung und Wucherung, neurotische Erregung und depressive Erschöpfung.
Merkurielle Krankheiten sind ausgesprochen sprunghaft und pendeln zwischen Extremen.
Die Verschreibungsfrage, ob gesteigerte Merkurprozesse Hochpotenzen und schwache Merkurprozesse Tiefpotenzen verlangen, geht aus SELAWRYS Buch nicht klar hervor. Im Kapitel über die Merkurtherapie sind bei den einzelnen Krankheiten wohl Potenzen angeführt, es scheint sich aber um Erfahrungsdaten und weniger um ein striktes System zu handeln.
Am Schluß dieser Ausführungen komme ich wieder zu KENT zurück, der ja ebenfalls von **zwei Mercuriustypen** berichtet hatte. Demnach stellt sich die Frage, ob die hitzige Variante, die **Kalium jodatum** braucht, dem anthroposophischen Überschußtyp und die frostige Variante, die nach **Hepar sulfuris** verlangt, dem Mangeltyp nahe steht?

B. Hepar sulfuris

Kalkschwefelleber

G. VITHOULKAS sagt, Hepar-Patienten erwecken den Eindurck,
▷ als seien die **Nervenenden wund** und **lägen frei**.
▷ Sie können weder körperlich noch psychisch den leisesten Druck ertragen und reagieren auf alles mit **bösartig überschießenden Emotionen**.
▷ Im Extremfall sind es zerstörerische, reizbare Kinder, die nicht spielen und nicht lachen.
▷ Der Erwachsene ist wehleidig und rechthaberisch aber nicht streitsüchtig. Seine Aggressivität ist impulsiv und ohne Überlegung. Sie entlädt sich auf den geringsten Anlaß hin.

Nach dem ersten Stadium der Schwäche und Überempfindlichkeit folgt eines der nervösen Erregung: alles wird **in Eile** verrichtet, der Patient ißt schnell, trinkt schnell, redet schnell.
In diesem Zustand scheint der Patient eher dem *neurasthenischen Überschußtyp* von **Mercurius** zu gleichen.
KENT schreibt, Hepar passe für zänkische aber zarte Kranke, die überempfindlich gegen Eindrücke sind. Alles ärgert sie, ihre Reizbarkeit macht sie ärgerlich, aufwallend und jähzornig bis zur Gewalttätigkeit.

▶ **Hepar** zeigt eine **extreme Überempfindlichkeit** gegenüber Kälte, besonders **trockene Kälte**, trocken kaltem Wind und **Zugluft**. Seine Empfindlichkeit kann so stark sein, daß alleine das *Berühren kalter Gegenstände* mit den Fingerspitzen eine sofortige Verschlimmerung seines Hustens oder auch Schüttelfrost hervorrufen kann.

▶ **Hepar** ist berühmt für seine aufbrausende **Wehleidigkeit**, sein Jammern und Klagen. Sie können Druck, Streß oder Leiden nicht ertragen. Geraten sie jedoch in eine Situation, in der sie ihre *Emotionen unterdrücken* müssen, können sich körperliche Beschwerden entwickeln. Es kommt zu Drüsenschwellungen, Stirnhöhlenentzündungen, Hautausschlägen und Eiterungen.

Aus dem unterdrückten Zorn können sich auch Tötungsimpulse entwickeln. Das Symptomenbild erinnert also wieder an **Mercurius**, dessen nervöse Labilität die eigenen **Impulse** nicht zu kontrollieren vermag.
▷ Im dritten Stadium von **Hepar** kommt es zur *Depression*.
Es ist ein Schimpfen und Fluchen, Selbstmordabsichten werden geäußert. So wie bei **Mercurius** die Stimmung zwischen Weinen und Lachen schwanken kann, so kann Hepar mitunter auch eine Neigung zu weinen zeigen.

▶ **Hepars** Mangel an Kontrolle scheint wie bei **Mercurius** auf einer **mechanischen Instabilität** zu beruhen.

Neben diesen deutlichen Mercurius-Bezügen existiert auch eine Verwandtschaft mit **Silicea**. **Hepar** ist ja ein **Eiterungsmittel** wie **Silicea**, **Kalium sulfuricum** oder **Calcium sulfuricum**. Das Gemeinsame mit **Silicea** ist die Eignung, *Fremdkörper* durch Eiterung *rasch auszuscheiden*, die Neigung zu **Fingergeschwüren und Nagelproblemen**. Sie können sich lockern und abstoßen. Auch für *Drüsenschwellungen* können beide Mittel indiziert sein.

▷ **Hepar** hat einen besonderen *Splitterschmerz bei Halsentzündungen*. Bei **Silicea** wird ein Stechen wie von einer Nadel beschrieben.

Eine weitere Eigenheit **Siliceas** und **Hepars** sind die *riechenden Schweiße*. Bei **Hepar** sind sie vor allem *sauer*, bei **Silicea** riechen sie extrem und sind vor allem an den Füßen lokalisiert, wo sie die Socken zersetzen.

▷ Wie das zwischen **Calcium carbonicum** und **Sulfur** stehende **Calcium sulfuricum** ist es auch ein Mittel für **Pseudokrupp** (Aconit, Spongia). Bei **Calcium sulfuricum** ist *Aufdecken* des Kranken günstig, bei **Hepar** schlecht.

C. Kalium jodatum

Kaliumjodid

> KENT sagt über den **Kalium jodatum**-Menschen, daß er reizbar, grausam und hart sei. Er geht streng mit seiner Familie um, schimpft und verliert leicht seine Beherrschung. Er kann jedoch auch traurig, weinerlich und so nervös sein, daß er immer in Bewegung bleiben muß. Zimmerwärme verschlechtert, Bewegung im Freien bessert seine Beschwerden. Wenn er dann wieder nach Hause zurückkommt, treten die alten Beschwerden wieder auf mit Erschöpfung der Nerven und des Geistes.

▷ Wiederum erscheint die *Labilität*, die bei **Hepar sulfuris** und **Mercurius** beschrieben ist. Auch auf körperlicher Ebene gibt es Gemeinsamkeiten, zum Beispiel Geschwüre, Katarrhe und Drüsenerkrankungen. Ich kenne eher seinen symptomatischen Charakter. Es half in extremen Situationen von Herzasthma, das die Patientin in der Nacht weckte. Begleitend erschienen ein Zwangsjackengefühl, Angst, Frösteln und Schweiß.

Spongia D4 linderte nur, **Sulfur D6** half vorübergehend, **Kalium jodatum D6** beseitigte die Erstickungsanfälle. Die Patientin hatte immerhin eine Unterleibsoperation, eine Kropfoperation, eine Nierenoperation (Tumor) und Psoriasis in ihrer Krankengeschichte.

D. Spongia

Gerösteter Meerschwamm

Spongia, bewährt sich wie **Aconitum** (siehe »Emotionale Mittel«) als *Pseudokruppmittel*. Im Unterschied zu ihm oder **Belladonna** hat es aber weniger **Blutandrang** zum Kopf, sondern vielmehr **zur Brust**. Ob es sich nun um Asthma, Pseudokrupp oder Herzbeschwerden handelt, der Kranke wacht nachts mit großer Furcht und extremen Atembeschwerden auf.
Der Jodgehalt des Mittel weist auf eine Beteiligung der **Schilddrüsen** hin. Es wirkt hauptsächlich auf die Atmungsorgane. **Spongias** Husten ist trocken, bellend und heiser. Der Patient wird von den **Hustenattacken aus dem Schlaf** gerissen: beim Pseudokrupp typischerweise vor Mitternacht. Er schläft ein, wird aber wenig später von Husten mit Atemnot aufgeweckt.

▶ Bei **Herzbeschwerden** sind *Leistungsschwäche* mit heftigem Herzklopfen und Atemnot zu bemerken. Leitsymptom ist freilich die nächtliche aus dem Schlaf reißende Anfallneigung (**Lachesis**).
▶ **Spongia**-Patienten geht es **schlechter im warmen Zimmer** und **bei Hitze**.
▷ Hals, Atmungsbeschwerden und Husten werden durch **warme Getränke gebessert**. Halsentzündungen durch Süßigkeiten verschlechtert. Jede Erregung vermehrt den Husten.
▶ Auffällig ist auch eine Neigung zu *Drüsenbeschwerden*, vor allem Vergrößerungen (Schilddrüse, Hoden).

Spongia hat in einigen Bereichen Ähnlichkeit zu **Aconitum**, das gleichfalls das Herz erregt. Beide haben Ängstlichkeit, Furcht, Ruhelosigkeit, Todesangst. Die emotionale Reaktion auf Schreck oder trockene Kälte ist jedoch eine Domäne **Aconitums**.
▷ **Spongia** könnte als Jod-Mittel die Rolle eines **Energievermittlers** haben.

Die Jod-Funktion ist mit der Bereitstellung von Energie und damit der Reaktionsfähigkeit des Körpers verknüpft. Jodüberschuß bedeutet körperlich wie mental Energieüberschuß, Übererregung. Am auffälligsten äußert sich dies an der **Jodum**-Typologie selbst, die unter einem permanenten Bewegungszwang steht.
Der Zustand erinnert an die Überregtheit *hyperkinetischer Kinder*, die keinen Augenblick ruhig bleiben, nicht zuhören können und ständig stören. In der Mehrzahl handelt es sich allerdings um keine Schilddrüsenproblematik sondern um eine phosphatbedingte Stoffwechselstörung.
Um ein Mittel wie **Jodum** in einem solchen Fall einzusezten, müßten gleichzeitig starke **Körperhitze, Schwitzen, Magerkeit trotz vielen Essens** und eventuell geschwollene Drüsen vorliegen.

Dies weist ebenfalls auf die allen Jodmitteln gemeinsame Eigenheit:

> ENERGIEÜBERSCHUSS

Er hat Schuld an ihrer funktionalen wie mentalen Unruhe. Die Jod-Information vermittelt demnach die Energiebereitstellung (**Verbrennung**). Nutznießer ist vor allem der sympathische Teil des vegetativen Nervensystems. **Spongia, Kalium jodatum** und **Jodum** sind von links nach rechts zunehmend in diesen Verbrennungsvorgang involviert.
Ist **Mercurius** als eine Art **Thermostat** anzusehen, so ist **Jodum** eine Art

> LEERLAUFREGULATOR.

3.1.3 Calcium carbonicum – Auster oder Windmühle

> Nur **Sulfur** hat eine ähnliche Polarität aufzuweisen. Es handelt sich in jeder Beziehung um das zweitwichtigste Hauptmittel.

Der Mensch, dem **Calcium Carbonicum** (Kalk der Austernschale) hilft:
Zitat VOEGELI:
»Untersetzter Typus mit Neigung zur Korpulenz, besonders bei Jugendlichen. Starke Schweiße, besonders Kopfschweiß nachts, schlechte Zähne, lange offene Fontanellen.«
Zitat QUILISCH:
»Derb gebaute Personen, die stark aussehen, aber bei jeder geistigen oder körperlichen Anstrengung versagen. Meist phlegmatisch, träge, langsam. Ängstlich besorgt. Schlaflosigkeit und viele Träume. Leicht erkältet.«
Zitat WILHELM BUSCH: »Knoppiade«
»Auch bemerkt er außerdem, was ihm gar nicht recht bequem, daß er um des Leibes Mitten längst die Wölbung überschritten, welche für den Speiseschlauch, bei natürlichem Gebrauch wie zum Trinken, so zum Essen, festgesetzt und abgemessen.«

Fall 1: 12jähriger Heuschnupfen-Patient

Dieser Junge war nicht gerade ein Schwergewicht, aber rundum rund und von behäbiger Art. Man hätte meinen können, daß er ein Allesesser sei, tatsächlich aber bevorzugte er, was man saures Essen nennt, mochte kein Fett, keine Mehlspeisen, nichts Süßes. Hitze konnte er nicht ausstehen, Hemdkragen durften nicht zu eng sein, obwohl er sie schließen konnte, Küchengerüche mied er. Gekommen war er wegen seines Heuschnupfens, der in der Früh noch kaum zu bemerken in der Schule erst auffällig wurde, auch Hustenanfälle waren tagsüber häufig. Darauf angesprochen, erzählte mir seine Mutter, daß er lieber zu Hause und ungern woanders war oder gar übernachtete.
Es war damals keine Zeit eine profunde Erhebung zu machen. Obwohl **Calcium carbonicum**-Menschen Süßes meist lieben, begannen wir dennoch damit (**D30**) und verschoben die Erhebung auf später. Wir konnten sie uns sparen. Der Heuschnupfen verschwand, der Husten auch, bloß mit Kuhmilchprodukten sollte er sich künftig vorsehen.

ARBEITSEINSTELLUNG, PFLICHT
MORGEN, MORGEN – NUR NICHT HEUTE

Betrachtet man den kindlichen Ursprung seiner Verhaltensweisen, so kommt uns wohl vieles bekannt vor, sind es doch Eigenschaften, die auch im **Silicea**-Bild auftauchen.
Silicea hat entwicklungsgeschichtlich Bezug zur Unreife der Fetalzeit.
▶ Das **Calcium**-Programm bezieht sich auf die Situation der **Veränderung** bei und nach der Geburt und das Verlassen des »Nestes« (»Flügge-Werden«), also das Annehmen-Müssen der Selbständigkeit in der Welt.
In der noch unreifen **Silicea**-Phase fetaler Entwicklung ist Bewegungsarmut gefragt. Es scheint bis zur Geburt zu reichen, nach der dann **Calcium carbonicum** dominiert.
▶ Der Schock der Geburt dürfte bereits ein **Calcium carbonicum**-Ereignis sein. **Calcium carbonicum** ist jedenfalls anfällig für **Nachwirkungen erschreckender Erfahrungen.**
Die Spannweite der Auslöser erstreckt sich von einer Maus, die aus der Schublade springt, bis zum Erleben von Grausamkeit im Fernsehen oder real.
Meist ist er voller Vertrauen und zeigt sich gutmütig bis zu einer gewissen Grenze, ab der er sich entschieden zurückzieht und sich nicht mehr rumschubsen läßt.
Wie **Silicea** kann er auch *wenig sexuelle Leidenschaft* zeigen. Gründe könnten seine Bequemlichkeit oder eben seine kindliche Eigenart sein.
Wie **Silicea** oder **Arsenicum** so leidet auch der **Calcium carbonicum**-Typ unter *Versagensanagst* oder der Weigerung eines zweiten Versuches.
▷ Wenn ihm Probleme zu groß werden, gibt er rasch auf, seine Neigung, **Anstrengungen zu scheuen**, läßt ihn Arbeiten aufschieben oder von vorne herein genügend niedrige Ziele vornehmen.
Beide können durch Anstoß zu einer zwanghaften Arbeitswut auflaufen. **Silicea** wird es in seinem unmittelbaren Rahmen, seinem »Schrebergarten«, tun, **Calcium carbonicum** steckt sich ebenfalls nahe Grenzen, kann sich aber durch die zwingenden Umstände zum äußersten (Windmühlen-Variante) aufschwingen, seine Arbeitswut rückt ihn in die Nähe **Arsenicums**, ja seine Befindlichkeit wechselt dann gerne in die von Arsenicum über, so daß dieses Mittel erforderlich wird.
Grundsätzlich ist es immer möglich, daß sich bei gegebenen Umständen die Austern-Variante **Calciums** zu einer Windmühlenvariante wandelt oder umgekehrt die Windmühlenvariante nach Erreichung ihres Zieles wieder ins Austern-Dasein zurückkehrt. Ich erwähne dies, weil es er-

klärt, warum manche Eigenheit, die man eigentlich einer »Auster« oder einer »Windmühle« nicht zugetraut hätte, bei beiden Varianten vorkommen kann.

Zum Beispiel: WOLFGANG AMADEUS MOZART

Das klassische **Calcium carbonicum-Bild** zeigt ihn oft als harmlos durch die Welt kugelndes Baby. Das war er beileibe nicht! Immerhin zählt C. R. COULTER ein Genie wie W. A. MOZART zur **Calcium**-Typologie. FRIEDELL bezeichnet sein Schaffen als das vielleicht erstaunlichste Phänomen der gesamten europäischen Kunstgeschichte. Er war in allem ein Meister, sein Lebenswerk umfaßt Opern, Symphonien, Sonaten und Kantaten, geistliche und Kammermusik, im ganzen über sechshundert Stück. Der Reichtum der einander jagenden und kreuzenden und sich doch nie störenden Einfälle findet sich in derartigem Überschwang nur noch bei SHAKESPEARE, mit dem er auch die einzigartige Mischung von Ernst und Humor gemeinsam hat.
COULTER meint, daß wohl vor allem der ständige **Druck** seitens des Vaters, LEOPOLD MOZART, die Entfaltung seines Genies bewirkt hätte, was der generellen **Calcium carbonicum**-Eigenheit, stimuliert werden zu müssen, bestens entspräche. Weitere Indizien waren seine Milchunverträglichkeit, sogar der Muttermilch wie auch der einer Amme, die mangelhafte Struktur seiner Knochen, sein fliehendes Kinn, die hervortretenden Augen, seine kindliche Wesensart, sein kindischer Humor, seine kindliche Art mit Geld umzugehen und sein schonungsloser Umgang mit seiner Leistungskraft.
Vergleichen wir FRANZ SCHUBERT und W. A. MOZART, tritt der Unterschied deutlich hervor. SCHUBERT perfektionierte das Volkslied, er tat es »einfach so«, überschritt also nie seinen »Heurigen«-Rahmen. W. A. MOZART wäre, wenn es sein Schicksal zugelassen hätte, möglicherweise mit einer Kapellmeisterrolle oder noch weniger zufrieden gewesen.

▷ Ohne die *zwingenden Umstände*, anfänglich durch seinen Vater, dann durch seinen Ruhm und später durch die bedrückenden Lebensverhältnisse, hätte MOZART wohl nicht diese unfaßbare Dimension erreicht.

▶ **Calcium carbonicum** ist in jeder Variante **bequem**.
Faulenzen, Hobbys, die nicht allzustark anstrengen, kleine Gewohnheiten wie der regelmäßige Kaffeehaustratsch, Tagesabläufe in gleichbleibenden Rhythmen, seine Neigung, Arbeiten aufzuschieben oder Herausforderungen auszuweichen, deuten eine geringe Leistungsbereitschaft an. Dies bestätigt sich auch körperlich durch *Zittern* oder Verschlechterung aller Symptome nach geistigen, mehr noch aber *körperlichen Anstrengungen*.

Mit seinem kindlichen *Fatalismus*, der sich mit der Bemerkung, »es hat eben so sein sollen«, in sein Schicksal fügt, scheint er für die Unternehmung Leben noch nicht ausreichend gerüstet. Dieser Eindruck bestätigt jedoch nur die gemütliche Austern-Variante, die Ängste zwar beunruhigen aber nicht wie **Arsenicum** zu Reaktionen treiben. Die Windmühlen-Variante wird exakt wie **Arsenicum** reagieren.

Fall 2: Chronische Bronchitis und Asthma bronchiale bei 66jährigem Patienten

Sein Tick, die Tropfenanzahl in einem homöopathischen Fläschchen zu berechnen, er war von Beruf Ingenieur, bestätigte die **Calcium carbonicum**-Diganose. Es handelt sich um einen für die Untersuchung von Verwandtschaften besonders interessanten Fall, dessen Besprechung ich schon unter **Lycopodium** angekündigt habe. Der sechsundsechzigjährige Mann litt an einer chronischen Bronchitis und Asthma bronchiale. Erschwert wurde die Situation – ähnlich wie im Lycopodium-Fall – durch Kleinwuchs und eine extreme Verkrümmung der Brustwirbelsäule (Kyphose), die den Brustkasten faßartig starr erscheinen ließ. Ein Emphysem hatte sich ebenfalls hinzugesellt. Der gravierende Unterschied im Verhalten der im Erscheinungsbild ähnlichen Menschen war die ruhige Zuversicht **Lycopodiums** und die Ängstlichkeit und innere Unsicherheit des **Calcium**-Falles. Dem entsprach auch gut, daß letzterer über ein fallweises inneres Zittern klagte.

Ein weiteres gravierendes Problem war sein Darm, der auf jedes Essen mit Blähungen reagierte. Ebenfalls schwach war sein Herz. Er litt unter fallweisen Wasserstauungen. Sein Rachenraum wie auch sein Kehlkopf entzündeten sich sporadisch, was häufig auch Heiserkeit verursachte. Die Eustachische Röhre schien ebenfalls verengt zu sein, wenn er schluckte, hörte er nämlich besser.

Der Mann hatte eine Zeit lang *Cortison* eingenommen, weshalb es mit seiner Abwehrlage nicht zum besten stand. Bei Kurbeginn war sein täglicher Cortisonverbrauch oral niedrig (5 mg), vom Cortisonspray brauchte er jedoch täglich vier Hübe. Bedenklicher als das aber war die Sauerstoffflasche, die neben seinem Bett stand. Er pflegte mit der Sauerstoffmaske auf dem Gesicht zu schlafen.

Der Fall ist nicht nur wegen seiner Schwierigkeit interessant. Nach der Kur wurde er zu einem sporadischen Gast, was eine längerfristige Beobachtung und Ausfeilung der homöopathischen Vorgangsweise erlaubte.

Lycopodium D12

wurde zu seinem Akutmittel und war vor allem bei winterlichen Infektionskrisen von zentraler Bedeutung. Er pflegte es dann halbstündlich einzunehmen. Ein eigentliches Hauptmittel hatte er nicht, je nach Symptomatik wurden

Calcium carbonicum D30
oder Lycopodium D30

verwendet. Beide Mittel wurden auch in Hochpotenz (**D200**) versucht. Auf die Einnahme der Lycopodium-Hochpotenz hatte er im Winter nicht, im Sommer darauf jedoch stark reagiert. Seine Blähungsempfindlichkeit verlangte eine blähungsarme Kost (ZIPPERMAYR), fallweise Durchfälle sprachen auf

Veratrum album D10

gut an. **Tuberculinum** und **Barium carbonicum** zeigten keine erkennbare Wirksamkeit.

Alles in allem verlief der Fall den Umständen entsprechend positiv, er überstand drei Winter ohne Antibiotika, auch seine Leistungsfähigkeit war, von Rückfällen abgesehen, deutlich gebessert. Von seiner Sauerstoffflasche mochte er sich auch in guten Phasen nicht trennen. Nach dem zweiten Winter war seine Frau überraschend verstorben. Anfänglich schien es, als ob er es gut verkraftete. In Krisenzeiten erwies es sich jedoch als großes Problem. Wohl überlebte er noch einen Winter, starb aber im Sommer danach, trotz rührender Pflege durch eine Nichte, an einer Lungenembolie.

KONFLIKTVERHALTEN, GEMÜTSLAGE
FATALISMUS – KEIN TYP DER AFFEKTE

▷ Der **Calcium-Typ** ist allgemein gutmütig, hat kleine Bedürfnisse, spricht nur von dem, was er gerade gesehen oder gehört hat, ist also dem **Tratsch** geradezu typologisch zugeneigt.
▶ **Calcium** kommt als letzter, geht als letzter und ist für seine unbeabsichtigte *Unpünktlichkeit* berühmt.
▶ Mit seinem **Fatalismus (es hat eben so sein wollen)** ist er auch kein Typ der Affekte. Das macht ihn
• psychisch enorm belastbar (**Lycopodium**),
• manchmal auch zu einem unbewußten Original,
• manchmal bloß zu einem nur kindlich albernen Menschen, der nicht aus der Ruhe zu bringen ist. Gewaltige Wutausbrüche sind jedoch möglich.

EMPFINDSAMKEIT, ÄNGSTE

▶ Im Vordergrund steht die geringe Neigung **Calcium carbonicums**, sich zu Unternehmungen aufzuraffen.
Dies läßt sich sehr gut aus seinem **Bedürfnis nach gleichbleibenden Verhältnissen** erklären: so neigt er zur **Reisekrankheit**, ihm wird übel beim Fahren, Fliegen und Schaukeln. Aus **Angst, selber betroffen sein zu können**, identifiziert er sich wie **Arsenicum** mit Gewalttätigkeiten, die er im Film und Fernsehen sieht, oder er regt sich über Ungerechtigkeiten auf.

▷ Er neigt zu Schwindel an **hochgelegenen Orten** oder fürchtet sich beim Herabsteigen von offenen Treppen. Manchmal kann er es nicht sehen, daß jemand am Rand eines Abgrundes steht.
▷ Eben weil er nicht schnell und schlagfertig ist, ist er verwundbar und fürchtet, lächerlich gemacht zu werden. Solange es nicht sein muß, scheut er es zu konkurrieren, Kritik kann ihn sehr leicht erschüttern.
▷ Auch kann er eigenartige **Tierängste** entwickeln: **vor einzelnen Tieren**, Spinnen, Raupen, Ameisen, nicht aber vor Tieren im allgemeinen.
▷ **Calcium carbonicum** kann manchmal *Schulangst* haben, was sich in unerklärlichen Bauchschmerzen, Lesestörungen und Lernschwierigkeiten äußert. Er fürchtet, im Beruf zu versagen, scheut Verantwortung, weil sie **Veränderung** bringt und hat sogar Angst vor Erfolg.

Was Wunder, wenn er
• von zu Hause nicht weg will,
• leicht unter Heimweh leidet oder überhaupt jede Veränderung scheut.
• Ja er klammert sich so sehr an **Gewohntes**, daß er seinen Ehepartner, sein Heim, seine Arbeitsstelle ungern verläßt, selbst wenn das Klima völlig vergiftet ist.

DAS CALCIUM CARBONICUM-KIND

▷ 40% der Babys zeigen nach Vithoulkas **Calcium carbonicum-Eigenheiten**.
Das Kind ähnelt in vielem der **Silicea**-Beschreibung, neigt aber zu pyknischer Korpulenz, hat eine schwammige, weiße Haut, einen großen Kopf mit geschwollener Oberlippe. Dennoch gibt es auch **magere Calcium-Typen**, bei denen eine erhöhte bronchitische Anfälligkeit auffällt.
Siliceaähnlich ist weiters die **Schwäche** seiner **Lymphdrüsen**, der Mandeln, seine Neigung zu Ohrenproblemen, sein **Kopfschwitzen** in der Nacht und wie **Silicea** verträgt es auch **Milchprodukte schlecht**.

▷ Trotz dieser Nähe verhalten sich die beiden Mittel schon ab mittlerer Potenzhöhe (**D12–D30**) wenig kooperativ und sind nicht miteinander austauschbar.
Seine Bezüge zum **Kalkstoffwechsel** können sich auch in einem schlecht entwickelten Gebiß mit hohem, engen Gaumengewölbe, **Zahnungsproblemen**, einem gekrümmten Rückgrat, krummen Fingern, deformierten Knochen als Allgemeinzeichen seiner konstitutionellen Schwäche äußern.

▶ Auffällig ist auch seine spastische Neigung (Ca-Mangel), die ebenfalls durch Erregung und Anstrengung verstärkt werden kann und im Extremfall zu **epileptischen Anfällen** führt.

▷ **Silicea** und **Calcium** haben beide starke Muskel- und Knochenbezüge, wie auch zum Verdauungstrakt, zur Schilddrüse und zur Hypophyse. Auf den Stoffwechsel gemünzt sollte **Silicea** die Nährstoffgewinnung, **Calcium carbonicum** deren Speicherung oder Verbrauch beeinflussen (VOISIN).

Fall 3: Heuschnupfen und Neurodermitis bei vierjährigem Mädchen

Das kleine Mädchen hatte akuten Heuschnupfen und Neurodermitis. Das juckende Ekzem war schon bei der Geburt auf ihren Handrücken gewesen und zwei Jahre später nach einer Cortisonsalbe voll ausgebrochen.

Auf **Calcium** wie auf **Silicea** wiesen ihre Polypen und das Röhrchen im Ohr, das ihr wegen häufiger Mittelohrprobleme gesetzt werden mußte. Immer schon anfällig für Würmer, war sie auch bei Kurbeginn von Würmern befallen gewesen. Wenn sie nervös war, verstärkte sich ihr Juckreiz. Sie fror leicht, hatte kalte Füße im Bett, dennoch kam es vor, daß sie im Bett schwitzte und heiße Hände hatte. Seit einem Jahr litt sie an einer Bindehautentzündung, die ihre Augen staub- und lichtempfindlich machte.

Mental war sie unauffällig, sie hing nicht an ihrer vertrauten Umgebung und ging auch gerne woanders hin. Sie war auch wenig »schmusig« und konnte sich phantasiebegabt mit sich selber beschäftigen.

Wegen des Hauptsymptoms *Heuschnupfen*, bei dem **Silicea** in den Repertorien vor **Calcium carbonicum** gereiht ist, wegen ihres zarten Körpers, der trockenen Haut und der Tatsache, daß sie trotz vielen Essens nicht zunahm (Würmer?), wurde mit **Silicea** begonnen.

Das Resultat waren leichte asthmatische Erscheinungen, die sich bei Leistung verschlechterten. Ein deutliches **Calcium carbonicum**-Symptom, das sogleich gegeben wurde und den Fall auch befriedigend löste. Diese Vorgangsweise, bei der man neuerscheinende Symptome zur Wahl des nächsten Mittels nutzt, ist bei HAHNEMANN (ORGANON, § 166/167) beschrieben.

Die Kennzeichen der langsamen Entwicklung des Calcium-Typs:

- Die Fontanellen schließen sich spät (auch **Silicea**), die **Zahnung** erfolgt spät, der **Kopfschorf** hält lange an. Das Kind beginnt häufig auch spät zu laufen, wie ihm überhaupt jede neu zu erlernende Fähigkeit, Sitzen, Krabbeln, Gehen u. a., krank machen oder einen Rückfall bescheren kann. Mitunter lernt er absichtlich langsam zu sprechen, das Wissen ist da, aber er will eben nicht gedrängt werden. Seine **Bettnäßprobleme** können sich bis ins Erwachsenenalter erstrecken. **Hinter dem Ohr** kann er **Ausschläge** mit honigartigen Absonderungen haben.
- In der Schule geht es bereits um die Frage, ob ihn irgendwelche Umstände zwingen, über den Schatten seiner Bequemlichkeit zu springen. Er kann dann ein sehr guter Schüler oder schwer von Begriff sein, wobei dies alle Fächer oder nur ein einziges betreffen kann. Hat er den Stoff endlich verstanden, kann er damit hervorragend arbeiten. Das eignet ihn auch zum Wissenschaftler.
- Wenn er unsicher ist, macht er den Mund nicht auf, nicht einmal, um zu fragen. Die Schulabneigung kann auch darin liegen, daß sich seine bequeme Natur nur ungern Regeln oder strenger Methodik unterwirft.
- Wo **Silicea** die Herausforderung fürchtet, weil sie ihn über das Vertraute hinaus fordert, ist **Calcium carbonicum** schlicht und einfach **bequem**. Wenn sich **Silicea** nicht über die Nestgrenze hinauswagt, dann weil er es sich nicht zutraut. **Calcium carbonicum** fragt sich, wozu er in die Kälte soll, wenn es im Nest ohnehin gemütlich und warm ist.
- Wie eine Treibhauspflanze genießt er seine sichere Umgebung, gedeiht nicht ohne Pflege und Anleitung, neigt zu selbstbezogenen Träumen, in denen er sich eine eigene unproblematische Welt errichtet. Prinzipiell geht ihm Unternehmungslust ab. Er bleibt lieber dort sitzen, wo ihn die Welt hingeworfen hat. In sicherer Umgebung kann er sich mit sich beschäftigen und hängt nicht am Rockzipfel der Mutter (**Silicea**).

ZENTRALMOTIVE

Calcium carbonicum zeichnet die Situation des reifen Fetus (Leibesfrucht ab dem 4. Schwangerschaftsmonat bis zur Geburt) und des Nestlings. Die Zeit der großen Veränderung, Geburt oder Flügge-Werden, ist gekommen und wirft ihn aus seiner geborgenen Situation ins Leben.
▷ Sein Ruhebedürfnis entspricht also nicht seinen Kräften, sondern der *Angst vor* der Herausforderung des *Kommenden*. Sie ist der Grund

für **Calcium carbonicums** Neigung, in der vertrauten Umgebung verharren zu wollen und das Unvertraute zu scheuen.
▶ **Calcium carbonicum fürchtet gleichsam geboren zu werden. Er wünscht ein ruhiges Dasein in vertrautem Rahmen (Mutterleib).**
▶ **Stichwort: Auster. Wie's kommt, so kommt's.**
Die Geburt, das Verlassen des Nestes sind jedoch unvermeidlich. Er hat *Angst*, und diese Angst erfaßt ihn wie der Wind die Flügel einer Mühle. Plötzlich beginnt er sich zu regen, er nimmt sich ein Ziel vor und gleichgültig wie hoch er es ansetzt, er wird es anstreben, wird arbeiten bis zur physisch-psychischen Grenze.
▶ **Wenn Calcium carbonicum seine vertraute Umgebung verlassen muß, steht wie aus dem nichts ein enormes Energiepotential zur Verfügung.**
▶ **Stichwort: Windmühle. Seine Angst vor dem Kommenden ist der Wind, der seine Flügeln bewegt.**

Calcium carbonicum schafft die mentalen und körperlichen Voraussetzungen im Fetus wie auch im Nestling, zentrale Ereignisse der Lebensveränderung, Geburt und Flügge-Werden, bewältigen zu können.

POLARITÄTEN, VARIANTEN

▷ **Calcium carbonicums** extreme Polarität hat seinen Grund im ungeheuren **Veränderungsvorgang**, den Geburt und Flügge-Werden bedeuten.
Wie **Silicea** so hat auch **Calcium** Probleme, einen Anfang zu machen und seine Zeit nicht mit Nebensächlichkeiten zu vertrödeln. Hat er es einmal geschafft, meist muß er dazu gedrängt oder gezwungen werden, kann dies in übertriebenem Eifer und Arbeitswut ausarten.
▷ Zum einen leidet er mit Gewalttätigkeit und Ungerechtigkeit, zum anderen kann es seine große Leidenschaft sein, über Mord und Totschlag zu lesen, zu erfahren und zu tratschen.
▷ Dem Austernbild entspricht sein teilnahmslos wirkendes Gehabe, seine mitunter ausgeprägte Sturheit und die Empfindsamkeit.
Wenn er sich beleidigt in seine Schale zurückzieht, sich von der Welt abschließt und sich weigert zu kämpfen, so *verschlimmert das Alleinsein* seine Situation und verschlechtert alle Symptome. Familien mit großem Anteil an **Calcium**-Typen treffen sich daher gerne und häufig (auch **Pulsatilla**), wobei sein Bedürfnis nach Nähe bei gegebenem Anlaß ins Gegenteil, also sture Ablehnung von Familienmitgliedern, umschlagen kann.

▷ Manchmal verliert der im Grunde träge und friedliche Mensch seine Beherrschung und zeigt überraschende Wutanfälle.

Die auslösenden Gründe brauchen nicht unbedingt offensichtlich zu sein und können mit langfristig wachsendem Unmut oder ganz banal mit **Hungerärger** zu tun haben.

Eine andere Variante seiner Laune ist sein **Eigensinn**, mit dem er sich störrisch weigert, sein Abendessen zu essen oder sich anzuziehen. Er ist auch ein Meister in der Kunst des passiven Widerstands, indem er sich **phlegmatisch** dumm stellt.

Trotz seines gemächlichen Arbeitsstils, bei dem er gewissenhaft Stein auf Sein schichtet, hat er eine Abneigung gegen die Disziplin einer Ausbildung, *braucht* aber letztlich *Druck*, um gute Leistungen zu bringen.

▷ Der kindlich verspielte **Calcium**-Typ (MOZART) neigt dazu, der Wirklichkeit in eine erträumte Welt zu entfliehen. Bei vorhandener Intelligenz können daraus kreative Höchstleistungen entstehen.

Wenn C. COULTER darauf hinweist, daß **Calcium carbonicum** bei energischen Menschen, die in ihrer Arbeit unterfordert sind, wertvoll sein kann, ist damit schon angedeutet, was in diesem Mittel tatsächlich steckt.

Wenn er auf Touren kommt, kann er plötzlich jede Menge an Streß und Arbeit vertragen. Rücksichtslos holt er alles aus sich heraus und macht weiter, selbst wenn sich Erschöpfungszeichen körperlich als Kopfschmerzen, Gelenkschmerzen oder Fieber ankündigen. Wie **Arsen** wird er von Sorge getrieben.

▷ In diesem Zustand *ängstigt* ihn vor allem die **Zukunft**; das Vergangene ist unwesentlich, die Gegenwart genießt er kaum, weil seine **konstante innere Erregung** auf das Kommende (Geburt) ausgerichtet bleibt.

▷ Die *sehr belastbare* **Calcium**-Konstitution ist erst nach Verfehlen seines Ziels gefährdet. Dann geht seine **Zukunftsangst** in Angst um seine Gesundheit und vor dem Tod über.

Er merkt nun, daß seine Kräfte einbrechen, auch sein Geist will nicht mehr. Seine **Verwirrtheit** steigert sich, er erscheint **sklerotisch**, merkt es und reagiert mit Furcht: in den Repertorien steht sie als **Furcht vor Geisteskrankheit** sogar im 4. Grade. Dazu ist anzumerken, daß er tatsächlich wenig gefährdet ist, geisteskrank zu werden. Dennoch hat er auch große Angst, die anderen könnten seine Verwirrtheit bemerken.

KÖRPERLICHE SYMPTOME

▶ **Beschwerden nach Überanstrengung**, bspw. Kopfschmerzen, Fieber u. a. sowie Verschlechterung bestehender Symptome (auch **Natrium chloratum**).

- Trotz seiner Neigung, sehr leicht zu **frieren, schwitzt** der **Calcium carbonicum**-Mensch schon bei geringen Anstrengungen, als Kind sogar im Schlaf (**Kopfschweiß**).
Dieses Symptom kann bei der hageren Variante nicht nur fehlen sondern als Schweißmangel gegensätzlich ausgeprägt sein (GERD-WITTE).
- Geht wegen seiner kalten Füße mit Socken ins Bett. Sie erhitzen sich während der Nacht, so daß er sie unter der Decke hervorstreckt.
- Kalte Bäder und kalt-feuchte Witterung verschlimmern.
- Muskelanstrengungen belasten, Treppen, Leitern oder Hügel **hochzusteigen** bringt ihn außer Atem, jedes Heben, jede Anspannung gefährdet seine Rückenmuskulatur (**verheben!**): **Rückenschwäche**, sie erlaubt es nicht, längere Zeit gerade zu sitzen.
- Seine **Reisekrankheiten** habe ich schon oben erwähnt.
- Seine Anfälligkeit für **Drüsen-, Haut- und Knochenbeschwerden** zeigt sich in Störungen der Hypophyse (Tumor), Nebenschilddrüse (Krämpfe), Schilddrüse (Unterfunktion), dem Auftreten von Polypen und Ekzemen (Neurodermitis) und den im Kapitel »Kinder«, erwähnten Knochendefekten.
- Bei der **Calcium-Frau** fällt mitunter ein zu frühes Einsetzen der Regel sowohl altersmäßig als auch auf Aufregung hin auf. **Myome** sind ebenfalls möglich.
- Epileptische Anfälle vor allem bei Kindern. Sie dürften hier mit dem Calciumstoffwechsel zu tun haben.
- Herzklopfen in der Nacht.
- Heißhunger auf Süßes, Vorliebe für Eier (weich gekocht) und Kartoffel, Abneigung gegen Fett und schleimige Nahrung.
- Brüchige Nägel (**Silicea**).

IDEALTYPUS

So wie W. BUSCH seinen »Knopp« gezeichnet hat: Kleine, stark gebaute Personen geringer Leistungsfähigkeit. Wabbeliges, pastöses Gewebe, Nase und Lippen geschwollen.
Der andere Typ ist ein hagerer Leptosom, grobknochig, mit schlechten oder verschobenen Zähnen.

3.1.3.1 Die Calcium-Gruppe

Grundsätzlich sind die Carabonate als verwandt anzusehen: **Natrium carbonicum** (siehe S. 50ff.), **Kalium carbonicum** (siehe S. 117ff.), **Barium carbonicum, Ammonium carbonicum**.

A. Barium carbonicum

Bariumcarbonat

> **Barium carbonicum** hat auf die Entwicklung des Menschen starken Einfluß. Das zeigen schon seine bekanntesten Symptome, der **Zwergwuchs** und mehr noch **Zwerghaftigkeit im Geiste**.

▷ J. T. KENT hebt hervor, daß Kleinwuchs bei normaler Vitalität nicht zur Verschreibung ausreicht. Oft aber ist er ein Indikator, welches Mittel eine vorhandene geistige Schwäche braucht. Kinder reifen spät, lernen spät sprechen und lesen, kommen in der Schule nicht weiter, haben erst spät einen Begriff vom Leben.
▷ Das **Calcium carbonicum-Kind** ist mental reif, sein Körperbau aber noch nicht. Es *kann* daher noch nicht gehen. **Barium carbonicum** ist auch mental unterentwickelt und hat daher Probleme, gehen zu *lernen*. Er versteht nicht, wie er einen Fuß vor den anderen setzen soll.
▷ **Bariums Gehabe** ist ebenfalls zwerghaft, kindisch. Das Kind versteckt sich hinter seiner Mutter, wenn es mit Fremden konfrontiert ist. Es zeigt noch mit zehn Jahren eine *Fügsamkeit* und *Zaghaftigkeit*, die eher einem schüchternen Vierjährigen anstünde.
▷ Als **Erwachsener** handelt und denkt er in bescheidenem Rahmen. Er vergißt Gelerntes ungemein rasch oder ist nicht in der Lage, es logisch mit dem Leben zu verknüpfen. Er durchschaut vieles nicht,
• bekommt nicht so ganz mit, was eigentlich los ist, die anderen lachen wegen seiner unpassenden Bemerkung zu einem Thema,
• also meidet er die Gesellschaft oder hat eine Abneigung gegen die Anwesenheit Fremder.
• Seine Unfähigkeit schwierige Probleme zu lösen, führt zu **Unentschlossenheit**. Er ist von Berufs-, Kauf- und schwerwiegenden Entscheidungen einfach überfordert und weicht daher ins Nebensächliche aus.
• Wenn er aus all diesen Gründen seine Arbeit extrem gewissenhaft ausführt, dann nicht aus zwanghaften Motiven, sondern aus kindlicher Unsicherheit und Angst vor Kritik. Er will seine Minderwertigkeit verbergen, führt nichts im Schilde und will sich beileibe nicht hervortun.
• Mehr noch als **Calcium carbonicum** ist es auch für arteriosklerotische Patienten, die in kindliches Verhalten zurückfallen, angezeigt.
• **Schüchternheit aus Angst, etwas falsch zu machen.**

Einige besondere Symptome von Barium carbonicum:
- ▶ Vorzeitiges **Altern des Kindes** oder **Verkindlichung des Alten**.
- ▶ Das Kind reagiert auf die Geburt eines Geschwister mit Eifersucht und körperlichen Problemen z. B. Bettnässen, Haarausfall, Nägelbeißen.
- ▶ Sehr leicht erkältet: chronisch entzündete Mandeln, schlechtes Hören, **übergroße Mandeln** und **Drüsenschwellungen**.
- ▶ Kahlheit bei jungen Menschen.
- ▶ **Lernschwierigkeiten:** das Kind lernt etwas und hat es wenig später schon wieder vergessen.
- ▶ **Späte Pubertät**. Zurückbleiben der **Entwicklung** einzelner Organe, vor allem der **Geschlechtsorgane**: Gebärmutter, Hoden oder Penis. Nägelbeißen (auch **Silicea, Sulfur, Calcium carbonicum**, u. a.)
- ▷ Früher Gehörverlust. Neigung zur Apoplexie (Schlaganfall). Bluthochdruck.
- ▷ Abneigung gegen Obst (**Phosphorus, Ignatia**).

B. Calcium phosphoricum

Calciumphosphat

Calcium phosphoricum, Kalium carbonicum, Ammonium carbonicum sind dem **Calcium carbonicum**-Einfluß zuzurechnen. **Graphites, Carbo vegetabilis** und **Petroleum** möglicherweise auch.
Calcium phosphoricum abgerechnet haben sie torpide, also wassereinlagernde Charakteristika. Ihr Stoffwechsel ist träge, die Schilddrüsentätigkeit verlangsamt (**Kalium carbonicum, Graphites, Ammonium carbonicum**, auch **Natrium sulfuricum**).
- ▷ **Calcium phosphoricum** scheint einen – im Vergleich zur schwachen Leistung der Nebennierenrinde – dominanten Einfluß auf die Schilddrüse und das Wachstum zu haben. Es verursacht zu schnelles Wachstum bei gleichzeitig mangelhafter Kalkeinlagerung.
- ▷ **Calcium phosphoricum** hat einen bedeutenden Einfluß auf das **Knochenwachstum** und das **Gewebe**. Wie bei **Calcium carbonicum** hat das Kind Probleme mit den **Zahndurchbruch** und lernt auch **spät laufen**, jedoch nicht aus Bequemlichkeit, sondern aus **Schwäche**.
- ▷ Weitere Symptome sind **Muttermilchunverträglichkeit, Zahnungsbeschwerden**, früher **Zahnverfall**, nächtliche **Wachstumsschmerzen, Polypen, Bauchkoliken, Durchfall** nach Most, **saurer Ernährung** (Essig), Husten bessert sich beim **Hinlegen**.
- ▷ **Calcium phosphoricum** hat wie **Calcium carbonicum** deutliche polare Erscheinungsformen.

- Das Kind ist nervös und unruhig, abends munter, morgens müde. Es kann keine fünf Minuten bei einer Sache bleiben, sein **Drang nach Abwechslung** macht es unzufrieden, verdrießlich. Fast wie **Chamomilla** weiß es nicht, was es will.
- Als Schulkind haßt es die Routine des Lernens. Vom Rechnen oder Aufgaben, die einer großen **Konzentration** bedürfen, kriegt es Kopfschmerzen, was Calcium phosphoricum zu einem wichtigen Mittel für **Schulkopfschmerz** (fallweise mit heißem Kopf und Magenbeschwerden) macht. **Calcium carbonicum** würde sie eher durch körperliche Anstrengung bekommen.
- Calcium phosphoricum ist ein Träumer und Schwärmer, er liebt künstlerische Beschäftigung, Zeichnen, Malen und ist reiselustig. Läuft's nicht wie gewünscht, stöhnt er, **jammert,** ist schlecht gelaunt, **kleinlich,** nichts stellt ihn zufrieden.
- Der Umschwung in die andere Variante erfolgt durch einen Energieeinbruch. Auslösend können schwere Krankheiten, **Schocks,** Antibiotika, Medikamentenüberkonsum, schlechte Nachrichten u. a. sein.
▶ Die Folge ist eine Verlangsamung auf geistiger Ebene.

Was er vorher in einer Stunde bewältigt hatte, geht sich jetzt in zwei nicht mehr aus. Er setzt Wörter an die verkehrte Stelle, ist konzentrationsschwach, vergeßlich und kaum fähig, geistige Arbeit zu leisten (**Acidum phosphoricum**).

Wie **Calcium carbonicum** kann auch **Calcium phosphoricum** durch Aufgaben, die ihn interessieren, **stimuliert** und motiviert werden. Anders als **Calcium carbonicum** bereitet ihm die *Routine* Schwierigkeiten.

Auch auf körperlicher Ebene sind Ausdauer und Energie schwach. Es ist, als ob auch seine Muskeln erschlafft wären.

▶ Bekannt ist seine große Empfindlichkeit auf **Zugluft** und feucht-kaltes Wetter (bes. **Schneeschmelze**) mit einer allgemeinen morgendlichen **Steifigkeit** (Gelenksknacken).

Der Idealtyp ist langgewachsen und mager. Wenn das Kind zunimmt, so durch das Wachstum (umgekehrt **Calcium carbonicum**).

▶ G. VITHOULKAS hebt den **Nackenbereich** gesondert hervor und bringt ihn mit Selbstzweifeln gestreßter Menschen in Zusammenhang.

Menschen, die Angst haben, den Anforderungen nicht zu genügen, scheinen besonders anfällig zu sein. Als auffälliges Symptom nennt er elektrische Schläge im Nackenbereich, die nach allen Seiten hin explodieren.

▷ Geschmacksvorliebe: stark **Gesalzenes,** Pikantes (**Geräuchertes**).
▷ **Saure** Ernährung (Obst) und **kalte** Getränke werden *schlecht vertragen*.
▷ Schon der Säugling **erbricht** die **Muttermilch**, hat Magenkrämpfe und Blähungen. Später verträgt er **Milch, Früchte** und kalte Getränke schlecht, leidet auch unter Blähungen und Durchfällen.

C. Calcium sulfuricum

Calciumsulfat

Es handelt sich um ein Mittel des Übergangs aus der flüssig-feurigen Dynamik des sulfurischen Zentrums zur verfestigenden Abkühlung der Peripherie.
Calcium sulfuricum ist wie **Hepar sulfuris, Silicea** oder **Mercurius** ein Mittel der Gewebsverflüssigung, hat also vielfältige oft blutfarbige **Eiterungen** (Haut, Augen u. a.) und *zystische* Geschwüre im Symptomenbild, weiters After- und **Mandelabszesse**, Drüsenschwellungen mit Taubheit des Mittelohrs. KENT empfiehlt es vor allem dann, wenn ein Abszeß sich geöffnet hat und danach nicht mehr schließen will.
▷ Wie **Hepar sulfuris** hat es auch **Pseudokrupp**, im Gegensatz zu ihm **bessert** sich sein Husten an **frischer Luft**, was an **Sulfur** erinnert.
Sein Asthma mit der Verschlechterung beim Treppensteigen ähnelt **Calcium carbonicum**, die Verschleimung der Brust **Kalium sulfuricum**.

> KENT schreibt, man findet zahlreiche Hauptsymptome, die bei **Sulfur** und **Calcium carbonicum** zu erwarten sind: Brennen, Jucken, Schuppenbildung, **Akne, Ekzeme**, aufgesprungene Haut beim Waschen im Winter (besonders Hände). Verstopfung mit mangelhafter Mastdarmfunktion aber auch Durchfall.

Wie **Hepar sulfuris** hat es eitrigen Schnupfen mit wunden bis verkrusteten Nasenflügeln, wobei eine Tendenz zur **Winterverschlechterung** auffällig ist (**Petroleum, Aurum, Pulsatilla**).
Stinkende eitrige Absonderungen aus den Ohren, katarrhalische Verklebung der Augenlider morgens (**Hepar sulfuris, Sulfur, Natrium arsenicosum, Rhus toxicodendron**), **Knocheneiterungen**.
▷ Ein klares Psychogramm scheint nicht bekannt zu sein. CANDEGABE nennt **Eifersucht** als sein auffälligstes Symptom. Bei Kindern betrifft dies speziell die Geschwister und kann sich bis zur **Ablehnung der Familie** steigern.
▷ Wie **Sulfur** kann er unruhig, ungeduldig und hyperaktiv sein oder wie **Calcium carbonicum** unter **Dunkelangst** oder **Angst vor dem Kommenden** leiden.
▷ Auf körperlicher Ebene fallen als **sulfurisch** seine **Hitzigkeit,** seine **Wärmeablehnung** und sein **Salzverlangen** auf. Anderseits sind wie bei **Calcium carbonicum** auch **Kopfschweiße, Fettleibigkeit** und **Frostigkeit** möglich.
▷ Wenn sich bei einer Erhebung auffällige Symptome von **Sulfur** und **Calcium carbonicum** mischen, sollte **Calcium sulfuricum** erwogen werden.

3.1.4 Übersicht und Zusammenfassung der »depressiven« Hauptmittel

3.1.4.1 Die Zentralmotive der Hauptmittel

PULSATILLA

Motiv	Stichwort
Weigert sich erwachsen zu werden, um der Verantwortung des Erwachsenseins zu entgehen.	**Topfpflanze** **Revierakzeptanz**

SILICEA

Motiv	Stichwort
Zieht um sich einen Strich und sagt: »Das hier ist meine Grenze, die ich nicht überschreite.« Das ermöglicht ihm/ihr ein ruhiges Dasein in vertrautem Rahmen.	**Einsiedlerkrebs** **Vorne erwachsen, hinten noch Kind**

CALCIUM CARBONICUM

Motiv	Stichwort
Fürchtet gleichsam, geboren zu werden. Er/sie wünscht ein ruhiges Dasein im vertrauten Rahmen (Mutterleib).	**Auster** **»Wie's kommt, so kommt's«**
Wenn es seine vertraute Umgebung verlassen muß, steht wie aus dem Nichts ein enormes Energiepotential zur Verfügung.	**Windmühle** **Seine Angst vor dem Kommenden ist der Wind, der seine Flügel bewegt.**

3.1.4.2 Vergleichende Untersuchung – Verwandtschaftsbeziehungen

Die Verwandtschaft der kindlichen Typologie ist sehr eng und auch an gemeinsamen Symptomen zu belegen:

Erregungen, Erschütterungen

Calcium und **Silicea zittern** nach moralischen Erregungen und emotionellen Erschütterungen und scheuen alle Verwicklungen dieser Art. **Silicea** mißtraut seinen **geistigen Kräften, Calcium** leidet eher unter **körperlicher Erschöpfung.** Beide können unter den Nachwirkungen von Erschütterungen und emotionellen Überanstrengungen leiden, haben Versagensangst und machen daher den Eindruck mangelnden Willens, beide sind sich ihrer nicht sicher.

Bequem, passiv – das Gewohnheitstier

Silicea und **Calcium** brauchen ihre **vertraute Umgebung** und neigen zu **Heimweh.** Vor allem **Silicea** ist leicht einzuschüchtern, da ihm der Glaube ans Gelingen seiner Unternehmungen fehlt. Er ist schreckhaft wie eine Maus, erscheint kindlich arglos und **wenig unternehmungslustig. Calcium** hingegen ist erst mal **bequem** und fügt sich mit kindlichem Fatalismus in alles. Es hat eben so sein wollen.

Dennoch können sie alle Wutanfälle haben. **Silicea** meist mit Grund, **Calcium** hat eine gewisse gutmütige Latenzzeit.

Ihre Arbeitsauffassung ist ebenfalls ähnlich. **Silicea** beginnt voller Elan, danach aber versanden die Energien und **Calcium** schiebt die Arbeit überhaupt auf.

Calcium und **Silicea** sind beide rasch durch Kritik zu verunsichern, vor allem **Silicea** neigt dann zum Weinen, beide sind **Gewohnheitstiere**, die es lieben, sich mit Nebensächlichem, »den Schnörkeln des Lebens«, zu beschäftigen.

Silicea fürchtet sich beim Fahren, **Calcium** neigt eher zur Übelkeit.

Körperliche Gemeinsamkeiten

- Beide Typen sind frostig, **frieren also leicht** und sind gegen Luftzug empfindlich. Trotzdem neigen sie schon bei geringer Anstrengung zu reichlichen **Schweißausbrüchen.**
- **Calcium** leidet manchmal an Schwindel aus Anstrengung beim Hinaufsteigen und auch an Höhenangst-Schwindel (beim Hinabsehen: **Natrium chloratum, Phosphorus, Sulfur**). **Silicea** wird mitunter beim Hochsehen (**Pulsatilla**) schwindlig.
- Schlafstörungen durch Gedankenandrang haben sie beide, bei **Silicea** können sie wie bei **Pulsatilla** mit Herzklopfen verbunden sein. **Silicea** und **Calcium** können außerdem mondfühlig sein.

- **Calcium** und **Silicea** brauchen beide lange, um laufen zu lernen. Als **Kleinkinder schwitzen sie häufig im Schlaf an Kopf und Nacken**, als Erwachsene schon bei geringer Belastung. Beide vertragen **Kuhmilchprodukte**, manchmal sogar die Muttermilch schlecht.

Sexualverhalten

Die *Versagensangst* spielt bei allen kindlichen Typologien eine wichtige Rolle. Der **Calcium**-Typ, der ja wie **Natrium** eine Verschlechterung aller Symptome durch Anstrengung kennt, kann darüber hinaus die Mühen des Geschlechts-Aktes scheuen. Seine sexuelle Zurückhaltung kann aber auch aus einer kindlich desinteressierten Grundhaltung zu diesem Thema (auch **Silicea**) resultieren.

Siliceas Energiemangel wie auch sein Mangel an moralischer Entschlossenheit kann ihn die Sexualität fürchten und im Extremfall sogar eine Art Rühr-Mich-Nicht-An-Syndrom entwickeln lassen. Eine perfekte Beschreibung dieser Schwäche findet man in M. KÖHLMEIERS Roman, »Bleib über Nacht«. Er handelt von einem Mann, der in den Wirren des Zweiten Weltkrieges seine Frau kennen und lieben lernt, aber weder in der Hochzeitsnacht noch später die Entschlossenheit aufbringt, die Ehe körperlich zu vollziehen.

4. Ich-bezogene Mittelbilder – Das Ich als Zentrum der Welt

4.1 Die Gruppe der »Schizoiden« (Nach RIEMANN)

Steht für die *Eigenrotation*, also für einen im leeren Raum um sich rotierenden Planeten.
▶ Der **Schizoide** neigt zu einer überwertigen Ich-Abgrenzung. Er ist ganz auf sich bezogen, wenig einfühlsam, die Welt ist ihm verloren gegangen.
So schwankt er aus Mangel an Vergleichen zwischen Selbstüberschätzung und Minderwertigkeitsgefühlen. Aus Mangel an Sensibilität für andere schätzt er ihre Reaktion falsch ein, reagiert sensibel, hautlos, verwundbar und schützt sich durch Distanz. Er kann sich sozial abkoppeln, »alles, was in meiner Umgebung passiert«, so denkt er, »richtet sich gegen mich«. Das macht ihn zu einem kontaktgehemmten Einzelgänger, im Extremfall zu einem Autisten. Seine Frau muß nicht intelligent, sondern eher ein widerspruchsloses Heimchen am Herd sein. Seine sexuellen Ambitionen sind nicht sehr groß, da er den Gefühlsabschwung nach dem Liebesakt extrem empfindet.
Er ist ein scharfer Beobachter und nimmt geringste Änderungen in seiner Umwelt wahr. Er hat eine intensive motorisch-expansive Trieblage, einen stärkeren Eigenwillen, ist lästiger, weniger brav und eckt daher mehr an, das fordert unter Umständen eine harte Erziehung heraus.

4.1.1 Sulfur – Punkt und Kreis

Der Mensch, dem **Sulfur** (Schwefel) hilft:
Zitat VOEGELI: »Psychisch ist er egozentrisch, er fabriziert sein ganz persönliches Weltbild, das auf seine gefühlsmäßigen und geistigen Impulse zugeschnitten ist:
▶ **»Hier steh' ich, ich kann nicht anders!«**
Zwar ist er nicht direkt asozial, im Gegenteil, soviel es ihm bei seinem persönlichen Weltbild möglich ist, anerkennt er seine Mitmenschen und läßt auch diejenigen gelten, die anders als er geartet sind, solange sie ihn nicht in seinen Plänen und Lebensäußerungen stören und seine Unabhängigkeit nicht einschränken. Hingegen geht er bedenkenlos über deren Interessen hinweg und kann sich nicht darein schicken, wenn andere, Gesetze oder Sitten ihn irgendwie in seinen persönlichen Lebensäußerungen beschränken.
Damit hängt auch zusammen, daß er »**nicht viel auf sich hält**«: er ist unordentlich, vernachlässigt seine Kleider, es ist ihm gleichgültig, was

die anderen von ihm halten. Kritik der anderen macht ihm nichts aus, nur in einem Punkt ist er empfindlich: er will, daß man seine guten Absichten anerkennt, man mag ihn hinsichtlich der Ausführung und der Mittel, die er anwendet, kritisieren wie man will. Auch seine Körperhaltung ist nachlässig vornübergebeugt, die Schultern nach vorn, statt Brust heraus.

▷ **Sulfur** ist das menschlichste aller Mittel, und so wie man zum Menschen steht, so wird einem auch dieses Mittelbild erscheinen: beängstigend und großartig zugleich.

▷ **Sulfur** ist das Politische an der Natur. Es ist das umfassendste aller Programme, weil es **im Zentrum alles Lebendigen** steht.

▷ **Sulfur** ist im gesellschaftlichen Bereich der Nutzen, den die Gemeinschaft aus den Diensten des einzelnen zieht. Auf der Ebene des Körpers ist **Sulfur** die arbeitsteilige Organisation aller seiner Zellen.

Auf der Ebene des Ameisenstaates wird Sulfur der *übergeordnete Wille*, den das wesenhafte Gesamte aus der Hingabe seiner Arbeiter und Soldaten, ihrer **Calcium-** und **Arsenicum**-Getriebenheit, bildet.

Sulfurisch ist der Geist der *Identifikation*, der die Angehörigen eines Dorfes um ihren Häuptling zu einem Stamm mit eigenem Bewußtsein vereint.

Sulfurisch ist jede zweckhafte *Arbeitsverteilung* in einer Gesellschaft, also auf Körperebene von den symbiontischen Darmbakterien an bis zu den Gehirnzellen, im Ameisenstaat beginnend bei andersrassigen Sklavenarbeitern und endend bei der »Königin«. Dasselbe Prinzip strukturiert auch alle menschlichen Gesellschaftsformen, die Leistungen nicht nur verteilt, sondern zugleich nach individuellen Nützlichkeitskriterien bewertet.

▷ **Sulfur** ist die *Abgrenzung nach außen*, also die von gesellschaftlichen Ständen (z. B. Adel), Berufszünften (Kammern), ganzer Völker.

Ihr Zweck ist die Verteidigung und der Nutzen derer, die drinnen sind, also der Angehörigen, der Mitglieder, der Rasse, gegenüber jenen, die draußen stehen.

Daß dies blanker Egoismus nach außen und Wohlfahrt nach innen bedeutet, charakterisiert die sulfurische Zwiespältigkeit. Die sulfurische Grenze kann die ganze Welt oder nur ein einzelnes Individuum umschließen.

Genau das aber verleiht Sulfur eine Eigenheit, die es vor allen anderen auszeichnet, seine **Dimensionalität**.

Sulfur ist **Punkt**, steht für das **Zentrum**, die Mitte der Welt, **Sulfur** ist Kreis, weil seine geistig emotionale Grenze, seine Haut, ein **Drinnen** vom **Draußen** trennt.

Entscheidend für die Einstellung **Sulfurs** zu seiner *Umwelt* ist nun, ab welchem Punkt er sie ausgrenzt. Je enger er seinen Kreis um sich zieht, desto eher werden ihn andere negativ und egoistisch empfinden. Einem gestandenen **Sulfur** ist dies allerdings gleichgültig, weil es ja eben die anderen sind. Die sind für ihn sowieso draußen. Dieses Revierdenken erscheint in ähnlicher Form bei **Nux vomica**, und doch herrscht ein gravierender Unterschied:
▷ **Nux vomica** ist der beamtete *Diener* des Besitzprinzips, **Sulfur** ist sein *Erfinder*.
In der Praxis ist der feine Unterschied zwischen beiden an ihrer Reizbarkeit erkennbar. **Sulfur** explodiert nur, wenn seine Besitzinteressen gekreuzt werden, **Nux vomica** reizt darüber hinaus alles, was seine pedantischen Ordnungsprinzipien tangiert.
Je nach der Weite seines Besitzhorizonts ist **Sulfur** also ein bequemer, engstirniger Egoist, der sich nicht scheut, seine Enge, seine Bequemlichkeit pseudophilosophisch als Lebensklugheit aufzuwerten, oder ein Energiebündel, das seine Kraft in den Dienst seiner Sache, seines Berufes, seines Weltbildes stellt. **Sulfur** hat das Zeug zum hervorragenden Organisator wie auch zum totalen Schmarotzer.
Ähnlich **Arsenicum** oder **Calcium** kann er voller Unruhe sein und Angst haben, für das, was ihm wichtig erscheint, nicht genügend getan zu haben. Egal was er auch unternimmt, bei Rückschlägen ist er unverwüstlich und sucht sofort einen neuen Ansatz zur Lösung.
▷ Setzen wir für den Besitz- und/oder moralischen Horizont den **Kreis**, für seine Handlungsenergie (emotionale Trieblage) die **Rotation** und für seine Ichbezogenheit den **Mittelpunkt**, so haben wir die Qualitäten der **Kugel**.
▷ **Sulfur** hat demnach keine fixe Menge an Handlungsmotiven (Inhalten), je nach der Größe dieser Kugel umschließt er viel oder wenig. Der Allerweltsspruch, **rauhe Schale, weicher Kern**, erfährt in ihm seine eigentliche Interpretation. Was über seine Grenze hinausgeht, liegt draußen, also jenseits seiner Verantwortlichkeit.

Dieses Prinzip ist für die Emotionalität und Polarität jeder Konstitution entscheidend und erklärt auch, weshalb **Sulfur** Bezugspunkt aller Konstitutionen ist.

Ein Beispiel sulfurischer Motive oder Inhalte kann demnach das Verachten allen Besitzes wie auch banalstes Besitzstreben sein. Auf Gesellschaftsebene ist dies der reine Wohlfahrtsstaat wie auch sein Gegenteil, das Leistungsdiktat, das nur den Erfolg akzeptiert. Sulfurisch ist auch der großzügige Helfer, der sich ausnutzen läßt, wie auch der Egoist, der die

anderen ausnutzt. Das jeweilige Sulfurmotiv entspricht der Enge oder Weite seiner Welt.
▷ Beide Varianten aber haben das *Ringen nach Anerkennung* gemeinsam.
Der Grad seiner Besessenheit entspricht seiner energetischen Lage, die Frage, ob eine Haltung gut oder schlecht, dumm oder notwendig ist, ist homöopathisch irrelevant, weil die Entscheidung darüber nicht von einem selbst, sondern von oft wechselhaften Gesetzen der Moral, der Justiz, dem Urteil anderer oder religiösen Geboten gefällt wird.
▷ Sulfur ist der Erfinder dessen, was man als *Besitz* bezeichnet.
Er ist allerdings nicht nur materiell sondern auch ideell. Eine Frage, die sich außerhalb seiner Interessengrenze stellt, existiert für ihn nicht, wie moralisch sie auch immer sein mag. Was er tut, ist immer gut und im Grunde wertfrei. Er kann als Gläubiger einer Religion auf keine Käfer treten wollen und zugleich jeden Andersgläubigen verachten.
Mit diesem Draußen und Drinnen entstehen je nach energetischer Lage
▷ *stark unterschiedliche Varianten*, die mitunter den Eindruck vermitteln, diese beiden Menschen können nicht der Sulfur-Konstitution angehören, wo sie doch zweierlei Maß besitzen.
Und doch: **Sulfur** ist Prophet und Reformer für die seinen und Scharlatan für die anderen, wohlwollend in allen persönlichen Beziehungen, Kind, Schüler, Frau und doch stets auf sein Ego bedacht. Seine Handlungen scheinen sich oft zu widersprechen. Berücksichtigt man seine Grenze, überrascht es nicht, ab wann er sich engstirnig oder großzügig erweist, ob er tief religiös und trotzdem ohne jedes religiöse Verständnis ist, daß er alle Wissenschaft verachtet und doch ihre Errungenschaften fleißig benutzt, oder daß er ein alles Wissen in sich aufsaugender Intellektueller ist, ein Herrscher über eine Armee von Fakten aber engstirniger Denker, daß er ein alles ablehnender, lese- und lernfauler Antiintellektueller ist, dafür aber ein geschickter Lebenskünstler.
Immer wieder unterliegt er seinem egozentrischen Verantwortlichkeitsprinzip. Der **Sulfur**-Firmeninhaber kann sein Besitzdenken einzig auf seinen Gewinn beschränken, ein anderer kann aus dem gleichen Grund das Wohl seiner Leute, die sozialen Bedingungen und das Arbeitsklima, miteinbeziehen. Es ist wieder mal die Frage der moralischen Weite **Sulfurs**.
▶ Von innen ist er immer grandios, sich selber ist er also kein Problem und daß sein Anblick von außen, also seine Haut, eine psychosomatische Problemzone ist, wurde bereits erwähnt.
Der im Buch, »Grundformen der Angst«, erwähnten Neigung zur Selbstüber- oder Unterschätzung mangels vergleichender Kontakte mit der Außenwelt, kann man aus homöopathischer Sicht nur lebhaft beipflichten.

Fall 1: 19jähriger Kraftprotz mit Heuschnupfen

Der große, athletische Bursche, der da in Lederjacke und angedeuteter Rock-and-Roll-Frisur zur Tür hereinkam, strotzte vor Selbstvertrauen. Seine Mutter, eine ruhige, elegante Erscheinung, schien in seiner Begleitung gekommen zu sein und nicht umgekehrt. Lebhaft und selbstverständlich beantwortete er alle Fragen. Er war präsent, voll kraftvoller innerer Unruhe, er gab auch offen zu, nicht ruhig stehen zu können [COULTER I, S. 218 (5)].

Grund seines Erscheinens war sein Heuschnupfen. Darüber hinaus hatte er kaum Beschwerden: mit der Verdauung war alles in Ordnung, in der Sonne und beim Lichtwechsel von dunkel auf hell mußte er niesen. Als Baby hatte er einen Wasser- (SYNTH., S. 917) und Leistenbruch (SYNTH., S. 750) gehabt, auch ein Hodenhochstand [SYNTH., S. 907 (21)] war festgestellt worden.

Als Junge hatte er mal Zigarettenschachteln gesammelt (COULTER I, S. 206), jetzt richtete sich sein ganzer Ehrgeiz auf den Sport, im speziellen den Turniertanz. Seine Haut war immer unauffällig gewesen, neigte jedoch zu Muttermalen. Wie sein Temperament, war auch sein Kreislauf stets hitzig. Er mochte daher die Sonne nicht, in der Hitze verschlechterten sich seine Symptome (SYNTH., S. 1788), da konnte er sogar asthmatisch werden. Daß er mal fror, war äußerst selten. Während seiner Belastungszeit ging es ihm morgens nach dem Aufstehen am schlechtesten. In der Früh hatte er wenig Appetit, der kam vormittags gegen zehn Uhr als ausgewachsener Heißhunger (SYNTH., S. 676). Seine diätische Vorliebe galt vor allem dem Süßen [SYNTH., S. 736 (21)].

Der neunzehnjährige Patient gehörte zu jenem homöopathisch angenehmen Teil der Menschheit, der von vorne herein eindeutig ist. Egal wie verkehrt man dieses »Pferd« aufgezäumt hätte, am Ende wäre **Sulfur** erhoben worden. Sein dominantes, geradliniges Wesen, seine Hitzigkeit bei schlechter Hitzetoleranz, die Sammelleidenschaft als Junge, die Morgenverschlechterung, der Heißhunger vormittags, seine Süßvorliebe, alles war **Sulfur**, also bekam er Sulfur und also half es ihm auch.

Die starke Polarität **Sulfurs** führt zu extrem verschiedenen Erscheinungsformen. G. VITHOULKAS und F. CANDEGABE beschreiben einen kleinen, dickleibigen Typ, dem ein langer, hagerer gegenübersteht. CANDEGABE meint, selbst wenn die Konstitutionalisten behaupten, daß es *zwei Sulfur-Typen* gäbe, ist es in Wirklichkeit nur einer.

Dies entspricht der hier vertretenen Meinung. Sulfurs polare Varianten sind derart verschieden, daß der Eindruck zweier Typologien entsteht.

- **Sulfur** kann **sanft, milde** und **rücksichtsvoll** wie **Pulsatilla** sein oder ein **energiegeladener, herrischer** und **rücksichtsloser Egoist**.

- Neben der Variante des **Faulpelzes** und **schmuddeligen** Philosophen gibt es zugleich die des **rührigen** Geschäftsmannes, **unermüdlichen** Wissenschaftlers oder **machtbewußten** Politikers.
▶ Das Symptom Sulfurs, »*Übelkeit durch eigene Gerüche*«, interpretiert CANDEGABE als Folge dieser Schmutz-Barriere gegenüber der Außenwelt.

Sulfurs unreine Haut, seine Akne, ja seine Gleichgültigkeit gegenüber seiner Erscheinung nach außen sind ihm solange gleichgültig, solange er mit seinem eigenen Mist nicht konfrontiert wird.
▶ Es ist also tatsächlich ein Vorgang der Verdrängung nach außen.
Sulfur entsorgt seine Probleme in die Umwelt.

Beim Geruch führt dies mitunter dazu, daß er sich mehrmals am Tage wäscht. Betreffs seiner Kleidung kann er Lumpen für feinstes Gewand ausgeben, wenn er aber seine Ausdünstungen, seinen »Mist« selber zu riechen bekommt, wird ihm übel.
▷ Auf psychischer Ebene führt dies zu seinen *Schuldgefühlen*.
CANDEGABE spricht hier von einer Flucht vor der Realität, die dazu führt, daß er sich eine innere Welt errichtet, in die er sich begibt, um der für ihn wenig angenehmen Realität zu entfliehen.

Hier gilt es allerdings, die biologische Notwendigkeit zu erkennen! Im Grunde braucht jeder Mensch ein Rückzugsfeld, eine innere Festung, in die er sich zurückziehen kann, um all das Negative, mit dem ihn die Wirklichkeit zwangsläufig konfrontiert, ertragen zu können.

Sulfur-Typen neigen als Erfinder zur Übertreibung dieses Prinzips. Das Beispiel vom Fuchs, der sich angesichts der unerreichbaren Trauben einredet, daß sie noch nicht reif wären, zeigt diesen Übergang sehr deutlich. Zum einen ist es eine Deformation der Wirklichkeit, zum anderen läßt sich's mit dieser besser leben.
▷ Er zieht sich vom Leben zurück, um überleben zu können.
Daran erkennt man den tiefen Sinn der Ich-Bildung als körperlich psychische Abgrenzung von der Umwelt. Das Ausgrenzen-Können gehört zu den wesentlichen Überlebensstrategien des Individuums.

Fall 2: Vierzigjähriger Vater mit Bronchitis und Heuschnupfen

Ein **Sulfur**-Mann der großzügigen Art war der Vater eines chronisch bronchitischen Jungen. Er hatte für den kleinen **Calcium carbonicum**-Typ schon eine beachtliche Summe Geld für homöopathische Behandlungen ausgegeben, sich's aber trotz des Mißerfolges nicht verdrießen lassen und weiter nach jemandem gesucht, der ihm vielleicht helfen konnte. So lernten wir uns kennen und nach der erfolgreichen Behandlung seines Jungen versuchte er es selbst mit seinem Heuschnupfen. Er war vierzig Jahre alt, hatte dunkles Haar und ein volles Gesicht mit

roten Wangen. Sein Auftreten war selbstsicher, seine Art zu sprechen ruhig und knapp. Er bekleidete einen leitenden Posten in einer Bank. Trubel konnte ihn nicht aus der Fassung bringen, wohl aber konnte er vehement aufbrausen, beruhigte sich danach aber rasch. Was seine Arbeitsweise betraf, hielt er sich für ungeduldig, ehrgeizig.
Begonnen hatte sein Problem mit einer übergangenen Bronchitis, mit der er auf Winterurlaub gefahren war. Da er längere Zeit nicht mehr krank gewesen war und sich für ausreichend robust gehalten hatte, war er der Meinung gewesen, er könnte sich dies leisten. Zum Zeitpunkt des Kurbeginns fühlte er einen ständigen Druck auf der Brust und war auch etwas asthmatisch, wobei es ihm nach Mitternacht am schlechtesten ging. Dem Gefühl der Atemnot hatte sich allmählich eine Platzangst (SYNTH., S. 65) hinzugesellt: Er wurde fast panisch, wenn im Büro die Tür zu blieb und fühlte sich plötzlich unwohl, wenn ihm bei einem Vertrag die Leute zu nahe kamen [SYNTH., S. 64 (21)].
Im Alter von achtzehn Jahren hatte er schon mal eine Angina übertaucht und danach halbseitige Lähmungserscheinungen bekommen, die ihm vorübergehend nur ein schleppendes Gehen ermöglicht hatten. Wenn er sich an Kopf und Rücken naßschwitzte oder aus irgend einem Grund nasse Haare bekam, war er sehr anfällig für Schnupfen und Halsweh. Sein Magen war etwas gastritisch, Milchprodukte, vor allem aber Joghurt vertrug er schlecht (SYNTH., S. 1768), Weintrauben übersäuerten ihn. Unter Streß verspürte er manchmal stechende Schmerzen, die sich bis in die Leisten hineinzogen.
Dieser Fall war viel weniger eindeutig als der vorherige. Nimmt man sein auffälligstes Symptom, den Heuschnupfen, und setzt ihn mit seiner konstitutionellen Schwachstelle, dem Magen, in Beziehung, denkt man an Nux vomica. Dazu kommt noch die Modalität, daß er kaum je brechen konnte, und die halbseitige Lähmung nach übertauchter Grippe. Wir begannen also mit **Nux vomica**. Seine mitternächtlichen Asthmaerscheinungen wurden danach leider stärker, weshalb wir zu **Sulfur** wechselten. Es brachte die Wende.

ARBEITSEINSTELLUNG, PFLICHT
FAUL ODER ARBEITSSÜCHTIG?

Fast alles ist möglich: Zum einen ein begabter, guter und scharfer Beobachter mit großartiger Merkfähigkeit für Fakten, zum anderen einer, der vieles beginnt und nie was zu Ende bringt, zum einen **arbeitssüchtig**, zum anderen **faul**, zum einen eine Kapazität, zum anderen will er anerkannt sein, ohne Leistung zu bringen, zum einen ein Genie, zum anderen ein Träumer und intellektueller Angeber.

▷ **Sulfur** ist nicht leicht zu erkennen.
 Zwar sind sie, was sie sind, mit Haut und Haar – überraschende Einsichten und Änderungen sind auszuschließen – trotzdem erscheinen seine Vertreter stark unterschiedlich, manchmal milde wie **Pulsatilla**, dann wieder aggressiv wie **Nux vomica**, so daß es schwer fällt, sie derselben Konstitutionsgruppe zuzurechnen.
 Der **Sulfur**-Mensch handelt und reagiert im eigenen Interesse oder im Interesse der seinen. Allem, was draußen ist, kann er nichts abgewinnen. Deshalb also ist er in der Lage,
▶ **Fehler anderer zu kritisieren, die er soeben noch selbst gemacht hat.**

Zum Beispiel: MARCEL REICH-RANICKI?

Ein spektakulärer Fall dieser Art ereignete sich 1994, als der bekannte Literaturkritiker und Moderator der Fernsehsendung, »Das literarische Quartett«, MARCEL REICH-RANICKI, von seiner Vergangenheit eingeholt wurde. Laut Zeitungsberichten war er nach dem Krieg als polnischer Konsul in London geheimdienstlich tätig gewesen. Das hätten ihm wohl nur die Betroffenen übel genommen, war er doch in Polen ansässig und seine Familie wegen ihrer jüdischen Herkunft Opfer Nazi-Deutschlands gewesen. In den Fünfziger-Jahren hatte er sich vom Kommunismus abgewandt und war nach Deutschland emigriert. Hier war er als Kolumnist der»Frankfurter Allgemeinen Zeitung« zum berühmtesten Literaturkritiker des Landes aufgestiegen.
Als sich Ost- und Westdeutschland im Zuge des Mauerfalls 1990 vereinigten, wurde auch ein großer Teil des Aktenmaterials des ehemaligen ostdeutschen Staatssicherheitsdienstes offenkundig. Dieses belastete unter anderen eine so renommierte Autorin wie CHRISTA WOLF als angeblichen Stasi-Spitzel. Die ständigen Repressalien des totalitären ostdeutschen Staates hatten ein derartiges Klima der Angst und Frustration erzeugt, daß sich ihm nicht mal dissidente Künstler hatten entziehen können.
M. REICH-RANICKI ging nun mit den Sündern hart ins Gericht. Welche berechtigten Gründe er auch immer hatte, er hätte im Wissen um die eigene Vergangenheit mehr Verständnis für die Leidensgenossen aufbringen können.
Daß er das unterließ, ist **Sulfur**. Seine humorige Lebhaftigkeit, sein enormes Faktenwissen wie auch sein unterhaltsam sprudelndes Temperament, ohne die sein literarisches Quartett nicht vorstellbar wäre, könnten sowohl der **Nux vomica-** wie auch der **Sulfur**-Typologie entsprechen. Wegen der obigen Geschichte erscheint mir aber letzteres zutreffender.
Manche sulfurische Eigenheit findet in der Anonymität von Organisa-

tionen ihre Entsprechung. So schützt zum Beispiel eine Berufsvereinigung, eine Kammer die Interessen ihrer Mitglieder auch *wider besseres Wissen* oder *gegen jede Moral*.
Organisationen entwickeln sehr bald auch eine Eigendynamik, das heißt, sie verfolgen Eigeninteressen, die nicht mit den Interessen ihrer Mitglieder übereinstimmen. Dieses **Sulfur-Prinzip** finden wir überall, jeder Ameisenhaufen ist so ein **Sulfur-Organismus**, wie auch jede religiöse Gemeinschaft, deren Eigenwille aus der gemeinsamen Identifikation seiner Bewohner, seiner Mitglieder mit ihren Zentren besteht.

▷ Die Tatsache, daß sich **Sulfur** vor fremdem Dreck **ekelt**, während er den eigenen toleriert, zeigt diese Ausgrenzungshaltung im kleinen. Er wird niemals aus einer fremden Tasse trinken, schon als Kind hört er zu essen auf, wenn man ihm mit dem eigenen Besteck sein Essen schneidet. Im Extremfall kann sich dies zu Furcht vor Infekten, ja Todesangst steigern.

▷ Die kraftvollen Varianten sind *hitzig, explosiv, leicht zu erregen*. Immer wollen sie im Vordergrund sein.

Geraten sie in Wut, gleichen sie **Nux vomica**, auch in der Art, sich rasch wieder zu beruhigen, sind sie diesem Typus vergleichbar.
Debattieren und streiten fällt ihnen nicht schwer, manchmal kämpfen sie unverdrossen gegen jeden, auch den berechtigten Widerspruch, im Extremfall gegen jede Meinung, die vor der ihrigen geäußert wurde. Es hat den Anschein, als ginge es ihnen nur darum, eine andere Meinung zu haben, als stritten sie nur um des Streits willen.

▷ Tatsächlich aber wollen sie nur ihre eigene Meinung **besitzen**, sie streiten gegen eine andere, weil sie nicht von ihnen ist. Das hat zur Konsequenz, daß sie auf guten Rat nicht hören und an Irrtümern festhalten.

Sulfur gehört zu den Typologien, die mitunter Groll in sich bewahren (**Natrium chloratum, Acidum nitricum, Medorrhinum**), was ein Mitgrund für seinen **Alkoholismus** (**Nux vomica, Luesinum**) sein kann. Naturgemäß sind hier auch seine anfallsweisen Depressionen oder seine Völlerei zu beachten.

EMPFINDSAMKEIT, ÄNGSTE

▶ Sulfurisches Denken kreist um sich selber, seinen Besitz, seine Macht. Sein Ich geht allem anderen vor, und so fürchtet er sein **Gewissen** wie diktatorische Staaten Künstler und dissidente Intellektuelle fürchten. Wie er wollen auch Organisationen vor dem eigenen Gewissen bestehen, weshalb sie Zweifler oder Kritiker von innen mehr beunruhigen als von außen.

▷ **Sulfur** ist es gleichgültig, wie er nach außen wirkt, er will bloß, daß **seine gute Absicht** anerkannt oder seine Interessen nicht gekreuzt werden. Kritik von außen lehnt er in jedem Fall ab.

Vielleicht akzeptiert er sie mit schuldiger Miene, ändern wird sich jedenfalls nichts, selbst wenn oder gerade weil sie berechtigt ist:

> Weil nicht sein kann, was nicht sein darf.

▶ Alles, was sein inneres Gleichgewicht stört, scheidet er aus. Das findet seine körperliche Entsprechung in den besonders **stark riechenden** und die Schleimhaut aufätzenden, brennenden Ausscheidungen des **Sulfur**-Menschen, ebenso in seiner Körperoberfläche, die empfindlich und oft von **Ausscheidungsekzemen** geplagt ist.

Das äußere Erscheinungsbild von Organisationen mag daher oft anrüchig sein, von innen bieten sie ihren Mitgliedern ein sauberes Bild. Diese Reinheit vor dem eigenen Gewissen strebt auch der **Sulfur**-Mensch an.

▶ Sein Verhältnis zum **Besitz** ist inniger als das aller anderen Mittel. Seine Sparsamkeit beruht auf einem Nicht-Trennen-Wollen. Was er hat, hat er. Er will es fühlen, am liebsten ständig mit sich herumtragen. Nicht einmal abgetragenes Gewand mag er wegwerfen.

▷ Auf Ideen oder Organisationen übertragen heißt dies, daß **Sulfur** unbeirrt an inhaltsleeren Formalismen als einem Teil seines Ichs, seines Selbstverständnisses festhält.

Anders als **Natrium**, der aus moralischen Gründen verschlissenes Gewand tragen kann, ist es bei **Sulfur** Sparsamkeit, Gewohnheit oder eben sein inniges Besitzen.

So wie **Phosphorus** sich in der Zustimmung anderer spiegelt, so spiegelt sich **Sulfur** in dem, was er hat, manchmal auch dem, was er zu haben scheint. Das kann ihn zum **Angeber** machen oder zur Unredlichkeit verführen, liegt aber in der Natur der Sache.

▷ Mit dieser Einstellung gelingt es ihm, Moral oder Amoral wie einen Besitz zu handhaben, was besessene Moralisten wie auch amoralische Kreaturen gebiert.

DAS SULFUR-KIND
UNGEDULD UND SCHLAMPEREI

Fast alles, was am Erwachsenen-**Sulfur** auffällt, findet sich beim Kind in ähnlicher Form, **auch die Polarität!**

Es ist also durchaus nicht so, daß der kindliche Egoismus vorwiegend *egoistische* **Sulfur**-Typen erzeugt. So wie er **geizig** alle seine Spielsachen hütet und über die der anderen Kinder fleißig verfügt, so kann er auch **großzügig** seine Spielsachen **verleihen** oder gar verschenken. Ist er ein Sammler, was selbst der erwachsene **Sulfur** häufig ist, will er stets um sich haben, was er gesammelt hat, fünf Schnuller am Hals oder die Hosentaschen voller Krimskrams.

Häufig ist das Baby **aktiv** und **unruhig**, verlangt ständig nach der Brust und mag nachts nicht schlafen (Katzenschlaf). Später bleibt er, obwohl meist ein kräftiger Esser, nicht am Tisch, sondern geistert dauernd herum, lärmt, schlägt die Türen zu, redet dauernd und hört überlaute Musik.

Dieses Lärmen und **ständig in Bewegung** zu sein, ist nicht allen **Sulfur**-Typen Natur. Wenn er es aber hat, ist er eine Plage: still zu sitzen oder zu stehen sind ihm unmöglich.

In der Klasse spielt er sich unbändig in den Vordergrund. Stets bestrebt **aufzufallen**, möchte er, auch ohne sich anzustrengen, der Beste sein, rühmt sich seiner positiven wie seiner negativen Taten, die andere tunlichst verschweigen.

War er als Kleinkind noch ein Frühaufsteher, ist er jetzt nicht mehr aus den Federn zu kriegen. Alles in allem kann er sehr anstrengend sein für seine Eltern. Für ihn, so meint COULTER lakonisch, wären die Internate erfunden worden.

Vergleichen wir damit die Aussage RIEMANNS, daß nämlich Schizoide eine intensive motorisch-expansive Trieblage zeigten, ebenso einen stärkeren Eigenwillen, daß sie lästiger, weniger brav sind, mehr anecken und damit eine unter Umständen härtere Erziehung herausfordern, so ist dem nichts mehr hinzuzufügen.

Daß ihn diese Energie auch zum **hervorragenden Organisator** gemeinsamer Klassenaktivitäten eignet, wobei ihn eine wohlwollende, alle Kinder gleichermaßen miteinschließende Art auszeichnen kann, ist die Kehrseite derselben Medaille.

▷ Weitere Auffälligkeiten des jungen, meist aber auch älteren **Sulfurs** sind seine **Schlampigkeit**, seine **Ungeduld**. Er wäscht sich ungern, *kaut* wie **Silicea** an den *Fingernägeln* herum.

▷ Ob Knabe, ob Mädchen, das Zimmer ist meist **unaufgeräumt**, die Zahnpastatube liegt offen im Waschbecken. Selbst in diesem Punkt gibt es aber Modifikationen. Eben weil **Sulfur** für die Welt innerhalb seines Horizontes zu sorgen versteht, kann er gewissenhaft in Kleinigkeiten sein, also auch einen **Putz-** oder **Bakterienfimmel** haben.

Vergleichen wir seinen Putzfimmel mit dem von **Silicea** oder **Arsenicum**, so besitzt ihn **Arsenicum** als ein Prinzip, das sich auf alle Bereiche seiner äußeren Erscheinung erstreckt. Er spricht, kleidet sich, baut und handelt penibel, will sich für Dienste sofort revanchieren, um nichts schuldig zu sein. **Siliceas** Putzfimmel deckt sich mit dem von **Arsenicum**, ja über-

trifft ihn sogar, betrifft aber nur seine ureigenste Stärke, penibel innerhalb des ihm Vertrauten und schwächlich im Unvertrauten zu sein.
Was **Sulfur** begehrt, kann er nicht schnell genug haben, nur gute Ratschläge erscheinen ihm überflüssig. Auch seine Tischmanieren sind nicht die besten, selbst als Erwachsener tut er sich noch den Löwenanteil auf.

▷ Mitunter arbeitet **Sulfur** auffällig gerne im Garten, er liebt es, erdige Hände zu haben. Andere hantieren mit Leidenschaft an technischem Gerät, was sie auch zu Erfindern begabt.

▷ Ist **Sulfur** intellektuell, ist er wie **Calcium, Arsenicum, Natrium** oder **Lachesis** zum universell denkenden **Wissenschaftler** begabt.

Fall 3: Braves vierjähriges Mädchen mit spastischer Bronchitis

Das bei Kurbeginn vierjährige Kind, von dem ich nun berichte, war wie zum Widerspruch des eben Gesagten mental unauffällig und brav. Daß **Sulfur** diesen Fall lösen konnte, ist dennoch sehr interessant, zumal sich dies zwei Jahre später bei einem ähnlichen Fall eines erst acht Monate alten Kindes wiederholte.

Das dunkelhäutige, mandeläugige Mädchen war mit einem Schnupfen zur Welt gekommen, der sich in der Folge zu einer Lungenentzündung ausgeweitet hatte. Wegen Atmungsschwierigkeiten, der Brustkorb war eingezogen, mußte man sie ins Sauerstoffzelt legen und flüssig ernähren. Die Lungenentzündungen wiederholten sich danach im Rhythmus weniger Wochen, auch Kuraufenthalte brachten keine Wende, im Gegenteil, wegen angeblich angeborenen Asthmas wurde dem Mädchen die Dauereinnahme von *Intal* verordnet.

Ihr Stuhl war nicht regelmäßig und oft sehr hart, was bei den häufig notwendigen Antibiotika-Therapien kaum überraschte. Zu ihren Lungenproblemen gesellten sich zu allem Überdruß noch Nasenpolypen und anfällige Mandeln, die beide operativ entfernt wurden.

Wichtige Indizien, die später halfen **Sulfur** zu finden, waren ihre starke Neigung zu Süßem [SYNTH., S. 736 (21)], ihre Fußsohlen, von denen sich oft die Haut abschälte (SYNTH., S. 1242), ihre nächtliche Unruhe und Hitze, sie deckte sich gerne ab [COULTER I, S. 216 (5)] und schwitzte auch auf dem Kopf. Am Meer ging es ihr immer schlechter, während das Gebirge für sie vorteilhaft war.

Ihre eher weinerliche Gemütsverfassung und ihre Blähungen während des Schlafes und natürlich die Modalitäten ihres Hauptsymptoms, der spastischen Bronchitis, wiesen auf **Pulsatilla**, weshalb auch mit **Pulsatilla** begonnen wurde. Es half eine Kuretappe lang mit akzeptablem aber nicht gerade begeisterndem Erfolg. Daß zugewartet wurde, lag an der gravierenden Problematik, die eigentlich keinen raschen Erfolg erhoffen hatte lassen, und an dem Umstand, daß sie seit Kurbeginn keine Antibiotika mehr gebraucht hatte. Der entscheidende Durchbruch gelang schließlich mit dem Wechsel auf **Sulfur**. Es griff ab dem ersten Tag überzeugend und blieb auch im Jahr danach das Mittel der Wahl. Entgegen der Erwartung des bereits pessimistischen Vaters, wurde der Fall zu einem totalen Erfolg.

Fall 4: Kleinkind mit angeborener Lungenentzündung

Der folgende Fall war ähnlich. Es handelte sich ebenfalls um eine angeborene Lungenentzündung, wobei seitens der Ärzte der Zustand des mütterlichen Fruchtwassers verantwortlich gemacht wurde. Es war dunkelbraun gewesen, so daß angenommen worden war, das Kind hätte seinen ersten Stuhl ins Fruchtwasser entleert. Ob dies zutrifft, ist fraglich, da sogar die Fingernägel des Kleinen braun gewesen waren. Wenn man bedenkt, daß der Fetus Fruchtwasser trinkt und zum Teil wieder durch den Harntrakt ausscheidet, könnte das Problem in der Qualität des Fruchtwassers gelegen haben. Ein weiterer Verdacht hatte sich ohnehin auf die schwachen Nieren der Mutter gerichtet. Sie hatte früher an häufigen Blasenentzündungen gelitten. Mit dem ersten Kind, der Kleine war ihr drittes, war das jedoch besser geworden.
Als er kam, war dem acht Monate alten, hellhäutigen und hellblonden Jungen sein Leiden nicht anzusehen gewesen. Er war gut gediehen und von braver und fröhlicher Wesensart. Nichts an seiner Erscheinung oder seinem Problem wies auf Sulfur. Bei Kurbeginn hatte er etwas Fieber gehabt. Nachts war es ihm besser als tagsüber gegangen.
Die Symptomatik des Hustens war leider nicht eindeutig. Versuche mit
Silicea D12
und **Phosphorus D12**
schlugen fehl, wobei jedem Mittel eine Wirkdauer von einem Tag eingeräumt wurde. Dann war
Sulfur D30
an der Reihe, welches das Fieber sofort beseitigte. Wir versuchten einige Zeit später noch **Pulsatilla**, kehrten dann aber endgültig zu **Sulfur** zurück. Prinzipiell ist das Erheben von Kleinkindern oder gar Babys ein Kapitel für sich, weil der Informationsmangel naturgemäß groß und eine definierte Persönlichkeit noch nicht ausgebildet ist.

ZENTRALMOTIVE

Wenn **Natrium** das für alle Individuen gültige Prinzip, z. B. Recht, repräsentiert, so repräsentiert **Sulfur** das *Ich und das Wir*, das sich zu seinem Vorteil um ein gemeinsames besitzendes Zentrum, zum Beispiel eine religiöse Ideologie oder einen Staat, gegen das Draußen zusammenschließt.
Natrium ist um Objektivität bemüht, wie alle Sozialen dient er vornehmlich der Pflicht, die zur Unterordnung des Einzelnen unter die Erfordernisse der Allgemeinheit aufruft. **Sulfur** ist *subjektiv*, **Natrium** objektiv, **Sulfur** versucht das *ihm* praktische, **Natrium** will allen nützen.
▶ **Sulfurs Vorgabe ist das Ich als Zentrum der Welt, in dem er nur sich selbst und den innerhalb seines Besitzhorizonts befindlichen Menschen und Motiven verantwortlich ist.**
▶ **Stichwort: Kreis und Punkt. Ich. Erfinder des Besitzes.**
Auf stofflicher Ebene ist **Sulfur** die Organisation der Zellengemeinschaft zum Körper, auf geistiger die der Einzelinteressen zu einem Geist der Gemeinsamkeit. Auf gesellschaftlicher Ebene bedeutet dies die Einbindung der Menschen unter ein gemeinsames Interesse, eine Körperschaft, einen Staat. Was von innen großartig aussehen mag, ist freilich für die, die draußen stehen und nicht dazugehören, problematisch bis häßlich.

POLARITÄT

▶ **Sulfur** kennt zwei polare Extreme: das eine ist der *schmale, große Schmuddelphilosoph* mit Hängeschultern, das andere der *quirlige, stämmige Rundkopf* mit *roten* Backen und Lippen.
Die einen sind die *Meister des Beginns*, überenthusiastisch werfen sie sich in ihre Vorhaben. Diejenigen, deren Energien einigermaßen konzentriert bleiben, sind sehr erfolgreich, die anderen verlieren sich in vielfältigen Randproblemen, kommen zu keinem Abschluß und scheitern, wenn sie niemanden finden, der den »Rest« für sie erledigt. Wenn sie dieses System einmal erkannt haben, werden sie bald nur mehr beginnen und den Rest weiterdelegieren.
Die anderen sind *träge*, sie haben viele Ideen, über die sie gerne ausgiebig diskutieren, deren Realisierung sie aber nur selten tatsächlich angehen. Um dies zu kaschieren, legen sie die philosophische Diskussion schon in den wissenschaftlichen Ansatz. Sie kommen zum Schluß, daß alles schwankt und beweihräuchern sich als den Entdecker dieses Gedankens. Er sieht sich überkritisch, übergenau, anstatt anzupacken, legt er lieber Karteikästen an, in denen er Zitate sammelt, ja hortet. Dies

wiederum kann ihm zu einer guten Faktenkenntnis verhelfen, der praktische Wert seiner Unternehmungen bleibt offen.
- Der eine **Sulfur** ist *Hansdampf in allen Gassen*, führt das große Wort, setzt sich jedoch tatsächlich ein. Sein Talent, Aufgaben zu delegieren, also nicht selbst auszuführen, ist manchmal eine Plage, weil er sich schamlosest bedienen läßt, um seine anderen »wichtigen« Vorhaben zu realisieren. Man kann ihn jedoch unbesorgt darauf aufmerksam machen, er wird es verkraften und es vielleicht eine Zeit lang beherzigen.
- Der andere **Sulfur** ist so *sanft* wie **Pulsatilla,** *still* und *zurückhaltend* ordnet er sich ein. Wäre er nicht pathologisch *schlampig*, würde er nicht bequem warten, bis ein anderer seine Pflichten tut, oder wäre er nicht *sparsam* bis zum Geiz, niemals käme man auf die Idee, daß es sich um einen »feurigen« **Sulfur** handele. In solchen Fällen klären die hervorstechenden Körpersymptome den Fall.

Es scheint tatsächlich so, als ob die emotionale Lage jedes Menschen aus seinem inneren Feuer, also dem Sulfurischen, ihre Energie bezöge.

KÖRPERSYMPTOME

▷ Gleichgültig, wie sein Temperament gelagert ist, körperlich ist **Sulfur** meist *hitzig*.

Hitze, Anstrengung und Ärger lassen sein Gesicht rot anlaufen. Warmblütig veranlagt mag er Hitze nicht, deckt sich nachts ab oder streckt seine **brennenden Füße** unter der Bettdecke hervor. Er schwitzt leicht, hat warme Hände mit verschwitzten Handtellern, rote Ohren.
Aber Achtung: **Sulfur** kann manchmal auch durch **Kälte verschlechtert** werden bzw. ein frierender Mensch sein. Seine **gestörte Wärmeverteilung** kann ihm warme Hände und kalte Füße oder umgekehrt kalte Hände und warme Füße bescheren! Eine andere Variante ist ein heißer Kopf bei gleichzeitig kaltem Körper oder ein kalter Kopf bei gleichzeitig heißem Körper.

▷ **Entspannung**, zum Beispiel am Wochenende, kann seine vegetativen Ungleichgewichte verschlimmern (z. B. Sonntagskopfschmerz).

▷ Nach dem Essen fühlt sich Sulfur meist schlechter, ist müde, hat Sodbrennen und **Schweiß** im Gesicht, die Speisen kommen ihm hoch. Noch auffälliger ist die **Morgenverschlechterung** aller seiner Symptome. Auch langer Schlaf bekommt ihm schlecht.

- Hervorstechend ist sein **Heißhunger nach Süßem, Fett** kann er sogar pur vertragen (Diabetesdisposition), das Essen soll **heiß** und **stark gewürzt** sein, die Getränke **kalt**. Trotz reichlichem Essen kann er an Gewicht verlieren (**Jodum, Natrium chl.**). Anfälle von Heißhunger um 11 Uhr vormittags.
- Seine *empfindliche Haut* wurde schon mehrfach erwähnt. **Sulfur** neigt zu rot entzündeten Ekzemen, die heiß sind, jucken und durch **Waschen schlechter** werden (auch **Clematis**).
- **Schmerzen** der Haut wie der Schleimhäute des Magen-Darmtraktes und der Atemwege sind sehr häufig **brennend**. Seine hitzige Natur läßt ihn die Kälte besser vertragen, **warme Räume** (z. B. Atemnot), warmes Wetter, **Bettwärme, warme Bäder** *verschlechtern* seine Symptome.
- Wie das Kind ist der Erwachsene tagsüber in der Lage augenblicklich und überall ein Nickerchen zu machen, während er in der Nacht an *Schlaflosigkeit* leidet, wie ein Kind, dem still zu sitzen und still zu stehen unmöglich ist,
- *verschlechtert* ihm auch das *Stehen* alle Symptome.
- **Colitis** (Dickdarmentzündung): Sein **Durchfall weckt** ihn oder treibt ihn morgens aus dem Bett.
- Alle seine Absonderungen (Schweiß, Eiter, Sekrete, Stuhl etc.) **riechen stark**.

VERWANDTSCHAFTEN

Mehr als andere Mittel zeigt **Sulfur** besondere Verschreibungsbeziehungen. Bei *akuten* Erkrankungen kann
- **Aconitum**
- **Arsenicum**
- **Nux vomica**

sein Akutmittel sein.

IDEALTYPUS

Magere Leute mit Hängeschultern, die geneigt gehen oder sitzen. Eine andere klassische Variante ist dick, fett und rot. Beide können wulstige Lippen, eine auffällige Röte der Körperöffnungen (Lippen, Augenlider, Ohren, alle Schleimhäute), Brennen in allen Organen haben.

4.1.1.1 Die Sulfur-Gruppe

Dazu zählen bekannte Sulfatverbindungen wie **Natrium sulfuricum** (siehe Seite 107), **Kalium sulfuricum** (siehe Seite 177) und **Calcium sulfuricum** (siehe Seite 213). Ihre Zugehörigkeit erscheint eher von körperlichen als von psychischen Sulfursymptomen bestimmt.

Psychisch emotional könnte man **Nux vomica** (siehe Seite 70), **Ignatia** (siehe Seite 84ff., 156ff.), aber auch **Pulsatilla** (das pflanzliche Sulfur) hereinnehmen. Sulfur ist das wichtigste Hauptmittel und hat daher vielfältige Beziehungen und Verwandtschaften. Das nachfolgende Beispiel ist ein Versuch, den Ich-Bezug **Anacardiums** in inhaltliche Nähe zum Ich-Bezug Sulfurs zu setzen.

A. Anacardium

Ostindischer Tintenbaum

▶ Ähnlich wie **Lachesis, Chamomilla** oder **Platinum** ist **Anacardium** mit Fragen der *Triebbeherrschung* konfrontiert.

> J. T. KENT zeichnet ihn als zwischen zwei *Impulsen*, zwei Willen stehend, einem guten und einem bösen. Seine Willenskraft wird fortwährend durch äußere Einflüsse gereizt, aber sein **Gewissen**, KENT nennt es seinen »inneren Willen«, hält ihn zurück.

Er weiß um diesen Zwiespalt, der an **Sulfurs** Gewissensangst erinnert. Wehe, es wird durch Umstände unterdrückt: als Aufseher in einem Straflager oder im Krieg können seine Aggressionen grausamst hervorbrechen.

> VITHOULKAS spricht von einer Schwäche höherer Kontrollmechanismen. Ich sehe es ähnlich. Für mich ist der innere Wille stets ichbezogen, das Gewissen steht ihm als eine spätere, soziale Errungenschaft gegenüber.

Die Anacardium-Situation zeigt, daß unser Gewissen durch bedrükkende, abstumpfende Lebensverhältnisse oder faschistoide und mafiose Ideologien außer Kraft gesetzt werden kann.
▷ Das Mittelbild entspricht dann einer Philosophie des Stärkeren, wie wir es aus dem »Action«-Film her kennen.
Aus Bedrückung und Minderwertigkeitsgefühlen erwächst eine Rechtfertigung ja Faszination der Gewalt, des Faustrechts und der Grausamkeit. **Anacardium** will der Beste sein, prüft sich ständig im Vergleich zu

den anderen und fühlt sich verfolgt, wenn seine Leistungen nicht gebührend gewürdigt werden (**Sulfur**).
▷ Sehr interessant ist, daß ihn sein *Verlangen nach Anerkennung* (**Sulfur**) an seine unterdrückende Situation oder den Unterdrücker bindet. Er will seine Qualität beweisen und kann sich daher nicht entschließen wegzugehen.

Ich denke, daß auch das Gefühl der Mitgliedschaft zu einem sich besser dünkenden Volk, einer Nation oder Religionsgruppe ähnliche Voraussetzungen schafft. Die Möglichkeit der Identifikation mit angeblichen Eliten ist schließlich imstande, das *Gefühl der Unsicherheit* oder *Minderwertigkeit* zu bessern, ohne daß ein echter Nachweis erbracht werden muß. Diesen Beweis scheut und sucht Anacardium, was seine *Prüfungsangst* bestens erklärt (Verlangen nach Anerkennung).

Weitere psychische Symptome, die logischerweise aus seinen Minderwertigkeitsgefühlen resultieren, sind *Verfolgungswahn* (Jeder sieht mich an) und *Geschwätzigkeit,* die sich beide auch bei **Lachesis** finden. Ein weiteres »Lachesis-Symptom« ist seine *Angst bei nächtlichem Erwachen.* Im Gespräch zeigt er sich aggressiv: er ist ein systematischer Widerspruchsgeist, duldet selbst aber keinen Widerspruch. Berüchtigt sind seine Neigung zu fluchen, sein Mißtrauen, sein Haß und seine Feindseligkeit gegen jedermann.

Einige seiner Symptome ähneln **Platinum**:
- **Anacardium:** Impulse, Böses zu tun (**Platinum:** Impuls zu töten)
- **Anacardium:** Gegenstände erscheinen weit entfernt (**Platinum:** Gegenstände erscheinen kleiner als sie sind).
- Beide haben pressende Kopfschmerzen
- Beide leiden an Stuhlverstopfung: weiche Stühle passieren nur mit Schwierigkeiten.

Einige Körpersymptome:
▶ Charakteristisches *Pflock-* oder einschnürendes *Bandgefühl* (wie **Platinum**), das er im Grunde überall haben kann, besonders aber im Kopf, Hals, in der Brust, dem Magen oder Enddarm empfindet.
▷ Besserung aller Symptome durch Essen
▶ Magenprobleme mit charakteristischem **Leergefühl**, besser durch Essen
▷ Intensiv juckende Ekzeme und Bläschenausschläge (**Rhus toxicodendron**).

Alles in allem zeigt **Anacardium** eine stärkere Nähe zur **Lachesis**-Gruppe als zu der **Sulfurs**.

5. Emotionale Mittel – Reiz und Reizantwort

5.1 Die Gruppe der »Emotionalen« (Nach RIEMANN)

> Emotionen sind Reaktionen des Systems auf auslösende Reize.

Die Frage, welche Emotion (Reaktion) wir bei unliebsamen Vorkommnissen zeigen, scheint primär in der Bewußtseinsebene entschieden zu werden. Wenn wir jedoch bedenken, daß jede Zornesröte oder Blässe unbewußt eintritt, wird klar, daß es sich um komplexe mehrschichtige Reizantworten handelt.

Wenn man weiters bedenkt, wie stark unsere Reaktionsweise von unserer *inneren Gestimmtheit* abhängt, wird deutlich, welch beschränkte Macht unser Bewußtsein auf alle Arten von Emotionen hat.

Wir können davon ausgehen, daß uns die Mehrzahl der Emotionen gar nicht bewußt wird. Mit seinen unzähligen unbewußten Reizantworten reagiert der Körper wie ein Automat auf Schlüsselreize, so daß wir ganz allgemein sagen können:

▷ Emotionen sind *Anpassungsreaktionen* des Körpers auf innere und äußere Umstände.

Ein guter Vergleich ist das unbewußte muskuläre Zusammenspiel, das jede bewußte **Bewegung** begleitet und völlig automatisch über Reflexe funktioniert. Die Reflexe entsprechen dabei unbewußten emotionalen Reaktionen, die Reflexlage (Vorspannung der Muskeln) entspricht der inneren Gestimmtheit.

Daß wir auf ein und denselben Reiz mit verschiedenen oder zumindest mit verschieden starken Emotionen reagieren können, deutet die tragende Rolle unserer **innerlichen Gestimmtheit** an:

- Sie ist das Resultat des Dialogs oder des Konflikts zwischen dem Ich-Anspruch des Zentrums und dem Motiv des dominierenden peripheren Programms. Bei einem **Arsenicum**-Menschen würde die Sorge obsiegen, bei seinem **Sulfur**-Menschen das persönliche Interesse.
- Diese innere Gestimmtheit betrifft, beginnend mit der Verdauung, dem Stoffwechsel, dem Blutkreislauf bis hin zu persönlichen Ängsten und Phobien, alle Bereiche. Das Affekthafte der bewußten wie unbewußten Emotionen läuft immer vor dem Hintergrund dieser innerlichen Gestimmtheit ab.

Als Beispiel einer unbewußten Emotion nenne ich die Ausschüttung von Verdauungsenzymen in Magen und Darm. Der Körper reagiert auf die

Nahrungszufuhr mit einem abgestimmten Verdauungsprogramm, dessen reibungsloser Ablauf von der seelischen Befindlichkeit (Gestimmtheit) des Menschen abhängig ist.

EMOTIONALE MITTEL ▶ CHARAKTERISTIKA ▶

Die Grenze zwischen den emotionalen und den konstitutionellen Mitteln ist fließend.

Zum Beispiel Pulsatilla:

Nehmen wir einen »emotional« empfindlichen Menschen wie **Pulsatilla**. Seine seelische Beeindruckbarkeit schafft seine spezifische Gestimmtheit. Auf diesem Hintergrund läuft nun das Spiel bewußter und unbewußter Emotionen. Entspricht nun ein Reiz, eine Gegebenheit dem Programminhalt **Pulsatillas**, so wird die Reizantwort bei **jedem Menschen** pulsatillaspezifisch sein. Ich erinnere an seinen breiten Einsatz in der Geburtenvorbereitung. Dennoch steht zu erwarten, daß der **Pulsatilla**-Mensch vom gleichen Reiz (Schwangerschaft) tiefer betroffen wird, weil dieser ja seine ureigensten Schwächen berührt, während er bei anderen mehr funktional an der Oberfläche verbleibt. Die Neigung, auf diesen Reiz hin ein chronisches Problem zu bekommen, ist bei **Pulsatilla** daher eher gegeben, als bei anderen, die eher akut reagieren.
Pulsatilla ist also für Pulsatilla-Menschen ein Konstitutions- und damit chronisches Mittel.

▶ Der *akute* Einsatz eines Mittels bedeutet, daß die Verschreibungsgründe auf dem auslösenden Reiz (z. B. kaltem Wind) und der physiologisch typischen Antwort des Körpers (z. B. Fieber) beruhen.

▶ Der *chronische* Einsatz eines Mittels ist inhaltlich mit anhaltenden Problemen einer gestörten Reizantwort (z. B. Durchfall) auf einen normalen physiologischen Reiz hin (z. B. Fettgenuß) verknüpft.

▶ Gleichgültig, um welches Mittel es sich handelt, seine akute Einsetzbarkeit zeigt seinen emotionalen, seine chronische seinen konstitutionellen Programmanteil auf. Naturgemäß sind diese Programmanteile bei jedem Mittel verschieden groß und dafür verantwortlich, ob man von einem Akutmittel oder einem Konstitutionsmittel spricht.

▶ Die Verwendung eines Mittels in *niedriger Potenz* (**bis D10**) bedeutet einen Akuteinsatz. Potenzen darüber sind für akute und chronische Einsätze geeignet.

Berühmte *Akutmittel,* deren reaktiver Charakter sich auch in ihren Verwandtschaftsbeziehungen zeigt, sind:

Aconitum	reagiert primär auf einen von außen kommenden körperlichen oder psychischen Schock (siehe unten); sekundär steht es **Sulfur** sehr nahe und scheint eine Tendenz zu **Silicea** und **Pulsatilla** zu haben. Es gilt als das primäre Fiebermittel **Sulfurs**.
Belladonna	reagiert primär auf einen inneren Überhitzungsreiz (siehe unten), was nicht ausschließt, daß diese Überhitzung äußere Ursachen (Sonne) hat. Sekundär zeigt es eine Tendenz, das Fiebermittel der **Calcium**-Gruppe zu sein.
Bryonia	ist primär ein Konfliktmittel mit speziellen Ursachen (siehe unten); sekundär steht es **Natrium chloratum** nahe und ist das Akutmittel der **Natrium-** und der **Lycopodium-**Gruppe.

5.1.1 Aconitum

Mit **Belladonna** ist es eines der gebräuchlichsten Mittel gegen akutes (nicht anhaltendes oder schleichendes) Fieber.
Im Unterschied zu Belladonna sind seine Symptome *emotionaler, lebhafter*. So wie Aconitums Fieber, seine Entzündungserscheinungen durch Ärger, Furcht und Schrecken ausgelöst werden können, so reagiert es auch mit Ruhelosigkeit, Todesangst, Verzweiflung, Panik bis zum Hyperventilieren. Auf körperlicher Ebene können ein trockener kalter Wind, sehr kalte Luft oder extreme Sommerhitze, aber auch nasse Füße Krankheitsauslöser sein.
Auch die *Kälte- und Schüttelfrosterscheinungen* sind bei Aconitum intensiver als bei Belladonna. Im Gegensatz zu ihm deckt sich Aconitum gerne ab und wird durch *Zudecken verschlechtert*. Seine *Pupillen* sind *zusammengezogen,* die Belladonnas weit. Aconitums *Bewußtsein* ist im Unterschied zu dem Belladonnas *stets klar*. KENT unterstreicht die Plötzlichkeit der Infektionssymptome Aconitums, die ihn mit ängstlichem Gesicht die Todesstunde voraussagen lassen.

> **Aconitums** emotionales Motiv ist **Schreck** mit panischer **Angst**.

▷ Es entspricht recht gut der **Kneippschen Kaltwasserreaktion**: Der reaktiven Gefäßverengung des Kaltwasserschocks (Weißreaktion) folgt eine Rötung durch reaktive Gefäßerweiterung (kapillare Histaminreaktion). Später erscheint noch eine nerval vermittelte reflektorische Durchblutungssteigerung der Arteriolen.

Weitere mögliche Symptome:
- eine plötzliche Augenentzündung mit brennenden, plötzlich verschwollenen Lidern
- plötzliche Ohrenentzündungen mit heftigem Schmerz
- Schnupfen mit Kopfschmerz in der Nacht nach einer Erkältung (kommt er erst am Morgen danach, kann schon **Hepar sulfuris** angezeigt sein)
- heftiger Zahnschmerz oft in gesunden Zähnen
- Halsentzündung, plötzlich des Nachts erscheinend mit Durst nach kaltem Wasser und ängstlichem fieberhaftem Zustand
- Nervenschmerzen des Gesichts nach kaltem, trockenem Wetter
- plötzliche Magenschmerzen durch Erkältung
- Leber- oder Darmentzündung plötzlich und durch Sommerhitze oder Verkühlung ausgelöst

▷ *Pseudokrupp:* Das Kind erwacht um 21.00, 22.00 oder 23.00 Uhr mit erstickendem, hartem, heiser bellendem Husten aus dem Schlaf. Entwickelt sich der Husten erst am nächsten Tag oder handelt es sich um schwache, erkältliche Kinder, die sich leicht verkühlen, ist wieder **Hepar sulfuris** angesagt. Kommt der Anfall wie bei **Aconitum,** aber ohne fieberhafte Erregung, kann **Spongia** das passende Mittel sein.

▷ **Sulfur** hat starke Beziehungen zu **Aconitum**. In chronischen Fällen, wo **Aconitum** für den akuten Anfall paßte, kann **Sulfur** das Problem endgültig lösen.

Den klassischen Ausführungen KENTS scheint die derzeitige Lage nur mehr teilweise zu entsprechen. Robuste Kinder mit plötzlichen Affekten sind eher selten. Dagegen fand ich **Aconitum** in Fällen unterdrückten Fiebers nützlich. Ich denke da an Kinder während oder nach Serien von Antibiotikaeinnahmen. Der kleine Patient ist eigentlich krank und sollte im Bett liegen. Gibt man ihm in dieser symptomatisch meist völlig verschleierten Situation das passende Konstitutionsmittel, *explodiert* das Fieber, gleichgültig ob er gerade Antibiotika hat oder nicht. Das Resultat ist Panik der Eltern, die es nicht mehr gewohnt sind, mit Fieber umzugehen.

5.1.2 Belladonna

Belladonna hat ebenfalls *plötzliches Auftreten* fieberhafter Symptome, aber im Unterschied zu **Aconitum** ist es psychisch nicht ängstlich. Sein Bewußtsein ist jedoch weniger klar und neigt zu lebhaften Phantasien (sieht böse Geister, wilde Fratzen). Er leidet an *klopfenden Schmerzen* des Kopfes oder entzündlicher Organe. Mehr noch als bei **Aconitum** besteht eine *Überempfindlichkeit* gegen Sinnesreize. Meist ist es das Licht, es können aber auch geringe Geräusche, Berührung, Erschütterung und Schmerz sein. Mit steigendem Fieber geht die anfängliche Lebhaftigkeit in Delirien und Schlafsucht über. An den unruhigen Gliedern können Zuckungen und Krämpfe auftreten. Starke, ja heftige *Hitze* mit deutlichem Schweißausbruch. Entzündete Organe (Drüsen, Gelenke u. a.) *brennen*, die Haut oder Schleimhaut darüber ist *rot*, weich und glänzend.

▶ **Hitze, Röte, Brennen** sind für KENT die Leitsymptome **Belladonnas**. Das Kind liegt ruhig im Bett, wirkt benommen, der Kopf ist gerötet. Pulsieren und Hämmern im Kopf, Engegefühl beim Schlucken, die Haut ist an *bedeckten* Stellen feucht. Die Trockenheit und Hitze des Mundes und des Halses ist durch Wasser nicht beeinflußbar.

▷ Im Gegensatz zu **Aconitum**, bei dem die Verkühlung gerne von den Füßen aufsteigt, ist bei **Belladonna** der Kopf der bevorzugte Ausgangsort. Alles Blut schießt in den Kopf, weshalb Hände und Füße kalt sein können.

▷ Ebenso besteht ein starkes Verlangen nach Limonaden (Zitronen). Manchmal widerstrebt jedoch das Trinken wegen der krampfhaften Schluckbeschwerden.

> **Belladonnas** emotionales Motiv ist **hitzige Erregung.**

Entsprach **Aconitum** der Kaltwasserreaktion, so entspricht **Belladonna** der **Warmwasserreaktion** eines SCHLENZSCHEN Überhitzungsbades. Die Kaltwasserreaktion bewirkt Reflexe, welche den Wärmeverlust nach außen hin einschränken, bei der Warmwasserreaktion ist es umgekehrt: die Durchblutungsteigerung der Haut begünstigt die Ableitung der zentralen Überhitzung.

Eine Auswahl weiterer Symptome:
- Halsbrennen wie von glühenden Kohlen
- Krämpfe sind ebenfalls häufig (Gallenkolik)
- Fieberkrämpfe bei Kindern mit zurückgebogenem Hals und Kopfrollen
- Kopfschmerzen, die sich durch Vorbeugen verschlimmern; sie können durch kalte Luft ausgelöst sein (z. B. nach Haareschneiden)
- Rheumatismus der Extremitäten; die Gelenke sind rot, heiß und brennend, gleichzeitig liegt hohes Fieber vor
- Folgen eines Sonnenstichs.

▷ **Calcium carbonicum** hat eine ähnliche Beziehung zu **Belladonna** wie **Sulfur** zu **Aconitum**. Kann also das Problem der Rückfälligkeit lösen, wenn es sich um einen **Calcium**-Typus handelt.

5.1.3 Bryonia

▶ **Bryonias** bekannteste Verschreibungsmodalität ist der Schmerz, der sich durch **Bewegung verschlechtert**.
▶ Am häufigsten wird es für **heiße rheumatische Gelenkbeschwerden** (vor allem der Knie) oder **schmerzhafte Hustenzustände** von Menschen des **Natrium**-Kreises, also **Sepias, Lycopodiums** und **Nux vomicas** gebraucht.

Sein *Psychogramm* weist es als zwanghaft aus. Seine Eigenheit, sich im Krankheits-(Konflikt-)fall zurückzuziehen und alleinbleiben zu wollen, erinnert an **Natrium chloratums** *beleidigtem Rückzug* vor der konfliktschaffenden Welt und die Verletzungssituation **Arnicas**. Er will **allein sein**, bleibt jedoch im Banne seiner negativen Emotion. So wie **Natrium** Trost ablehnt, so weist **Bryonia** mürrisch jede Hilfe zurück. Sein Grund ist allerdings ein anderer. Er lehnt weder Trost noch Hilfe ab, er ist körperlich einfach nicht in der Lage, auf jemanden zu reagieren:

▶ **Jede Bewegung, jede Berührung verschlechtert, starker Druck bessert.**
▶ Psychisch besonders auffällig ist seine **Furcht vor Armut**.

Seine ängstliche materialistische Einstellung erinnert an die Existenzangst des **Arsenicum**-Menschen. Gleichgültig wie gut es ihnen in Wirklichkeit geht, sie wollen kein Geld ausgeben, ständig plagt sie diese Unsicherheit bezüglich ihrer Finanzen und ihrer *Zukunft*.

Der chronisch kranke **Bryonia**-Mensch mag es nicht, wenn man sich in seine Angelegenheiten mischt.

Wie seine grob materialistische Einstellung erwarten läßt, stehen bei ihm *körperliche Erscheinungen* im Vordergrund:

▶ Zur **Trockenheit seiner Emotionen**, seinem Ernst, seiner geringen Phantasie passen die **Trockenheit seiner Schleimhäute**, seine **trockene Verstopfung,** die **Benommenheit** bei Kopfschmerzen, die Steifheit bei stark schmerzenden Gelenksentzündungen, sein **Verlangen nach Fleisch.**
▷ Die Leiden können durch **Verdruß** entstehen und werden durch **Aufregung** verschlimmert. Der Betroffene kann auch von sich enttäuscht sein. Kopfschmerz nach einem Streit, bei dem er seine **Emotionen unterdrücken** mußte.

Bryonias funktionales Motiv erscheint wie ein *Konflikt zwischen Körper und Wille*. Getrieben von Existenzangst will er handeln, wird daran aber von seinem schmerzenden Körper gehindert.

Einige weitere Symptome:
- Langsamkeit, Trägkeit, mentale Langsamkeit

- allmählich sich entwickelnde Beschwerden (2–3 Tage; **Gelsemium**)
- linksseitige Migräne mit berstendem Kopfschmerz: als ob **von innen alles hinausgepreßt würde**
- Es ist das klassische Mittel der Blinddarmentzündung, wenn also **Druck den Schmerz bessert** oder anstandslos vertragen wird und **Loslassen verschlechtert**
- **Schwindel** beim Bewegen des Kopfes, beim Erheben vom Sitz, beim Aufstehen aus dem Bett oder beim Umdrehen im Bett
- akute, aber auch chronische Gelenksbeschwerden, die sich über Jahre hinweg **schleichend verschlechtern**; die Gelenke sind rot, geschwollen und heiß
- **schmerzhafter**, trockener **Husten** (Bronchitis, Rippenfellentzündung, Pneumonie, intercostale Neuralgien): greifen sich an die Brust
- ▶ **Husten schlechter beim Betreten eines warmen Zimmers**
- Fließschnupfen mit tränenden Augen, steigt zum Kehlkopf ab (Heiserkeit), zuletzt Bronchitis, **Rippenfell-** oder **Lungenentzündung**.
- Eßgewohnheiten: Verlangen nach Fleisch, **viel Durst**.

5.1.4 Coffea

Beschreibung siehe »Phosphorus-Gruppe«, S. 154

5.1.5 Conium

Beschreibung siehe »Lachesis-Gruppe«, S. 141

5.1.6 Ignatia

Beschreibung siehe »Nux vomica-Gruppe«, S. 84 ff., 156 ff.

5.1.7 Stramonium

Beschreibung siehe »Lachesis-Gruppe«, S. 138

5.1.8 »Emotionale Verletzungsmittel«

Einige können als primär emotionale Mittel betrachtet werden:

A. Arnica

Arnica wird bei *Quetschungen* angewendet, wenn die Haut **schwarz und blau** aussieht. Nach stumpfen Verletzungen (oft noch nach Jahren wirksam). Zerschlagenheit, Müdigkeit, Schwäche, auch das weichste Bett wird als zu hart empfunden. Jede *Berührung* (mechanisch und seelisch) *verschlechtert* **(Bryonia).**
Wie Bryonia ist er auch nicht in der Lage, zu reagieren. Im Gegensatz zu diesem lehnt er Hilfe ab. Er will keinen Arzt aufsuchen oder schickt diesen mit der Behauptung weg, daß es ihm ohnehin gut gehe.

> Arnicas emotionales Motiv ist Mißtrauen, die Ursache Leid durch Gewalt.

Er fürchtet, von Entgegenkommenden geschlagen zu werden, daß hohe Gebäude auf ihn fallen könnten oder nur, angefaßt zu werden.
Weitere Einsatzmöglichkeiten sind:
- Geburtsverletzung für Mutter und Kind
- Operative Eingriffe, Zahnbehandlung
- Nieren- und Gallensteinabgänge
- Arbeitsschäden durch Erschütterung (Preßlufthämmer, Lärm)
- Hautschäden durch mechanische und chemische Einwirkung mit nachfolgenden Entzündungen
- Bluthochdruck durch Überanstrengung
- Herz- und Hirnschlag
- Bei Keuchhusten mit Schreien vor dem Anfall (wegen Schmerz, das Kind will sich nicht anrühren lassen)
- Platzen von Äderchen am Auge z. B. durch Husten
- Schlaflosigkeit nach Übermüdung
- Schwindel alter Leute mit hohem Blutdruck
- Aufstoßen nach faulen Eiern. Alles stinkt aashaft: Schweiß, Kot, Blähungen.
- Nach Zangengeburten oder bei Schwangeren mit im Bauch stoßenden Kindern.

Das Zerschlagenheitsgefühl und die Angst vor Berührung müssen nicht unbedingt von Unfällen mit Quetschungen herrühren. Treten sie bei *Gicht* oder fieberhaften Infekten auf, kann ebenfalls **Arnica** indiziert sein.

▷ **Arnica** hilft auch bei Folgen finanzieller Verluste oder Schocks. Der Betroffene zieht sich zurück und will niemand mehr sehen **(Bryonia).**

B. Hypericum

Hypericum wird verwendet, wenn eine Nervenverletzung entzündlichen Charakter angenommen hat. Wenn Finger- oder Zehenspitzen gequetscht oder verwundet worden sind oder ein Nagel abgerissen wurde (auch **Ledum**). Stichwunden. Der Schmerz ist meist brennend oder taub.
- Krämpfe nach Verletzungen
- Höhenangst
- Kopfschweiß
- Steißbeinschmerz
- Nebelverschlechterung.

C. Sonstige

Bei Verletzungen von Muskeln, Knochen und Blutgefäßen kommen oft in Frage:
- **Arnica**
- **Calcium carbonicum**
- **Rhus tocicodendron.**

Bei Verletzung der Nerven **Hypericum** und **Ledum**.
Für Quetschungen der Knochen, Knorpel und Sehnen ist meist **Ruta graveolens** das passende Mittel.
Beschwerden durch Zerreißen, Verletzen und Dehnen von Geweben (z. B. nach Operationen) mit Kältegefühl und Benommenheit: **Staphisagria**. Bei Nervenschmerz **Hypericum**.
Die unmittelbaren Verletzungsmittel entsprechen den körperlichen Gegenmaßnahmen (Emotionen) nach schädigenden Einflüssen von außen. Daß diese auch die Psyche betreffen können, versteht sich von selbst **(Ignatia)**.
Die Wiederherstellung nach Verletzungen erfordert meist den Einsatz *mehrerer Programme*. So kann zum Beispiel **Calcium carbonicum** in die emotionale Reaktion als Reparaturmittel eingebunden sein.

▷ Von den emotionalen Mitteln sind vor allem jene eindeutig, bei denen der auslösende Reiz dem Bewußtsein zugänglich ist. Das ist bei den oben genannten Fieber-, Verletzungs- und Kummermitteln der Fall.

▷ Die Frage, welche Mittel unbewußten innerkörperlichen Emotionen zuzurechnen sind, ist nicht mit gleicher Sicherheit zu beantworten.

▷ Dabei stellt sich auch die Frage, ob die Schwächemittel der Homöopathie, zum Beispiel die **homöopathischen Säuren, Rhus toxicodendron, Carbo vegetabilis** und andere, primär emotionale Mittel (Akutmittel) oder primäre Konstitutionsmittel (chronische Mittel) sind?

5.1.9 Homöopathische »Schwächemittel«

Trotz der Verknüpfung mit auslösenden Reizen und Gegebenheiten handelt es sich um tiefgehende Störungen der Konstitution, also primäre Konstitutionsmittel.

A. Acidum chloratum

Totale Müdigkeit, sogar für das Reden zu schwach. Auslöser: extreme Überanstrengung auf körperlich/geistiger Ebene.

B. Acidum nitricum

Entfremdung. Nicht-öffnen-Können, Nicht-verstehen-Können, Nicht-verzeihen-Können, Nicht-Verdauen-Können.
Auslöser: Zusammenbruch empfindsamer Menschen nach zahlreichen Erkrankungen, Antibiotika oder Unglücksfällen.

C. Acidum phosphoricum

Gleichgültig, wie betäubt, er kümmert sich um nichts mehr, jeder Reiz prallt an ihm ab.
Auslöser: anhaltender stiller oder plötzlicher schwerer Kummer.

D. Acidum picricum

Wie ein Roboter, körperlich noch leistungsfähig, geistig völlig erschöpft und leer. Er bringt keinen Satz zuwege.
Auslöser: geistige Überanstrengung unter Leistungsdruck.

E. Rhus toxicodendron

Es erinnert an wechselwarme Tiere wie Schlangen und Echsen, die sich bei kalten Temperaturen versteifen und in der Wärme auftauen. Ruhe bedeutet für ihn auskühlen, der Beginn der *Bewegung* ist mit einer *Verschlimmerung* seiner Beschwerden (z. B. Rheuma) verbunden, dann aber mit der Bewegung (**Erwärmung**) geht es ihm besser.
Der Umstand, daß seine Sehnen steif und hart sind, ruft in ihm das Gefühl hervor, sich dauernd bewegen zu müssen. Dieses Ankämpfen gegen seine Steifheit oder Schmerzen ist die Ursache seiner spezifischen Ruhelosigkeit, die sich auch psychisch zeigt. Er glaubt zu platzen, wenn er sich nicht bewegt.

▷ **Rhus toxicodendron** ist auch **emotional steif.** Er wirkt kühl und ist nicht in der Lage, Gefühlen spontan Ausdruck zu verleihen **(Bryonia).**

▷ Mitunter ist er auch deprimiert oder überzogen mißtrauisch: glaubt, die Medizin sei vergiftet.
▷ **Wetterwechsel** verschlimmern seine Beschwerden. Seine Empfindlichkeit gegen **Zugluft,** vor allem in der **Nackenregion,** ist extrem (Drüsenschwellungen).
Alle Gelenke und Muskeln können befallen sein.
▷ **Durchnässung,** Kälte, Nässe und Regen sind häufige Auslöser von Problemen. Wasser verschlechtert generell, z. B. ein Bad.
▷ **Hitze bessert** alle seine Beschwerden, auch Hautausschläge.
▷ Seine Hautausschläge zeigen häufig **Bläschen** oder haben **Herpescharakter,** sie jucken und brennen, die Drüsen des Umfelds sind angeschwollen.
▷ Sein Fieber ist niedrig, hartnäckig und von Frost und Fieberblasen begleitet.
▷ Rhus dient auch als Verletzungsmittel nach Verstauchung und Luxation. Bei zurückbleibenden Schwächeerscheinungen folgt **Calcium carbonicum.**

Das emotionale Motiv des Mittels betrifft besonders die körperliche **Reaktionsschwäche: vor allem der Wärmeregulation**

Bei **Rhus toxicodendron** sehen wir eine primäre Bindung an auslösende Faktoren (Reize) und nachfolgende emotionale Schwächeerscheinungen, weshalb wir dieses Mittel als zu den primär Emotionalen gehörig betrachten können.
Zusammenfassend ergibt sich der Eindruck, die **Schwächemittel** seien eine Art »homöopathische Unterwelt«. Hierher gehören auch Schwäche-Varianten klassischer Hauptmittel wie zum Beispiel **Arsenicum albums** oder **Calcium phosphoricums.** Auch **Carbo vegetabilis** (siehe S. 120) gehört in diesen Mittelkreis.

5.1.10 Zusammenfassung der »emotionalen« Mittel

Emotionale Mittel sind inhaltlich mehr mit den **auslösenden Reizen** und den physiologisch normalen Reizantworten als mit der betroffenen Konstitution (Person) verknüpft.

▷ Bei *bewußten* Emotionen pflegen wir Durchbrüche des Ichs als **emotionale,** eine Unterdrückung des Ichs als **rationale Reaktion** zu bezeichnen. Im ersten Fall siegen egoistische Inhalte, im anderen zwanghafte oder kommunikative (soziale Erfordernisse).

▷ Bei den *unbewußten* der körperlichen Ebene geht es im Grunde um das gleiche, nämlich **Anpassungen** auf sich ändernde Umweltbedingungen, Verletzungen u. a. Es handelt sich um innere **Sachzwänge**.
Es gibt Situationen, in denen **emotionale Mittel** konstitutionelle Bedeutsamkeit haben.
VITHOULKAS berichtet vom konstitutionellen Einsatz **Aconitums**, ich habe einen chronischen **Belladonna**-Fall (Reizhusten) erlebt. COULTER schreibt, daß bestimmte Wohlstandssituationen konfliktschwache **Ignatia**-Menschen hervorbringen können, CANDEGABE schildert die **Stramonium**-Konstitution.

Schlußbetrachtung:

Die Zuordnung und Positionierung der Hauptmittel ist relativ einfach und sicher zu begründen. Je kleiner aber ein Mittel ist, desto größer ist auch die »Unschärfe«.
▷ Am schwierigsten sind zweifellos die **Emotionalen**:
Der Unterschied, ob der Programminhalt eines Mittels primär der physiologisch normalen, unspezifischen Reizantwort dient oder Ausdruck konstitutioneller Problematik ist, ist fließend. Als Beispiel dieser Schwierigkeiten seien **Chamomilla** und **Ignatia** erwähnt.
Chamomilla zähle ich **sekundär** zu den Emotionalen, weil ich für seine Überreaktionen nicht äußere Ursachen, sondern seine Gereiztheit verantwortlich mache. Darüber hinaus habe ich es schon einige Male als konstitutionelles Mittel schätzen gelernt. All jene, die es in Tiefpotenz bei kindlichen Erregungszuständen (Zahnung) geben, nutzen es als emotionales Mittel.
Ignatia zähle ich **primär** zu den Emotionalen, weil sein gereizter Zustand eng mit äußeren Ursachen verknüpft ist. **Ignatia-Situationen** sind mir oft begegnet, die **Ignatia-Konstitution** kenne ich bis jetzt nur aus der Literatur. Die obigen Beispiele von VITHOULKAS und anderer Autoren zeigen, daß man keine strenge Grenze ziehen darf.

III.
Arzneimittel-Verwandtschaften im Lichte der Evolution

1. Der Kern

Das folgende Kapitel faßt die Ergebnisse zusammen und macht den Vorschlag einer räumlichen Ordnung der homöopathischen Arzneimittel. Ersteres schafft Übersicht, letzteres entfacht Diskussionen (auch in der Verlagsredaktion). Dies hat letztendlich zu Kapitel III geführt, in dem ich einige Rahmenbedingungen meiner Schlußfolgerungen ausführlich darlege.

▷ Ausgangspunkt des folgenden Systems ist die Annahme, daß jedes homöopathische Mittel als Programmausschnitt eines zentralen Gesamtprogramms zu verstehen ist.

Die sich daraus ergebende Frage, welcher jeweilige Programminhalt welche Rolle während der Keimesentwicklung inne haben könnte, ist Thema der folgenden Untersuchung. Ich gehe davon aus, daß die Informationsgehalte homöopathischer Arzneimittel teils synchron, teils in geordneter Reihenfolge unser Heranwachsen von der befruchteten Eizelle bis zum gesellschaftsfähigen Menschen begleiten.

Daß ich im wesentlichen nur die *Hauptmittel* verwende, liegt an den präzisen Psychogrammen, die von diesen bekannt und auch beobachtbar sind. Es ist klar, daß die angeführten Mittel nur einen Teil des im Menschen wirksamen Gesamtprogramms darstellen.

Ebenso räume ich ein, daß das Ergebnis bereits im Ansatz meiner homöopathischen Logik enthalten ist. Das heißt, die Diskussion muß bereits bei den Parametern des Ansatzes beginnen. Diese sind:

1.	Zum Zwecke einer systematischen Zusammenschau werden die psychischen Symptome den körperlichen vorgezogen.
2.	Aus der Gesamtheit der psychischen Symptome eines Mittels wird sein Charakteristikum, sein Motiv, extrahiert.
3.	Eine Anzahl gleichlautender Symptome zeigt noch keine Verwandtschaft an. Alle Rückschlüsse werden daher aus dem Vergleich der Motive gewonnen.
4.	Die Beurteilung der Rolle der einzelnen Motive geschieht unter den Erfordernissen der Keimesentwicklung und der Evolution.
5.	Die Untersuchung beschränkt sich auf die Rolle der zentralen Steuerung. Es gibt im Körper autonome (selbstregulative) Bereiche, die wohl eigenen Kausalitäten folgen.

Wo bleiben die vielen anderen Mittel?
Die hier besprochenen Hauptmittel besitzen eine ausreichend ausgeprägte Persönlichkeit, um Punkt 1 zu entsprechen. Das schließt andere gut beschriebene Mittel, z. B. **Acidum nitricum, Psorinum** u. a. nicht aus. Ich hatte allerdings keine Gelegenheit, ihren konstitutionellen Einsatz genügend oft zu erleben.
Die meist *akut* eingesetzten Mittel, **Aconitum, Belladonna, Bryonia** u. a., sind als fünfte Mittelgruppe zu betrachten: siehe »emotionale Mittel« S. 235 ff.

1.1 Ich-bezogene Mittel: Sulfur

Sulfurs Vorgabe ist das **Ich als Zentrum der Welt**, in dem er nur sich selbst und dem innerhalb seines Besitzhorizonts Befindlichen verantwortlich ist.
Stichwort: Punkt und Kreis → **Ich und Besitz**.

Das **Sulfur-Bild** setzt sich aus drei Komponenten zusammen:
▶ seine Ichbezogenheit;
▶ sein als Kreis aufzufassender Besitzhorizont, der seine Handlungsmotive beinhaltet (was drinnen ist, ist +, was draußen ist, ist −.);
▶ seine Emotionalität als Ausdruck einer inneren Energie. Ob er also von seinem Ich-Motiv aggressiv besessen ist oder es sanft zu handhaben weiß, steht für die Polarität mentaler und körperlicher Emotionalität nicht nur der Sulfur-Menschen, sondern aller Konstitutionen.

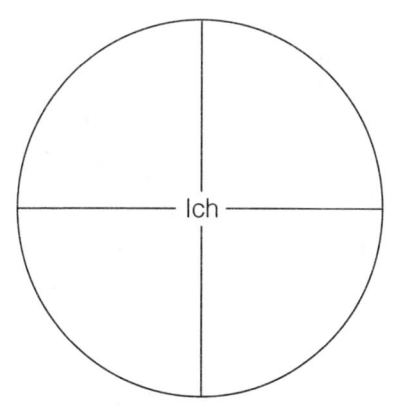

Abb. 1 Radius oder Besitzhorizont

1.1.1 Besprechung

> Der Vergleich des menschlichen Verhaltensprogramms mit der Erdkugel ist als modellhafter Vergleich zu verstehen. Die tieferen Zusammenhänge und Erfordernisse des Programms weichen im Detail zwar ab, das Prinzip bleibt jedoch gewahrt. Die Kugelanordnung stellt demnach ein *kybernetisches Modell* dar, das mit Hilfe von erdkundlichen Begriffen die komplexen Zusammenhänge verständlicher macht.

Aus diesem Grunde vergleiche ich **Sulfur** mit dem *Erdkern*. Beide kreisen um das eigene Zentrum, die Eruptionen ihrer inneren Hitze sind vulkanische Energie wie auch Ausdruck sulfurischer Emotionalität.

> Dies gilt für alle Konstitutionen, denn jeder Mensch ist eine Welt für sich, ist im Kern **Sulfur**.

▶ Die Frage, wieso nicht jeder Mensch ein **Sulfur-Typ** ist, wird sich aus der Schichtkonstruktion des Gesamtprogrammes ergeben. Soviel voraus: Jeder Mensch besitzt das gesamte biologisch-kybernetische Verhaltensprogramm, nutzt es aber nur schwerpunktmäßig.
Das bedeutet im Falle eines **Arsenicum**-Menschen, daß sein Verhalten eben vom Arsenicum-Programmsektor beherrscht ist, aber nicht, daß er kein sulfurisches Zentrum besäße.
▷ Damit erklärt sich, warum Homöopathika *symptomatisch* und *konstitutionell* eingesetzt werden können. So wird **Arsenicum** manchmal bei **Sulfur**-Konstitutionen (auch **Phosphor**) sogar in Hochpotenz als Akutmittel verwendet.

> **Symptomatisch** bedeutet die Anwendung einer homöopathischen Arznei auf die Charakterisitik eines akuten Symptoms hin, **ohne** Beachtung der Konstitution (Person). **Konstitutionell** bedeutet den Einsatz mit Berücksichtigung der Symptome **und** der Person.

Grob gesprochen, haben Potenzen **unterhalb D10** mehr **symptomatische**, Potenzen **darüber** zunehmend **konstitutionelle** oder auch **miasmatische** Bedeutung (zu letzterem später mehr in Kap. IV).
Selbstverständlich können auch Hochpotenzen als Akutmittel verwendet werden.
Da die Erde zentrisch und polar aufgebaut ist, liegt der Gedanke nahe, daß das menschliche Verhaltensprogramm ebenfalls zentrisch und polar organisiert sein könnte. Gestützt wird dieser Gedanke durch die *Zentra-*

lisierungstendenz, die in der Natur wie im Kosmos auffällig ist. Beispiele finden sich in der Astronomie, Philosophie, Anthroposophie, Psychologie, Biologie, Evolution, Politik und Wirtschaft.

Astronomie	Sonnensystem: um eine zentrale Sonne kreisende Planeten. Galaxien: um ein schwarzes Loch kreisendes Sternensystem.
Philosophie	Die regulativen Ideen der Vernunft KANTS. Sie sind allen Menschen gegeben, so daß sie von ihnen ausgehend die Welt gleich bewerten können: Idee eines Ichs, der Welt, Gottes.
Anthroposophie	Das homöopathische System der Anthroposophie baut auf den Metallen auf mit **Aurum** (Gold) als zentralem Mittel.
Psychologie	F. RIEMANN verwendet bei der Vorstellung seiner vier Gruppen zentrische Motive: Zwanghafte: Zentripetalkraft Hysterische: Zentrifugalkraft Depressive: Mond, der um die Erde kreist Schizoide: um sich selbst rotierender Planet.
Biologie	Jede Zelle besitzt ein steuerndes Zentrum: Zellkern.
Evolution	Das Nervensystem zeigte im Verlauf der Evolution eine deutliche Zentralisierungstendenz: dem autonomen Nervensystem des Beginns wurde mit dem Gehirn eine Zentrale übergeordnet.
Politik und Wirtschaft	Staatszentralismus, Staatenorganisationen, Konzerne.

1.1.2 Über die Bedeutung der Polarität

Die anthroposophische Sicht

Von besonderem Interesse ist das anthroposophische System, weil in ihm nicht nur die *Kugelform,* sondern auch die *Polarität* bedeutend ist. Wie bei den klassischen Hauptmitteln finden sich auch in den Beschreibungen der anthroposophischen Hauptmittel polare Varianten. Das sind die Metallmangel- oder Metallüberschußtypen der sieben Metalle:

- **Argentum**
- **Aurum**
- **Cuprum**
- **Ferrum**
- **Mercurius**
- **Plumbum**
- **Stannum**

Neben der Beschäftigung mit den Metalltypologien lohnt daher die Frage, ob nicht diese Mangel- und Überschußvorstellung auch für die klassische Homöopathie der Metalle von Bedeutung sein könnte. Das geläufige Mercurius-Bild entspräche demnach einem Mangeltyp, wie überhaupt in der klassischen Interpretation die *Metallmangeltypen* zu dominieren scheinen.

Wie schon oben erwähnt, ist **Aurum** das Zentrum des anthroposophischen Systems, die anderen Metalltypologien stehen sich paarweise gegenüber. Diese Einteilung folgt der anthroposophischen Sicht ihrer physiologisch-psychischen Gegenläufigkeit (siehe dazu Selawry).

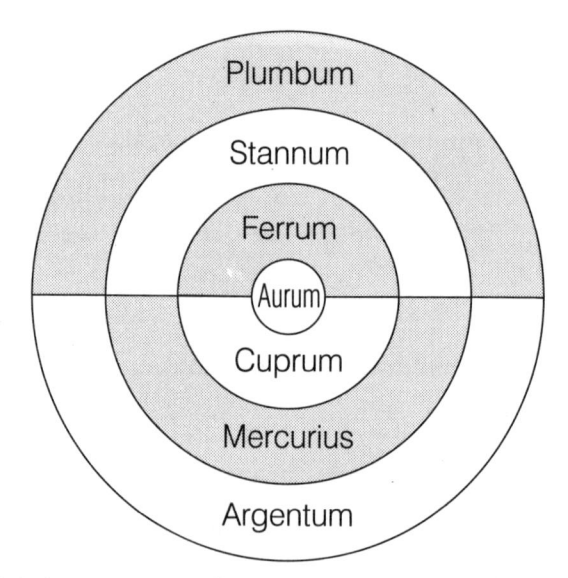

Abb. 2 Anthroposophisches System der Metalltypologien (Nach Selawry)

Die Polarität pflanzlicher und tierischer Körper

Nur an der Achse einer rotierenden Kugel kommt es zur Bildung von Polarität, die ihrerseits wie ein Sinnesorgan in Wechselwirksamkeit mit von außen kommenden Kräften treten kann. In der Technik haben elektromagnetische Felder diese Eigenheit.
Während der Evolution der Pflanzen- und Tierwelt erfolgte ein auffälliger Übergang von symmetrischen Körperformen (Einzeller, Alge, Wurm, Seeigel u. a.) zu asymmetrischen (Pflanze, Insekt, Tier, Mensch), die ebenfalls als Polarisierung zu erachten sind. Die innere Organisation verlief gleichzeitig gegenläufig, indem der Blutkreislauf und die nervöse Steuerung über das Herz beziehungsweise im Gehirn zentralisiert wurden.

Die Polarität des Nervensystems

Als arbeitsteilende wie ausrichtende Kraft ist uns die Polarität in der Biologie selbstverständlich. Sie befähigt Organismen, besser auf Umwelteinflüsse zu reagieren. Das zeigt sich auch im polarisierenden Einfluß von Tag und Nacht bei der Entwicklung des vegetativen Nervensystems, welches die automatischen Funktionen des Körpers steuert.
Es besteht aus dem **aktivierenden oder sympathischen Nervensystem**, das die Körperfunktionen den *Leistungsanforderungen* (Energieverbrauch, Abbau von Reserven) anpaßt, und dem **entspannenden oder parasympathischen Nervensystem**, das die Körperfunktionen der *Ruhesituation* (Erholung, Verdauung, Aufbau von Energiereserven) anpaßt.
Das hat vielfältige Auswirkung auf die Gestimmtheit von Körper und Psyche:
▷ Zwischen dem parasympathischen und dem sympathischen Nervensystem herrscht ein **Tag-Nacht-Rhythmus**, wobei ersteres naturgemäß nachts dominiert, während letzteres die Tagesaktivitäten begleitet.

Entwicklung der physikalischen Konstitutionstypen

Dieser Umstand führte beim Menschen zur Bildung zweier physikalischer Konstitutionstypen.
▶ Menschen, bei denen das parasympathische Nervensystem durch einen erhöhten Tonus dominiert, neigen zu einem niedrigen Blutdruck und schwachen Nieren- und Leberleistungen. Der Stoffwechsel ihres Darms ist dagegen erhöht. Man nennt sie **Parasympathiker**, sie erkranken eher an rheumaähnlichen Beschwerden.

▶ Menschen, bei denen das Sympathische Nervensystem dominiert, neigen zu einem erhöhten Blutdruck und starker Leber- und Nierenleistung. Man nennt sie **Sympathiker**. Sie erkranken mehr an Leber, Nieren, Herz und Kreislauf.

Darüber hinaus zeigen diese beiden physikalischen Konstitutionstypen Gegensätzlichkeiten in Mentalität und Erscheinung. Wie die Physikalische Medizin in der Wahl ihrer Methodik, so unterscheidet auch die Homöopathie in der Wahl ihrer Mittel zwischen solchen, die besser zu Sympathikern, und solchen, die besser zu Parasympathikern passen.

Fassen wir die eher stoffwechselaktiven **(sympathischen)** Menschentypen zusammen, so haben wir **Sulfur, Phosphorus, Lachesis, Ignatia** und **Chamomilla**:

- **Sulfur** ist zentrisch.
- **Ignatia** und **Chamomilla** haben starke emotionale Anteile.
- **Phosphorus** und **Lachesis** gehören zu den »*Kommunikativen*«.

Fassen wir die Menschentypen zusammen, in deren Nervensystem meist der entspannende, **parasymphatische** Tonus überwiegt, so haben wir

- **Arsenicum**
- **Calcium carbonicum**
- **Lycopodium**
- **Natrium chloratum**
- **Nux vomica**
- **Pulsatilla**
- **Sepia**
- **Silicea**.

Diese Mittel gehören den »*kindlichen*« und »*zwanghaften*« an.

TYLOR und BOERICKE vertreten große Allgemeinrubriken wie »Mangel an Lebenswärme« als eliminierende Symptome. Danach sind bei Menschen, die sehr leicht frieren, keine sympathischen Mittel zu geben. WRIGHT-HUBBARD schreibt, daß dies von einigen KENTianern als gefährlich angesehen wird. Aus meiner Erfahrung sehe ich es umgekehrt, räume aber ein, daß man sich nicht blind darauf verlassen darf.

Sulfur und das polare Modell der Erdkugel

Zurück zum polaren Modell der Erdkugel. Sie besitzt eine nördliche und eine südliche Schalenhälfte (Hemisphäre), deren Asymmetrie sich in der Landverteilung zeigt: nur ein Drittel befindet sich in der südlichen, während sich zwei Drittel in der nördlichen Hemisphäre befinden.

Ich hatte das hitzige **Sulfur** ins Zentrum des Verhaltensprogramms gestellt und erklärte dies aus seinem psychologischen Inhalt heraus.

▶ **Sulfur** ist der Begründer des Ichs, des Egozentrums.

Es ist durchaus denkbar, daß es nicht alle zentralen Aspekte abdecken kann und daß noch andere Mittelbilder oder Programme beteiligt sind.

Nach meinem Empfinden entspricht es aber im wesentlichen den Anforderungen eines Zentrums.

> Wie schon ausgeführt, hängt **Sulfurs Polarität** und auch die der anderen Konstitutionen stark mit dem energetischen Inhalt des sulfurischen Kernes zusammen. Man könnte sagen, je heißer er ist, desto rascher rotiert er und desto eruptiver sind seine emotionalen Kräfte.

Jedes Lebewesen bedarf dieser energiespendenden Mitte. Vieles an **Sulfur** scheint dem zu entsprechen:
Der Erdkern ist flüssig und heiß, **Sulfur** ist stoffwechselaktiv. Gegen außen hin verfestigt sich die Erde in kühler werdenden Schichten, deren letzte die Erdoberfläche, ihre Kruste, ist. Übertragen auf die Kugelvorstellung des menschlichen Verhaltensprogramms ist der sulfurische Kern von allen anderen Programmen wie von Zwiebelschalen umschlossen.
Nun stellt sich die Frage, wieviele Hüllen es sind und welche Programme welcher Hülle zuzuordnen sind. Bezieht man sich auf die **menschliche Entwicklungsgeschichte**, also seine Wachstumsstadien von der Eizelle

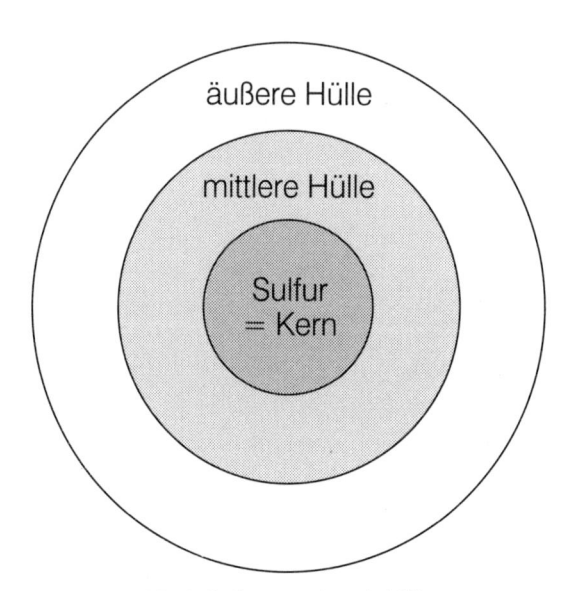

Abb. 3 Sulfur-umgebende Hüllen

bis zum Erwachsenenalter, ist die Erstellung der Zahl und der Schichtfolge nach zeitlichen Kriterien möglich.
▷ Das heißt, die auf **Sulfur** folgenden Programme sollten Programme des Größer-Werdens, des In-die-Welt-Hineinwachsens, sein.
Das bedingt zwingend, daß es sich bei der **Sulfur** folgenden Hülle um Programme des Wachstums und des aufbauenden Stoffwechsels handelt. Ich nenne sie *mittlere* Hülle. In ihre Zeit fällt die Geburt, nach der das Wachstum fortgesetzt wird. Der »Nestling« hat noch keine sozialen Aufgaben und unterscheidet sich darin kaum vom vorgeburtlichen Fetus.
Wir gelangen zur *äußeren* Hülle, in der sich die Integration des Individuums in die Gesellschaft vollzieht. Das hat eine gänzlich andere Aufgabenstellung zur Folge. Das Individuum ist nicht mehr allein, sondern hat andere gleich- oder sogar höhergestellte zu akzeptieren.

2. Die mittlere Hülle

2.1 Die »kindlichen« Hauptmittel

CALCIUM CARBONICUM	
Motiv	*Stichwort*
Fürchtet gleichsam, geboren zu werden. Er wünscht ein ruhiges Dasein im vertrauten Rahmen (Mutterleib).	**Auster:** »Wie's kommt, so kommt's.«
Wenn es seine vertrauten Grenzen überschreiten muß, steht, wie aus dem Nichts, ein enormes Energiepotential zur Verfügung.	**Windmühle:** Seine Angst vor dem Kommenden ist der Wind, der seine Flügel bewegt.

PULSATILLA	
Motiv	*Stichwort*
Weigert sich, erwachsen zu werden, um der Verantwortung des Erwachsenseins zu entgehen.	**Topfpflanze:** Anpassung als Voraussetzung der Gruppenbildung.

SILICEA	
Motiv	*Stichwort*
Zieht um sich einen Strich und sagt, das hier ist meine Grenze, die ich nicht überschreite. Dies ermöglicht ihm ein ruhiges Dasein im vertrauten Rahmen.	**Einsiedlerkrebs:** Vorne erwachsen (Panzerung), hinten noch Kind (weicher, ungeschützter Hinterleib).

Pulsatillas Inhalt hat neben dem sozialen auch einen sexuellen Bezug, ist also reifer als die beiden anderen eher frühkindlichen Mittel.
Silicea zeigt im wesentlichen vorgeburtliche Programmeigenheiten. Das Hinaustreten in die Welt, gleichgültig ob es bei der Geburt, beim

Ausschlüpfen aus dem Ei oder Verlassen des »Nestes« bevorsteht, traut er sich eigentlich noch nicht zu und ist ihm daher nur zögerlich möglich.

Calcium carbonicum denkt anders, verhält sich aber ähnlich. Er bevorzugt die Geborgenheit im mütterlichen Körper oder im Nest. Wenn er jedoch vom Leben gefordert wird, zeigt sich, daß Energie da ist; aus Angst, den Anforderungen nicht gerecht zu werden, schwingt er sich zu einer enormen Leistungskraft auf (Windmühlen-Variante).

R. HAUSCHKA stellte in seiner Substanzlehre **Silicea** und **Calcium carbonicum** polar gegenüber. Er schildert die starke Beziehung der wasserfreundlichen Kieselsäure zum Zentrum. Siliceas repräsentatives Produkt ist die Hohlkugel (hohle Organform, im Krankheitsfall die Zyste) als Vertreter einer Formkraft, die von außen kommt.

Beim wasserabweisenden Kalk ist es umgekehrt. Ihn repräsentiert die kugelige Masse (Knochen, im Krankheitsfall der Stein), die sich zentral von einer Mitte aus kristallisiert.

Kalk und Kiesel haben also eine gleichzeitige Bildungsaufgabe. Sie wirken gegenläufig zusammen. Ich setze sie auf die erste dem sulfurischen Kern folgende Kugelhülle. Ihren gegensätzlichen Eigenschaften gehorchend, stehen sie sich hier polar gegenüber.

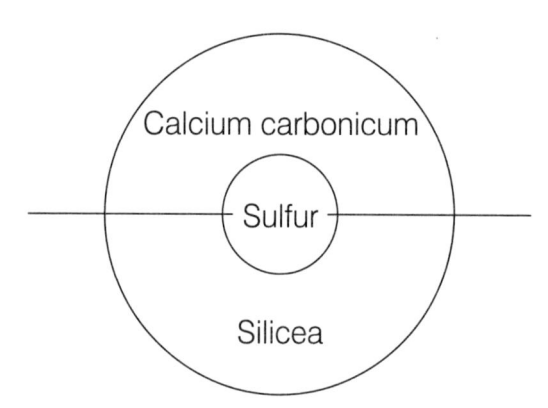

Abb. 4 Die Polarität von Calcium carbonicum und Silicea im Kugelmodell

2.1.1 Besprechung

Die Zuordnung **Calcium carbonicums** und **Siliceas** zu bestimmten Entwicklungsstadien des Menschen erfolgt auch hier über die Persönlichkeitsmerkmale. Dabei ist immer zu bedenken:

1. daß dem Körper stets das gesamte Programm zur Verfügung steht,
2. daß sich Programme durch ihren Inhalt voneinander unterscheiden,
3. daß Programme durch ihren Energiegehalt andere dominieren und damit dem gesamten Organismus ihren Inhalt aufprägen.
4. daß die Arzneimittel im Arzneimittelbild wesentliche Teile dieser Programmabschnitte beinhalten.

Punkt 3 erklärt sich aus der Wirkcharakteristik der Arzneimittelpotenzen:
▶ Die homöopathischen Arzneimittel besitzen verschieden hohe Verdünnungsgrade. Die dynamische Zubereitung durch Schütteln bedingt, daß mit der Höhe der **Verdünnung** auch ihr **Energiegehalt zunimmt**. Daraus folgt, daß niedrige homöopathische Potenzen **(bis D 10)** körperliche und mittlere bis hohe Potenzen **(ab D 12)** zunehmend psychische, den gesamten Organismus betreffende Tiefenwirksamkeit besitzen.
▷ Mit Sicherheit nutzt auch das menschliche Verhaltensprogramm diesen energetischen Aspekt für Steuerungszwecke. Das heißt,

- der Energiegehalt ein und derselben Information entscheidet darüber, ob sie auf körperlicher oder psychischer Ebene wirksam wird,
- im Verlauf der Entwicklungsgeschichte steigt mit dem Wachstum des Geistes auch der Energieinhalt (Dynamisationsgrad) der Programme.

Das Bewußtsein erwacht wohl erst im vierten Monat, also dem Zeitpunkt, ab dem das heranwachsende Kind nicht mehr als Embryo, sondern als Fetus bezeichnet wird. Die Frage, welche Programme vorher in der Embryonalzeit wirksam sind, beantwortet sich demnach sehr einfach.

Die gleichen! Für den Übergang von der embryonalen zur fetalen Phase genügt ein Dynamisationssprung des Programms.

Aus all dem ergibt sich der Aufbau der zweiten Hülle:
▷ **Silicea** und **Calcium carbonicum** stehen sich gegenüber.
Silicea wird in der klassischen Homöopathie das »**chronische Pulsatilla**« genannt, was andeutet, daß die beiden Mittel miteinander

verwandt sind. Die Praxis zeigt, daß **Pulsatilla** dem »kommunikativen« **Phosphorus** nahesteht und damit weiter fortgschritten erscheint als **Silicea**.
Calcium carbonicums gegensätzliche Varianten, Auster oder Windmühle, gelten vor und nach der Geburt. Die Entscheidung, ob das eine oder das andere zum Tragen kommt, hängt nicht nur vom energetischen Inhalt (Sulfur) sondern auch von den äußeren Umständen (Zwang) ab. Die Windmühlen-Variante ist der **Schlüssel** zu den *zwanghaften* Mitteln, vor allem **Lycopodium** und **Arsenicum**.

		Zwanghafte		
	Oberfl.	Lycopodium KOMPROMISS		Äußere Hülle
Geburt		Calcium carbonicum WINDMÜHLE		
Hochpotenzen	Fetale Zone	Calcium carbonicum AUSTER – FATALISMUS		Mittlere Hülle
Tiefpotenzen	Ebryon. Zone			
			Sulfur ICH	Kern Zone
Tiefpotenzen	Ebryon. Zone			
Hochpotenzen	Fetal. Zone	Silicea VERTRAUTE UMGEBUNG		Mittlere Zone
Geburt		Pulsatilla REVIERAKZEPTANZ		
		Kommunikative	Phosphorus HARMONIE	Äußere Hülle

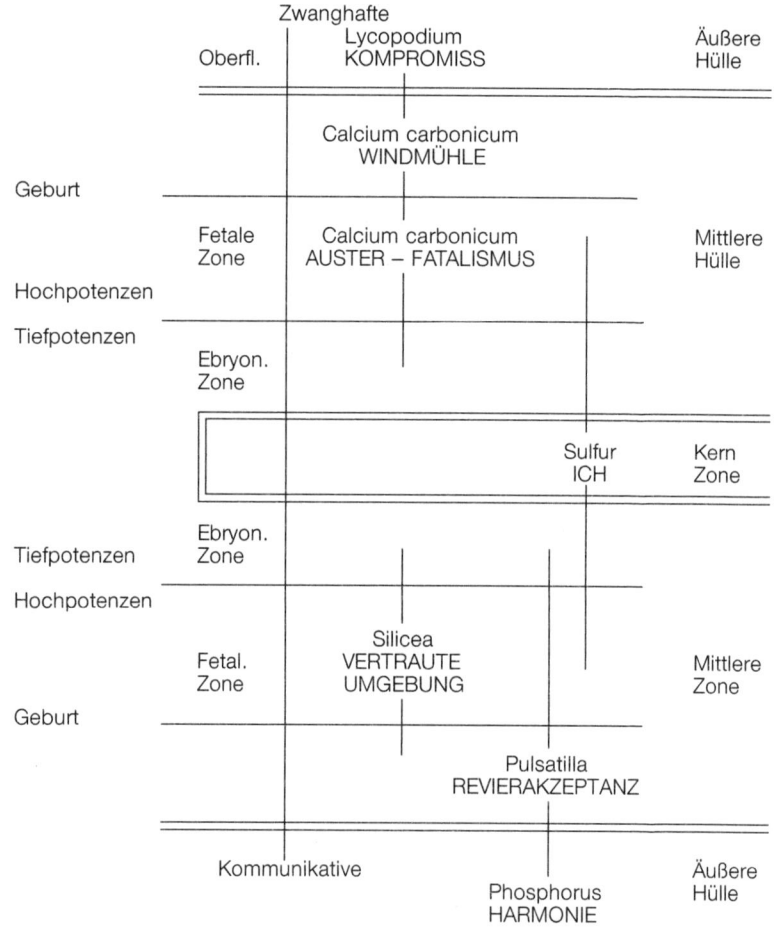

Abb. 5 Die polare Positionierung der Arzneimittel im Hüllenmodell.

3. Die äußere Hülle

3.1 Die »kommunikativen« Hauptmittel

> **Phosphorus** gibt vor: »Erlaubt ist, was gefällt.«
> Stichwort: Lampion oder Feuerwerk. Harmonie als Voraussetzung der Gruppenbildung.

Die Stichworte **Pulsatillas** (Anpassung) und **Phosphorus'** (Harmonie) deuten schon an, daß wir auf der Außenhülle angelangt sind und uns nun in Programmbereichen befinden, deren Aufgabe es ist, den Umgang mit Artgenossen zu regeln.

> Es handelt sich um Motive des **sozialen Kontakts.**

Phosphorus und **Pulsatilla** zeigen beide Revierakzeptanz und Geborgenheitsbedürfnis in unterschiedlicher Interpretation. Was Pulsatilla passiv vollzieht, tut **Phosphorus** aktiv. Ins Kindliche übertragen ergreift **Pulsatilla** zutraulich still die Hand des Größeren, um sich ihm anzuvertrauen, **Phosphorus** streckt sie ihm lachend entgegen und verbrüdert sich mit ihm.
Dennoch ist darauf zu achten, daß es gerade hier Überschneidungen gibt. **Phosphorus** kann sich wie ein überdrehter Schauspieler geben, aber auch still und höflich wie **Pulsatilla** erscheinen.
Ob ein **Phosphorus** der schauspielerischen oder lyrischen Spezies angehört, ist eine Frage der emotionalen Trieblage **(Sulfur)**. Die Abgrenzung gegen **Pulsatilla** kann hier nur über die Körpersymptome erfolgen.
Ein inniges Nahverhältnis verbindet **Phosphorus** mit **Lachesis**.

> **Lachesis** gibt vor: »Erlaubt ist, was moralisch ist.«
> Stichwort: Teekessel oder Vulkan. Gewissen leitet Trieb.

Mit **Lachesis** erscheint ein wesentlicher Regulator sozialen Zusammenlebens: die **Ich-** oder **Triebbeherrschung** durch eine ideale Vorgabe:
▶ **Moral oder soziales Gewissen als Voraussetzung der Gruppenbildung.**
Ich erinnere. Die für die Gemeinschaft so wichtige Triebkontrolle wird bei Lachesis durch die Aufstellung von Gewissenskriterien bewältigt. Die Stärke oder die Schwäche dieses Programmbereichs kann Heilige oder Monstren gebären. Das Ringen **ich-**bezogener Emotion **(Sulfur)** gegen Verantwortlichkeit anderen gegenüber (Moral) äußert sich bei

Lachesis in einem dramatischen, würgenden Symptom, seiner nervösen Halsenge.
Interessant ist, daß eine ähnlich motivierte Halsenge bei einem anderen Mittelbild auftaucht: **Sepias** Neigung im Kampf gegen ihr Pflichtbewußtsein.
Chamomillas und **Ignatias** hysterische *Halsengen* sind dagegen von keinem Gewissenskonflikt unterlegt. Bei **Chamomilla** steht das egoistische Aufbegehren im Vordergrund, **Ignatia** muß unfreiwillig einem Zwang weichen. Die Motive dieser Mittel sind allgemeiner, beide werden von ihren Emotionen beherrscht, weshalb sie auch viel häufiger symptomatisch verwendet werden.

▷ **Chamomilla** ist im geologischen Vergleich ein vulkanisch eruptives Mittel. Es scheint auf mentaler Ebene nicht in der Lage zu sein, seine heißen, sulfurischen Ausbrüche zurückzuhalten.
Gleichzeitig besitzt es **Sepias** Empfindlichkeit, was seine explosive Mischung aus Affekt und Wehleidigkeit ausmacht.

▷ In seiner emotionalen Aufgabenstellung scheint **Chamomilla** zwischen **Sepia** und **Sulfur** zu vermitteln.

Ignatia ist umgekehrt orientiert. Das plötzliche Leid, der unbändige Kummer, das Zurücknehmen-Müssen eines Anspruchs schlagen wie ein Meteorit auf die »Außenhülle« eines Menschen. Die Erschütterung ist schrecklich; wenn nun noch Emotionen ungehemmt nach außen durchbrechen, ist der ganze Mensch, seine soziale Rolle, mitunter sein Leben in Gefahr.

▷ In der täglichen Praxis ergibt sich der Eindruck, daß **Ignatia** ein Mittler zwischen dem sulfurischen Zentrum und der Außenwelt ist.

▶ **Chamomilla ist der Geist, der stets verneint.**
Stichwort: Aufbegehren.

Chamomilla ist innig mit **Sepia** verwandt, das jedoch durch seinen Pflichtkonflikt zu den Zwanghaften zu rechnen ist. Selbst wenn nun **Chamomilla** Teil des **Sepia**-Programms ist oder sich innig mit ihm überlappt, besitzt es nicht die Vielfalt eines echten Hauptmittels. Seine Rolle scheint vielmehr funktional zu sein, so als ob Sepia seine eruptiven Affekte **(Sulfur)** über das **Chamomilla**-Programm bewältigte. Zeigen sich in diesem Bereich Schwächen, mutiert **Sepia** zur **Chamomilla**-Konstitution. Der **Sepia**-Inhalt wird von ungebremsten Emotionen überlagert.

▶ **Sepia gibt vor: »Obwohl ich weiß, daß es Pflicht ist, will ich es freiwillig tun.«**

▶ **Stichwort: Pflicht: Neigung gegen das Wissen zu müssen.**
Wir haben beim **Lachesis**-Menschen gesehen, daß er mit seinen Trieben ringt. Sepia setzt gegen seine Neigung die **Pflicht, Lachesis** die **Moral** (Du sollst): »Erlaubt ist, was moralisch ist.«

▶ **Lachesis ist der Erfinder der Sozialmoral, Sepia die Erfinderin der sozialen Pflichten.**
Der Sepia-Konstitution gehören in der Mehrzahl Frauen an, man kann also zu Recht sagen, daß die soziale Pflichterfüllung (Mutterrolle) eine weibliche Tugend ist. Daß sich **Sepia** trotzdem schwer tut, zeigt, welches Problem es für ein Individuum ist, neben seinen eigenen Bedürfnissen auch die von anderen anzuerkennen.
Ein ähnliches Nahverhältnis wie **Sepia** und **Chamomilla** zeigen **Ignatia** und **Nux vomica**, allerdings mit umgekehrten Vorzeichen.

IGNATIA	
Motiv	*Stichwort*
Vorgabe ist das erzwungene Aufgeben-Müssen, ohne Aufgabe des Anspruchs	**Kapitulation: Zurücknehmen-Müssen ohne aufzugeben**

NUX VOMICA	
Motiv	*Stichwort*
»Was ich muß, sollen alle müssen!«	**Revierbesitz und Revierordnung**

Nux vomica begnügt sich nicht wie **Sulfur** mit dem Revierbesitz, er will in ihm auch seine Ordnung, sein Maß durchsetzen.
▶ **Nux vomica ist der Erfinder dessen, was wir unter Ordnung verstehen.**
Ignatia wird von einem äußeren Umstand überwältigt und muß nun seinen Anspruch hinunterwürgen. Handelt **Chamomilla** *mit* seiner Emotion, so handelt **Ignatia** *dagegen*. Es hebt seinen unbewältigten Anspruch für eine bessere Gelegenheit auf, um ihn dann vielleicht doch noch durchzusetzen (Was kümmert's dich, daß ich dich liebe).
Ordnen wir nun die Mittel räumlich auf unserer Kugel an, so befinden sich **Phosphorus** und **Lachesis** als stoffwechselaktive, sympathische Mittel auf der *südlichen* Hemisphäre der Kugelschale, **Nux vomica, Natrium chloratum, Sepia, Lycopodium** und **Arsenicum** auf der *nördlichen*.
Die großen Konstitutionsmittel, die auch nervöse Halsenge zeigen, **Lachesis, Sepia, Nux vomica, Natrium chloratum** setzen den emotionalen Ansprüchen ihres Ichs (**Sulfur**) die regulativen Ideen (Pflicht, Moral) der Peripherie entgegen.

Chamomilla und **Ignatia** sind als Ventile zwischen diese Ansprüche des Ich-Zentrums und die sozialen Ideen oder gar Lebensumstände der Peripherie geschaltet.
Das schließt sogar die Möglichkeit ein, daß bei manchen Menschen die **zwanghaften Ideen**, Recht, Ordnung, Pflicht, Sorge, oder bei anderen die **kommunikativen Ideen**, Harmonie und Moral, über ihren Ich-Anspruch dominieren können.
Das kann für die Gesellschaft als sozialen Organismus gut, für die Ich-Entfaltung des einzelnen jedoch schädlich sein.
Gehen wir davon aus, daß ein Mensch, der einem bestimmten Konstitutionsmittel zugeordnet werden kann, auch vom spirituellen Inhalt dieses Mittels regiert wird, so fällt auf, daß vor allem die Inhalte der Zwanghaften-Gruppe Menschen mit parasympathischer Stoffwechsellage hervorbringt.

> Die »kühle Peripherie« herrscht bei ihnen über das »hitzige (sulfurische) Zentrum«.

3.2 Die »zwanghaften« Hauptmittel

Damit sind wir bei der 1. Mittelgruppe, den **Zwanghaften**, angelangt. Ihr Stoffwechsel ist generell parasympathisch, also vom aufbauenden Ruhestoffwechsel bestimmt.
Mit der Erfindung der **Pflicht** durch **Sepia** und der Erfindung der **Ordnung** durch **Nux vomica** haben wir schon zwei Inhalte dieser Mittelgruppe besprochen.
Dazu kommt noch **Natrium chloratum** mit dem **Prinzip**, **Arsenicum** mit seiner vorausschauenden **Sorge** um die **Zukunft** und **Lycopodium** mit der Erfindung des **Kompromisses**.

NATRIUM CHLORATUM (MURIATICUM)	
Motiv	*Stichwort*
Gibt allgemein gültige Ordnungsprinzipien vor: »Was du nicht willst, das man dir tu, das füg' auch keinem andern zu!« Seine Eigenart, Unrecht nicht vergessen zu können, steht für seine Prinzipienfestigkeit	**Zinnsoldat oder Pinguin Prinzipientreue**

ARSENICUM	
Motiv	*Stichwort*
Fürchtet die kommende Zeit und begegnet dem mit seiner Vorgabe: »Sorge in der Zeit, dann hast du in der Not!«	**Rennpferd oder Haselmaus** **Existenzangst** **Zukunftsangst**

LYCOPODIUM	
Motiv	*Stichwort*
»Gebt dem Kaiser, was des Kaisers ist und Gott, was Gottes ist!«	**Bremer Stadtmusikanten** **Kompromiß, Ordnung durch Interessenausgleich**

▷ Das zentrale Mittel der Sozialen ist nicht **Sepia**, die Entdeckerin der ach so problematischen Pflicht, sondern **Natrium chloratum** bzw. die **Natrium-chloratum-Gruppe**.

Es ist der Streit um das allgemein Gültige, die Frage, welcher Zwang oder welche Pflicht zum Wohle der Allgemeinheit akzeptiert werden muß. Damit haben wir auch eines der wesentlichsten Probleme der Gruppenbildung vor uns:

> den Widerspruch zwischen den Bedürfnissen des Ichs und der Gemeinschaft sowie den Interessenunterschieden zwischen deren Mitgliedern.

Das Programm, das sich mit diesem Problem am besten zu arrangieren vermag, ist **Lycopodium** bzw. die **Lycopodium-Gruppe**. Kein anderer Menschentyp ist so befähigt, unterschiedliche Einzelbedürfnisse zu verstehen und auszugleichen. Er schafft dies durch sein vorsichtiges Taktieren, das ihm in der homöopathischen Literatur den Vorwurf der Feigheit eingetragen hat. Ich sehe es als eine Art Fatalismus, der zugunsten eines Gesamtvorteils negative Aspekte in Kauf nimmt. Nicht zufällig erweckt gerade die internationale Diplomatie diesen Eindruck.

Über die Herkunft dieses Fatalismus gibt **Lycopodiums** Nahverhältnis zu **Calcium carbonicum** Aufschluß. Aus dem bequemen Festhalten des **Calcium**-Menschen am Bestehenden und seinem kindlich fatalen. Es-hat-eben-so-sein-Sollen hat **Lycopodium** den staatstragenden Gedanken der persönlichen Distanz und des Kompromisses entwickelt. Nur der kann Ausgleich schaffen, der nicht emotional Partei ergreift und der die Machtverhältnisse berücksichtigt. **Lycopodiums** geringe Anteilnahme schützt ihn vor einem emotionalen Engagement. Dennoch ist es sehr überraschend, daß auch der Interessensausgleich einem biologischen Programm entspricht.

Nach all diesen Ausführungen können wir die Anordnung der Hauptmittel graphisch formulieren. Die Hauptmittel stehen dabei vertretend für ganze Gruppen verwandter Mittel.

Der Aufbau der Erdkugel und das Verhaltensprogramm im Vergleich:

Die Gesamtschau des menschlichen Verhaltensprogramms nach entwicklungsgeschichtlichen Kriterien ergibt einen der Erdkugel ähnlichen Aufbau. Die *Erdkruste* entspräche den beiden Hemisphären, die nördlich des Äquators gelegene ist den Zwanghaften, die südliche den Kommunikativen zuzuordnen. Der äußere Mantel entspräche der kindlichen Zone, der innere Mantel der embryonalen und fetalen Zone. Beide Mantelschichten gehören der kindlichen Mittelgruppe an. Der flüssige Erdkern wäre dem ich-bezogenen Sulfur gleichzusetzen.

Äußere Hülle: Die Sozialen
1. Gruppe: Die Zwanghaften: **Natrium chloratum, Sepia, Lycopodium, Arsenicum, Nux vomica.** 2. Gruppe: Die Kommunikativen: **Phosphorus, Lachesis.**
Mittlere Hülle: Die Kindlichen
3. Gruppe: Die Kindlichen: **Calcium carbonicum, Silicea.**
Der Kern: Das Ich
4. Gruppe: **Sulfur.**
Vom Kern zu den Hüllen vermittelnd:
5. Gruppe: Emotionale Mittel: **Aconitum, Belladonna, Bryonia u. a.**

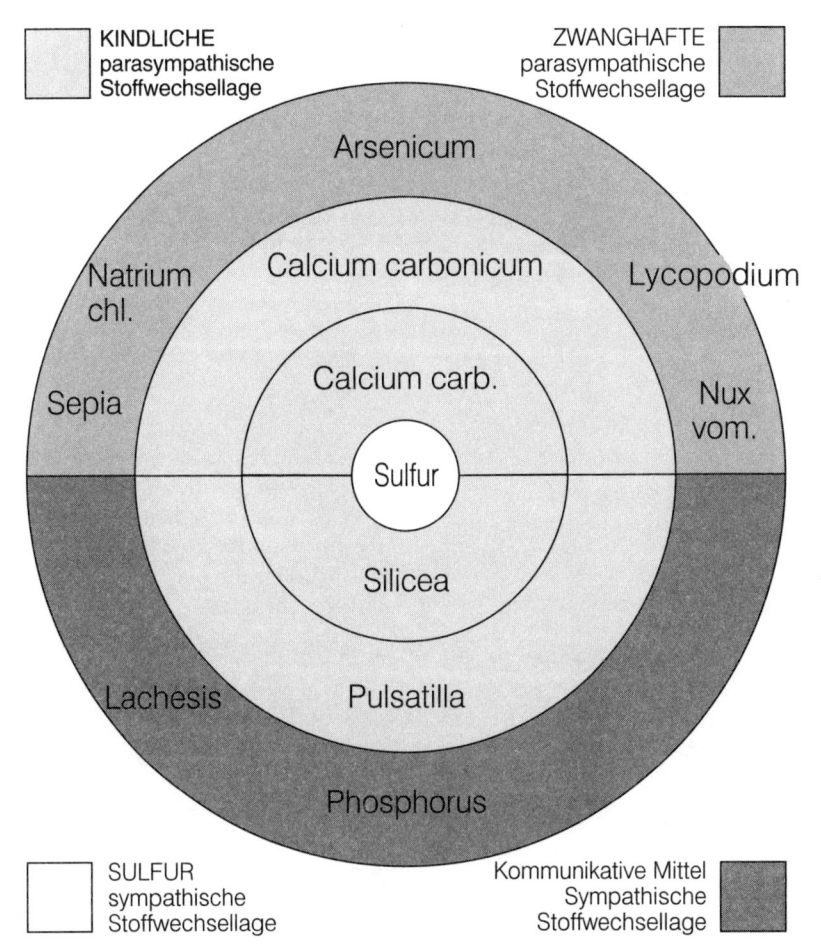

Abb. 6 Aufbau der Erdkugel und das Verhaltensprogramm der Hauptmittel im Vergleich

Bei dieser relativ einfachen Graphik ist zu bedenken, daß es sich tatsächlich um ein komplexes Gebilde aus vielen Programmarealen handelt, die nach innen zum Kern, aber auch zu den benachbarten Mitteln funktionale Beziehungen haben. Mögliche Vermittler dieser Beziehung könnten emotionale Programmanteile sein.

IV.
Die homöopatischen Miasmen

1. Psora, Syphilis und Sykose

1.1 Wesen und Kennzeichen

Konstitution ist die angeborene und erworbene geistig-seelisch-körperliche Verfassung und Reaktionsweise eines Individuums bzw. seine angeborene und erworbene Tendenz des Krankheitsverlaufes.
Diese Krankheitstendenzen wurden von HAHNEMANN in drei Hauptgruppen unterteilt:

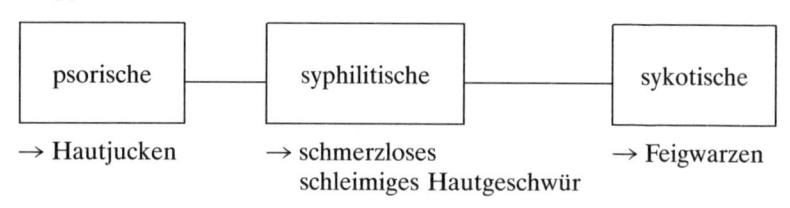

psorische	syphilitische	sykotische
→ Hautjucken	→ schmerzloses schleimiges Hautgeschwür	→ Feigwarzen

Die klassischen Kennzeichen:

PSORA

- **Funktionelle** Beschwerden, Erscheinungen nervöser Art wie **Hautjucken**, Kreislaufbeschwerden und nervöse **Reizbarkeit**.

SYPHILIS

- **Destruktive** Beschwerden
- Hauptwirkungsgebiet sind Haut und Schleimhäute. Die Krankheit greift auf die Lymphdrüsen, alle drüsigen Organe und das Knochengerüst über, zuletzt auf Rückenmark und Gehirn.
- Ihr charakteristisches Symptom ist der **nicht juckende Blasen-** und **Bläschenausschlag** sowie das schmerzlose runde Geschwür an Haut und Schleimhäuten.
- Angeborene **Strukturdefekte** von Organen, Zähnen, Knochen oder Asymmetrie paariger Organe wie Augen, Ohren, Pupillen, Hoden und Extremitäten weisen auf das syphilitische Miasma hin.

SYKOSE

- **Rheumatische** und **katarrhalische** Beschwerden in allen Bereichen.
- Typische Symptome sind der **katarrhalische Ausfluß** aus Organen der Atemwege oder Geschlechtsorgane, sodann **Warzen**, fibröse Gewächse, Zysten und mangelnde Fieberreaktion.
- Sehr viele Symptome betreffen die Geschlechtsorgane und das Rückenmark.
- Die Krankheiten schreiten von der Schleimhaut zu den Gelenken (Rheuma) und enden am Herzen. Grundsätzlich kann jedes Organ, jede Körperstelle miasmatische Symptome zeigen.

Die Namen **Psora, Syphilis** und **Sykose (Gonorrhöe)** verführen dazu, bei der **Psora** an *Krätze*, der **Syphilis** an *Lues* und der **Gonorrhöe** an *Tripper* zu denken. Tatsächlich sind es aber nur *symptomatische Ähnlichkeiten*, die für die Klassifizierung der Krankheitsbilder herangezogen wurden.

▶ **Nicht immer bedeutet eine Infektion mit Krätze oder einer Geschlechtskrankheit auch eine miasmatische Belastung in homöopathischem Sinne.**

1.2 Verhaltensweisen der Miasmentypen

DER PSORIATIKER

zeigt Anfälle psychischer Unruhe, plötzlichen Wechsel der Laune, ist heiter geistreich, aktiv, übersprudelnd und schnell. Hat er üble Laune oder ist er deprimiert, schluckt er's nicht, sondern läßt seine Laune, seine Schwermut die andern bemerken.

DER SYPHILITIKER

behält seine Stimmung für sich, ist verschlossen, voll geistiger Hartnäckigkeit, der launenhafte Wechsel ist ihm fremd, seine besondere Schwäche ist die Mathematik. Lebensüberdruß, Gefühl vollkommenen Mißerfolgs, Selbstmord.

DER SYKOTIKER

Er kompensiert Minderwertigkeitsgefühle mit zwanghaftem Verhalten (Genauigkeit, Pläne, Strategien), ist widerspenstig reizbar, sprunghaft, aggressiv, hastig, neigt zu Wutanfällen. Kürzlich Vergangenes erinnert er schwer, lang Vergangenes gut, seine besondere Schwäche ist die Rechtschreibung.

1.3 Über die Natur der Miasmen

Die Frage um die Natur der Miasmen wird nach wie vor diskutiert. VOEGELI beschreibt die **Psora** als Störung des Mineralstoffwechsels. Der Einbau oder die Ausscheidung der lebensnotwendigen Mineralien zeigt sich gestört, was negative Folgen für den Wasserhaushalt im Sinne einer Austrocknung oder einer Aufschwemmung hat. Infolge der Störung des Zellstoffwechsels kommt es zu einer Verschlechterung der Abwehrlage, nervöser Empfindlichkeit und Bereitschaft zu rheumatischen Schmerzen.

Andere Autoren sprechen von einer *lymphatischen Krankheitstendenz.*

Mit der Bezeichnung »lympathisch« kreuzt man den Wirkensbereich der zweiten Gruppe der **Syphilitischen**, deren Symptome oben genannt wurden.

Typisch für den **Sykotiker** ist seine *Wetterempfindlichkeit,* wobei er geradezu hygroskopisch (wasseranziehend) auf Feuchtigkeit und feuchte Kälte reagiert: die Folgen sind Verschlechterung seiner Symptome, zum Beispiel Migräne, Steifigkeit des Nackens, Schmerzen in den Kiefern und Gewichtsschwankungen.

Er neigt zu Depressionen, hat fixe Ideen und Halluzinationen, insbesondere das Gefühl, als ob Körper und Seele voneinander getrennt seien. Es scheint auch so, daß die **Sykose** die Entstehung bösartiger Tumoren begünstigt (VOEGELI).

Ein Hinweis, worum es sich bei den Miasmen eigentlich handelt, findet sich für mich in den Wassergebilden (siehe dazu SCHWENK).

An einem im Wasser liegenden Stein bilden sich so lange *Wellen* und *Wirbel,* so lange das Wasser fließt. Diese rhythmischen Verwindungsgebilde entstehen auch in den *Grenzzonen* verschieden rasch aneinander vorbeiströmender Flüssigkeiten.

- Diese Grenzzonen sind das plastische Material der Entwicklungsgeschichte des Lebens.
- Die flüssigen Medien müssen nicht immer nur unterschiedliche Geschwindigkeit haben, auch verschiedene Temperaturen, Dichtigkeiten, Salzgehalte, Zähigkeiten, Druckverhältnisse und anderes können zu rhythmisch strukturierten Grenzflächen führen.
- In sie können sich unter bestimmten Bedingungen zähflüssige oder feste Materialien einlagern, was zur Verfestigung ihrer Form führt: elastische Membranen oder feste Umwandungen entstehen.
- Das Wesentliche an diesen Vorgängen ist, daß bei Vorliegen ähnlicher Bedingungen ähnliche Verwindungsformen entstehen.

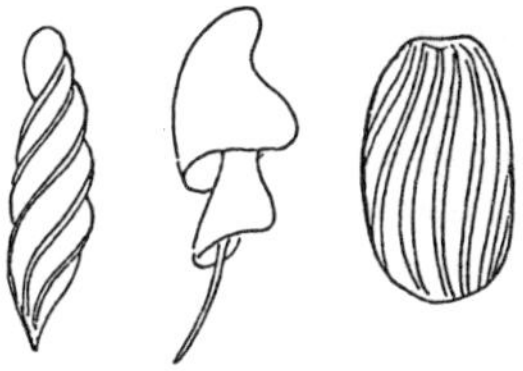

Abb. 7 Einfachstes Beispiel: die einzelligen Wassertiere, die Infusorien

- Im Organismus grenzen verschieden rasch wachsende Zellschichten aneinander. Dies führt nun genauso zu Überschiebungen, Einrollungen und Umstülpungen wie bei Flüssigkeiten. Dieses Phänomen hat für die Anfänge der Entwicklungsgeschichte des Lebens eine größere Bedeutung als die Genetik: Es genügt fürs erste, die Voraussetzung der verschieden rasch wachsenden Grenzschicht immer in der gleichen Weise zu schaffen, um ähnliche Formen entstehen zu lassen:

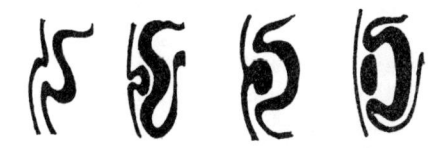

Abb. 8 Bildung der Augenlinse und des Augenbechers

Die Formgesetze des Wassers vollziehen sich in reduzierter Geschwindigkeit in zähflüssigen Systemen. Auf diese Weise kann dieser Vorgang von der Entwicklung benutzt und als **Konstruktionsprinzip** im Inneren der Tiere und Pflanzen mitgenommen und weiterentwickelt werden.

Zurück zu den Miasmen:
So wie eine Wirbelform das Produkt aus dem Wechselspiel der *Strömung* des Wassers und dem *Widerstand* des ruhenden Steins ist, so ist die innere und äußere *Form* jedes lebendigen Körpers ein Produkt aus *dynamischer Funktion* und *Material*.
▶ Wie in der guten Architektur, so gelten auch in der Natur die drei Konstruktionsrichtlinien **Funktion, Material** und **Form**.
Was in Grenzzonen aus den Ausgleichsvorgängen der verschiedenen physikalisch-chemischen Qualitäten (ruhend gegen bewegt, warm gegen kalt usw.) entsteht, sind Strömungsformen.

- Auf höherer Ebene entspricht dieser Ausgleich dem **Funktionsprinzip,** also dynamischen Anpassungsvorgängen des Bewegten, Lebendigen an einen vorgegebenen Widerstand (Zweck).
- Das **materielle Prinzip** äußert sich in der materiellen Qualität der Flüssigkeit oder der Flüssigkeiten, in denen der Ausgleichsvorgang stattfindet.
- Das aus den beiden Gegensätzen, Dynamik und Materie, entstehende Dritte ist die **Form.** Dem **Wassergebilde** entspricht die **organische Form,** die als das dialektische Dritte aus den Bedingungen von **Funktion** und **Material** entsteht.

Für mich bedeutet

▶ **Psora** Störung der nervösen Lebenskraft, also des **Funktionsprinzips**

▶ **Syphilis** Störung der **materiellen** Verfügbarkeit, also des **Ordnungsprinzips**

▶ **Sykose** Störung des **Formungsprinzips.**

Wenn wir die psychischen Eigenheiten der **Psora** mit denen der **Syphilis** und der **Sykose** vergleichen, bestätigt sich diese Definition. Der unruhige, wechselhafte **Psoriker,** der stumme, in sich verschlossene **Syphilitiker** und der hektische, von zwanghaften Verhaltensweisen bestimmte **Sykotiker.**

Betrachtet man einen juckenden Bläschenausschlag, so ist der Juckreiz **psorisch,** die Gewebszerstörung durch die Bläschen **syphilitisch,** eine vielleicht vorhandene Empfindsamkeit gegen Wasser **sykotisch.**

Auch auf psychischer Ebene sind auf diese Weise in ein und derselben Konstitution **psorische, syphilitische** oder **sykotische Ursachen** einer Verhaltensweise festzustellen.

▷ So kann beispielsweise die **Abneigung eines Lycopodium-Patienten gegenüber Gesellschaft** vorwiegend **psorisch** geprägt sein, wenn dabei Furcht vor dem Wettbewerb im Vordergrund steht;

▷ sie kann auch **sykotisch** sein, wenn der Patient damit seine Schwäche verbergen will, um Kräfte für einen späteren Triumph zu sammeln;

▷ und sie ist entschieden **syphilitisch,** wenn sie von Lebensüberdruß, Gefühlen vollkommenen Mißerfolgs und Gleichgültigkeit allem gegenüber durchdrungen ist.

Dies ist der Grund, weshalb die Einteilung der verschiedenen Mittel nach ihrer miasmatischen Zugehörigkeit nur tendenziell möglich ist.

1.4 Miasmencharakter von Arzneimittelbildern

Misma	Arzneimittel
Psorisch sind	Arsenicum, *Calcium carbonicum, Lycopodium, Natrium chloratum,* Phosphorus, Pulsatilla, *Silicea* und vor allem **Sulfur**.
Syphilitisch sind	*Arsenicum, Lachesis, Lycopodium,* **Mercurius, Silicea,** *Sulfur.*
Sykotisch sind	*Arsenicum, Calcium carbonicum, Lachesis, Lycopodium,* Mercurius, *Natrium chloratum,* **Sepia,** *Silicea,* Sulfur.

Nach: BARTHEL, H.: »Synthetisches Repertorium«, Band II.
Bei dieser Zusammenstellung bedeutet:
Normalschrift → 1. Wertigkeitsgrad
kursiv → 2. Wertigkeitsgrad
halbfett → 3. höchste Wertigkeit

Die Trennung ist also im Falle der Hauptmittel mehr als unscharf und zeigt, welch breite Wirksamkeit diesen zukommt.
▶ Daraus ergibt sich eine gegenseitige Bedingtheit der Miasmen, so daß es also einen reinen **Psoriker, Syphilitiker** oder **Sykotiker** nicht gibt.

Gemischte Krankheitsmiasmen

Damit sind deutliche Beeinträchtigungen zweier oder aller Terrains gemeint. Das bekannteste, das **psorisch/syphilitische,** besitzt sogar einen eigenen Namen: **tuberkulinisch.**
▷ Alle Formen von vermischten Miasmen, sei es nun **psorisch/syphilitisch, psorisch/sykotisch** oder **syphilitisch/sykotisch,** bedeuten eine Behandlungserschwernis, weil *mehr als ein Mittel* erforderlich sein wird.
▶ Eine schwere *dreifache Vermischung* hat **Degeneration** und **Unheilbarkeit** zur Folge: Multiple Sklerose, Parkinson, Alzheimer, Krebs u. a. Im Falle von Krebs möchte ich darauf hinweisen, daß es eine pauschale Heilbarkeit auch in der Homöopathie nicht gibt.
Auch für E. CANDEGABE sind die Miasmen Ausdruck eines Lebensphänomens. Er sieht sie veränderlich, dynamisch und dreidimensional wie den Raum, in dem wir leben.

> Für ihn ist jeder Patient, also jede Konstitution, **dreimiasmatisch,** die Begriffe psorisch, sykotisch oder syphilitisch drücken dabei lediglich die Tendenz zu einer bestimmten vitalen Reaktionsweise aus.

Seiner Definition der **Sykose** ist aus meiner Sicht nichts mehr hinzuzufügen: Die **Sykose** ruft eine Störung des Gefühlslebens hervor, welche die transzendentale Entwicklung des Menschen vom Egoismus zum Altruismus hemmt.

Schlußbetrachtung

> Setzt man nun die miasmatischen Gruppen mit den vier Arzneimittelgruppen in Beziehung, so fällt auf, daß nur zwei Gruppen, die **Zwanghaften** und **Sulfur,** in ihrer Tendenz eindeutig sind:
> **Sulfur** ist eindeutig **psorisch** orientiert, während die Gruppe der Zwanghaften mit den Hauptmitteln **Natrium chloratum, Lycopodium, Sepia, Arsenicum** und **Nux vomica** eine überwiegend **sykotische** Tönung aufweist.

Das erklärt auch, warum alle als sykotisch bekannten Mittel wie **Medorrhinum, Thuja** und **Veratrum album** ein Nahverhältnis zu zwanghaften Verhaltensweisen haben.
Die anderen beiden Mittelgruppen, die Kindlichen, **Pulsatilla, Silicea, Calcium carbonicum,** sind tendenziell **psorisch/syphilitisch (tuberkulinisch)** und die Kommunikativen, **Lachesis** und **Phosphorus,** sind **sykotisch/syphilitisch.**
Mehr als bei den anderen Mitteln zeigt sich hier erst anhand der Symptome des Individualfalls eine einzelne oder eine gemischte miasmatische Tendenz.

V. Anhang

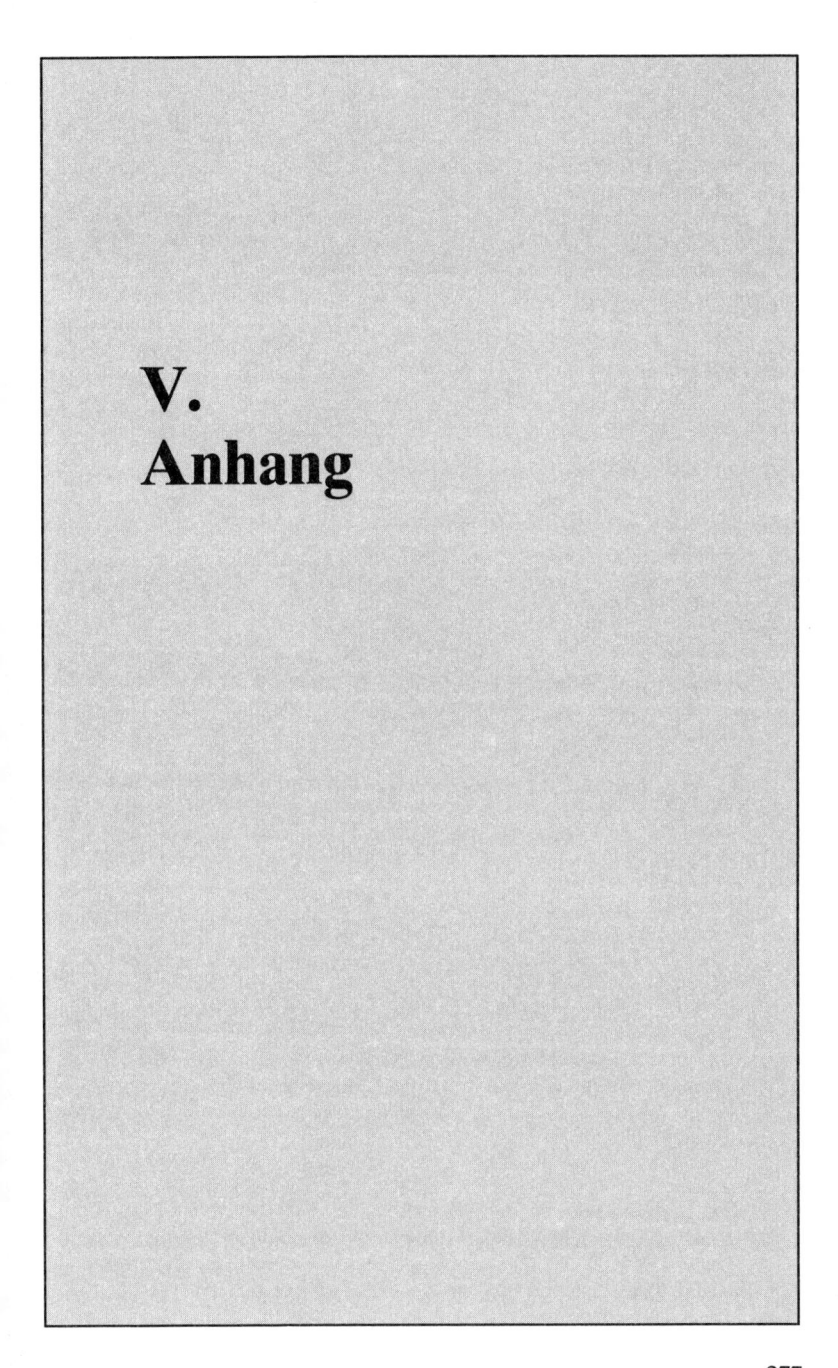

1. Literaturverzeichnis

(1) *Allen, J. H.:* Die Chronischen Krankheiten. Die Miasmen. Bd. 1 u. Bd. 2. Verlag Renee von Schlick, Aachen 1993
(2) *Barthel, H.:* Synthetisches Repertorium. Band II: Allgemeinsymptome. Haug, Heidelberg 1992
(3) *Boericke, William:* Materia Medica und Repertorium. Verlag Grundlagen und Wissen, Leer 1991
(4) *Candegabe, Eugenio F.:* Vergleichende homöopathische Arzneimittellehre. Burgdorf, 1994
(5) *Coulter, Catherine R.:* Portraits homöopathischer Arzneimittel I. Haug, Heidelberg 1992
(6) *Coulter, Catherine R.:* Portraits homöopathischer Arzneimittel II. Haug, Heidelberg 1992
(7) *Eichsteller, Wilhelm:* Der praktische Homöopath. G. E. Schroeder-Verlag, Kleinjörl bei Flensburg, 1982
(8) *Gerd-Witte, H.:* Übersicht der homöopathischen Arzneisymptome. Barthel & Barthel, Berg 1993
(9) *Hahnemann, Samuel:* Die chronischen Krankheiten. Haug, Heidelberg 1994
(10) *Hahnemann, Samuel:* Organon original. 6. Auflage, Barthel & Barthel, Berg, 1994
(11) *Hauschka, Rudolf:* Substanzlehre. Vittorio Klostermann, Frankfurt 1976
(12) *Hess, Walter:* Homöopathisches Denken und Behandeln. TRIAS, Stuttgart 1988
(13) *Kent, J. T.:* Kents Arzneimittelbilder. Haug, Heidelberg 1993
(14) *Kiefer, Erich* Emotionen. Kunstforum Bd. 126, Verlag Kunstforum, Ruppichteroth 1994
(15) *Künzli / Barthel:* Kent's Repertorium Generale. Barthel & Barthel, Berg 1989
(16) *Nash, E. B.:* Leitsymptome in der Homöopathischen Therapie. Haug, Heidelberg 1991
(17) *Pischinger, A.:* Das System der Grundregulation. Haug, Heidelberg 1976
(18) *Quilisch, Werner:* Homöopathie als Therapie der Person. Haug, Heidelberg
(19) *Riemann, Fritz:* Grundformen der Angst. Ernst Reinhardt, München 1994
(20) *Risch, Gerhard:* Homöopathik. Pflaum Verlag, München 1993
(21) *Schroyens, Frederik:* Synthesis. Repertorium homoeopathicum syntheticum. Hahnemann Institut 1995
(22) *Schwenk, Theodor:* Das sensible Chaos. Verlag Freies Geistesleben, Stuttgart 1988
(23) *Seider, I.:* Arzneimittel-Beziehungen. Barthel & Barthel, Berg 1994
(24) *Selawry, A.:* Metallfunktionstypen. Haug, Heidelberg 1991
(25) *Stauffer, K.:* Klinische homöopathische Arzneimittellehre. 12. A. Sonntag, Stuttgart 1995
(26) *Vermeulen, F.:* Kindertypen in der Homöopathie. 3. A. Sonntag, Stuttgart 1994
(27) *Vithoulkas, G.:* Homöopathisches Seminar, Esallen Bd. 1 u. Bd. 2. S. Stefanovic, Bielefeld 1994
(28) *Vithoulkas, G.:* Essenzen homöopathischer Arzneimittel. S. Faust, Höhr-Grenzhausen 1990
(29) *Voegeli, Adolf:* Leit- und Wahlanzeigende Symptome der Homöopathie. Haug, Heidelberg 1992

(30) *Voegeli, Adolf:* Die rheumatischen Erkrankungen. Haug, Heidelberg 1994
(31) *Voegeli, Adolf:* Homöopathische Therapie der Kinderkrankheiten. Haug, Heidelberg 1989
(32) *Voegeli, Adolf:* Das Asthma und seine Behandlung. Haug, Heidelberg 1989
(33) *Voisin, H.:* Materia medica des homöopathischen Praktikers. Haug, Heidelberg 1991
(34) *Wright-Hubbard, E.:* Kurzlehrgang der Homöopathie. Barthel & Barthel, Berg 1993
(35) *Zippermayr, Philipp:* Was tun, wenn Kräuter und Medikamente versagen? W. Ennsthaler, Steyr 1991

2. Verzeichnis der Arzneimittel/ Arzneimittelbilder

Acidum chloratum **244**
Acidum nitricum 180, 225, **244,** 249
Acidum phosphoricum 45, 212, **244**
Acidum picricum 45, **244**
Aconitum 49, 67, 90, 154, 196, 197, 232, **237,** 246, 249, 266
Allium cepa 85
Ammonium carbonicum 209, 211
Anacardium 140, 142, 171, **233**
Antimonium crudum **109, 110**
Antimonium tartaricum **110**
Apis mellifica **52,** 91
Argentum 252
Arnica 108, 240, **242,** 243
Arsenicum album 15, **25ff.,** 37, 54, 57, 60, 70, 73, 80, 83, 95, 99, 103, 104, 111, 112, 113, 115, 116, 127, 130, 144, 145, 147, 151, 163, 169, 180, 200, 202, 208, 218, 219, 227, 228, 232, 235, 240, 245, 250, 254, 260, 263, 265, 266, 267, 276
Aurum 213, 252

Barium carbonicum 95, 118, 158, 203, 209, **210, 211**
Belladonna 85, 139, 146, 197, 237, **238, 239,** 246, 249, 266
Bryonia 237, 240, 242, 244, 249, 266

Calcium carbonicum 26, 40, 50, 65, 67, 79, 91, 96, 97, 98, 99, 101, 103, 107, 120, 121, 150, 158, **179,** 180, 185, 186, 190, 196, **199ff.,** 210, 211, 212, 213, 214, 218, 222, 228, 237, 239, 243, 245, 254, 257, 258, 260, 265, 266, 267, 276
Calcium phosphoricum 158, **211, 212,** 245
Calcium sulfuricum 158, 196, **213,** 233
Carbo vegetabilis 45, 64, 85, **120, 121,** 243, 245
Causticum 35, 44, 45, **47ff.,** 89, 114, 121, 130, 132, 140, 142, 164, 176, 177, 178, 186, 190, 191
Chamomilla 35, 44, 55, 59, **63ff.,** 78, 79, 129, 154, 159, 174, 212, 233, 246, 254, 262, 263, 264
Chelidonium **108, 109**
Clematis 232
Coffea tosta 66, **154,** 171
Colocynthis 49, 174
Conium **141, 142**
Cuprum 108, 252

Ferrum 252

Gelsemium 64, 241
Graphites 108, 120, **121, 122,** 211

Hepar sulfuris 158, 190, 193, **195,** 213, 238
Hydrastis 122
Hypericum 149, **243**

279

Ignatia 83, **84ff.**, 142, **156ff.**, 159, 164, 168, 169, 170, 174, 177, 191, 211, 233, 243, 246, 254, 262, 263, 264
Jodum 85, 197, 198, 232

Kalium carbonicum 51, 85, 106, 109, **117ff.**, 164, 173, 174, 209
Kalium jodatum 158, 193, **196**
Kalium sulfuricum 85, 106, 158, **177, 178,** 196, 213, 233

Lachesis 59, 60, 61, 66, 67, 92, 121, **124ff.**, 139, 140, 144, 146, 148, 151, 153, 155, **156ff.**, 167, 172, 174, 197, 228, 233, 234, 254, 261, 262, 263, 266, 267, 276
Ledum palustre 243
Luesinum 225
Lycopodium 41, 60, 61, 75, 85, **96ff.**, 107, 108, 109, 111, 112, 113, 116, 144, 173, 202, 237, 240, 254, 260, 264, 265, 266, 267, 276

Magnesium chloratum 103, **106, 107,** 180
Magnesium phosphoricum 85
Medorrhinum 225, 276
Mercurius solubilis 109, 129, 132, 158, **190ff.**, 195, 196, 213, 252

Natrium arsenicosum 213
Natrium carbonicum **50ff.**, 71, 96, 99, 100, 102, 108, 111, 115, 116, 122, 164, 171, 209
Natrium chloratum (muriaticum) 31, **33ff.**, 48, 51, 65, 69, 80, 87, 88, 89, 91, 104, 109, 111, 112, 113, 114, 115, 116, 130, 133, 142, 164, 171, 174, 175, 176, 177, 215, 225, 226, 228, 230, 232, 237, 240, 254, 263, 264, 265, 266, 267, 276
Natrium sulfuricum 103, **107, 108,** 111, 115, 116, 211, 233
Nux vomica 25, 27, 55, 59, 63, **70ff.**, 85, 86, 87, 89, 91, 93, 94, 95, 96, 99, 100, 103, 104, 107, 111, 114, 115, 118, 119, 127, 129, 144, 151, 164, 165, 168, 169, 170, 172, 174, 177, 219, 223, 224, 225, 232, 233, 240, 254, 263, 264, 266, 267, 276

Petroleum 120, **122, 123,** 211, 213
Phosphorus 32, 40, 45, 47, 49, 50, 60, 65, 83, 95, 107, 124, 126, 130, 131, 140, **142ff.**, 154, 155, 156, 159, 162, 165, 166, 168, 169, 174, 175, 176, 211, 226, 228, 231, 250, 254, 260, 261, 266, 267, 276
Platinum 129, **139ff.**, 172, 233, 234
Plumbum 252
Psorinum 64, 123, 249
Pulsatilla 32, 41, 45, 80, 85, 96, 109, 121, 124, 130, 137, 140, 152, 154, 158, **159ff.**, 171, 172, 177, 179, 190, 207, 213, 214, 215, 221, 224, 228, 229, 233, 236, 237, 254, 257, 260, 261, 276

Rhus toxicodendron 64, 213, 234, 243, **244,** 245
Ruta graveolens 243

Sepia 41, 44, 51, **53ff.**, 66, 67, 68, 71, 72, 74, 78, 83, 84, 91, 99, 112, 113, 115, 116, 118, 126, 128, 129, 132, 146, 159, 172, 174, 240, 254, 262, 263, 264, 265, 266, 267, 276
Silicea 43, 50, 63, 106, 158, 159, **179ff.**, 196, 200, 204, 205, 206, 209, 211, 213, 214, 215, 216, 227, 229, 237, 254, 257, 258, 266, 267,276
Spongia tosta 85, 178, 196, **197,** 238
Stannum 252
Staphisagria 49, 98, 106, 119, 158, 164, 165, 168, **171ff.**, 243
Stramonium **138, 139,** 191, 246
Sulfur 44, 65, 67, 70, 72, 73, 75, 86, 88, 91, 92, 96, 98, 99, 100, 103, 107, 123, 127, 132, 144, 160, 166, 169, 180, 186, 196, 199, 211, 213, **217ff.**, 235, 237, 239, **249ff.**, 262, 263, 266, 267, 276

Thuja 51, 55, 59, **68ff.**, 117, 119, 276
Tuberculinum 67, 118, 146, 149, 203

Veratrum album 203, 276